アロマテラピー精油事典

英国 IFA 認定校 LSA Japan 校長
バーグ文子

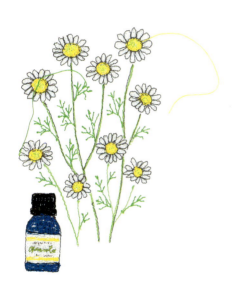

成美堂出版

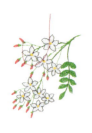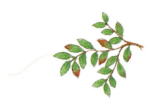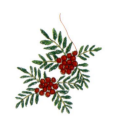

はじめに

市場に出ている天然精油は約300種類と言われています。実際はアロマテラピーで使われる精油はごく一部で、食品のフレーバーやフレグランスとしての使用が多くを占めます。この本ではその半数にあたる150種類の精油についてまとめてみました。比較的アロマテラピーによく使用されるものから、特定の目的にだけ使われるものまで広く紹介しています。

自分自身が情熱を注いだ今までのリサーチやフィールドワークに基づいた多くの情報を、限られたスペースですが、できるだけわかりやすく整理して書いたつもりです。現地に行かないとわからない情報、英語やフランス語でしか情報がないものなどもあり、リサーチする楽しさと蓄積した情報を整理してまとめる充実感を自分自身も十分味わえた有意義な一冊になりました。

イラストはサンフランシスコ在住のアーティスト、さかい美ゆきさんがミシン刺繍で描いたもので、原料植物をとても美しく忠実に再現していただきました。「精油は知っているけれど植物はよく知らない」ということもありますので、イラストはとても参考になると思います。

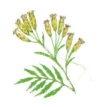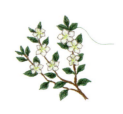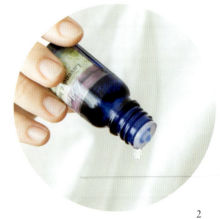

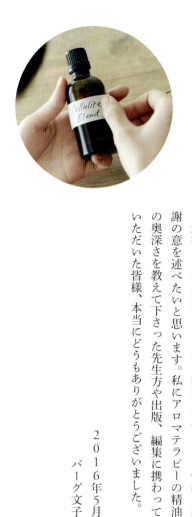
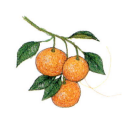

精油の研究は様々な分野で進んでいます。抗微生物作用の研究で、特定の精油の効果によって医薬部外品や機能性食品の開発をされている先生、特定な香りを吸入して脳のどの部分が刺激されているのかをfMRI（磁気共鳴機能画像法）で測定して研究されている先生もいらっしゃいます。認知症の研究も日本全国の注目を集めました。老化防止や化粧品としての使用、伝統医学との併用など、精油は無限の可能性を秘めています。

この本は一般書として企画されたもので、字数も限られているためにあまり難しいことや詳細については書けませんでした。もっと深く知りたいと思われる方は、英国IFA認定校ロンドン・スクール・オブ・アロマテラピー・ジャパンにて教えています。お問い合わせ下さい。

最後にこの本ができるまでに関わって下さった皆様に感謝の意を述べたいと思います。私にアロマテラピーの精油の奥深さを教えて下さった先生方や出版、編集に携わっていただいた皆様、本当にどうもありがとうございました。

2016年5月
バーグ文子

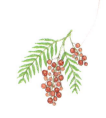
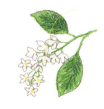

CONTENTS アロマテラピー精油事典

はじめに…2
この本の構成…8

Chapter 1
アロマテラピーの基礎知識

精油とは…10
精油の抽出法…12
精油の歴史…14
精油の作用…18
精油の成分…20
精油の安全性…22
精油の保存法…23
精油の使い方…24
吸入／マッサージ／入浴／湿布／うがい／コスメ

Chapter 2
精油150全ガイド

精油150全ガイドの構成…34

基本の12オイル

イランイラン…36
カモミール…38
ジュニパーベリー…40
ゼラニウム…42
タイム（各種ケモタイプ）…44
ティートゥリー…46
フランキンセンス…48
ベルガモット…50
ユーカリプタス…52
ラベンダー（真正ラベンダー）…54
レモン…56
ローズマリー（各種ケモタイプ）…58

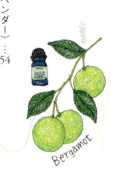
Bergamot

6つの香りの系統…60

❋ フローラル系精油 21

- オスマンサス（ギンモクセイ）……62
- カーネーション……63
- ジャスミン（スペインジャスミン）……64
- ジャスミン・サンバック（茉莉花）……65
- ジョンキル（黄水仙）……66
- スパイクラベンダー……67
- タジェット（メキシカン・マリーゴールド）……68
- タナセタム……69
- チャンパカ……70
- チュベローズ……71
- ナーシサス（水仙）……72
- ネロリ……73
- ヘリクリサム（イモーテル）……74
- パルマローザ……75
- バイオレットリーフ（ニオイスミレ）……76
- ミモザ（フサアカシア、カシー）……77
- ヤロー……78
- ラバンジン……79
- リンデン（西洋ボダイジュ）……80
- ローズ……81
- ロータス……82

☀ シトラス系精油 17

- 〈オレンジ〉スィートオレンジ……84
- 〈オレンジ〉ビターオレンジ……85
- 〈オレンジ〉ブラッドオレンジ……86
- 〈グレープフルーツ〉ピンクグレープフルーツ……87
- 〈グレープフルーツ〉ホワイトグレープフルーツ……88
- クレメンタイン……89
- シトロネラ……90
- タンジェリン……91
- プチグレン……92
- マンダリン……93
- ミカン（サツマ）……94
- メイチャン（エキゾチック・バーベイン）……95
- メリッサ……96
- ユズ……97
- ライム……98
- レモンバーベナ……99
- レモングラス……100

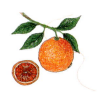

🌿 ハーバル系精油 41

- アニスシード……102
- アンジェリカ（ヨーロッパ当帰）……103
- アンジェリカ（唐当帰）……104
- アンブレットシード……105
- イニュラ……106
- オレガノ（ワイルドマージョラム）……107
- キャラウェイ……108
- キャロットシード……109
- クエラ……110
- クミン……111
- グリーンランドモス（ラブラドールティー）……112
- コリアンダー……113
- シソ……114
- シプリオール（ナガルモタ）……115
- スパイクナード……116
- セイボリー……117
- 〈セージ〉クラリセージ……118
- 〈セージ〉スパニッシュセージ……119
- 〈セージ〉ダルマチアンセージ……120
- 〈セージ〉ホワイトセージ……121
- ディル……122
- ニゲラ（ブラックシード）……123
- バイテックス（チェストツリー）……124
- 〈バジル〉スィートバジル……125
- 〈バジル〉ホーリーバジル……126
- パセリシード……127
- パチュリー……128
- バレリアン……129
- ヒソップ・デキュンベンス……130
- フェンネル（スィートフェンネル、茴香）……131
- ベティバー……132

ホップ…133

〈マージョラム〉スイートマージョラム…134
〈マージョラム〉スパニッシュマージョラム…135
〈ミント〉コーンミント…136
〈ミント〉スペアミント…137
〈ミント〉ナナミント…138
〈ミント〉ペパーミント…139
モナルダ（タイマツバナ）…140
ロベージ…141
ワームウッド（アルモワーズ）…142

ウッディ系精油 37

アミリス…144
ウィンターグリーン…145
ウェストインディアンベイ…146
ガイヤックウッド（ユソウボク）…147
カチャファイ…148
カユプテ…149
カンファー（ショウノウノキ）…150
クロモジ…151
サイプレス…152
サロ…153
サンダルウッド（白檀）…154
〈シダーウッド〉アトラスシダーウッド…155
〈シダーウッド〉バージニアシダーウッド…156
〈シダーウッド〉ヒマラヤンシダーウッド…157
〈ジュニパー〉ユタジュニパー…158
〈ジュニパー〉ワンシードジュニパー…159
ニアウリ…160
バーチ（カバノキ）…161
〈パイン〉オウシュウアカマツ…162
〈パイン〉ブミリオパイン…163
〈パイン〉スコッチパイン…164
〈パイン〉ポンデローサパイン…165
パロサント…166
ヒノキ…167
ヒバ（アスナロ）…168
〈ファー〉シルバーファー…169
〈ファー〉ダグラスファー（米松）…170
〈ファー〉バルサムファー（バルサムモミ）…171
フラゴニア…172
ブラックスプルース（黒唐檜）…173
ベイローレル（月桂樹）…174
ホーウッド（芳樟）…175
ホーリーフ…176
ボグマートル（スイートゲール）…177
マートル（ギンバイカ）…178
マヌカ（ギョウリュウバイ）…179
ラベンサラ…180

レジン系精油 11

エレミ…194
オークモス…195
オポポナクス…196
ガルバナム（フウシコウ）…197
コパイバ…198
シスタス（ロックローズ、ラブダナム）…199
スティラックス…200
バルサムペルー…201
ベンゾイン（安息香）…202
ミルラ（没薬）…203
マスティック（レンティスク）…204

スパイス系精油 11

ガランガル…182
カルダモン…183
クローブ（丁字）…184
シナモン（桂皮）…185
ジンジャー（しょうが）…186
ターメリック（うこん）…187
ナツメグ…188
バニラ…189
ピメント（オールスパイス）…190
ピンクペッパー…191
ブラックペッパー…192

Chapter 3 精油のブレンド

ブレンドとは……206
基本的なブレンド法……210
目的別希釈率／香りの強度……212
ブレンド指数……213
キャリアオイルとは……214

キャリアオイル 30ガイド
アプリコットカーネル、アボカド……217
アルガン、イブニングプリムローズ、ウィートジャーム、ウォールナッツ……218
オリーブ、カメリア、カレンデュラ、キャスター……219
ククイナッツ、グレープシード、ココナッツ、サフラワー……220
サンフラワー、シーバックソーン、スイートアーモンド、セサミ……221
セントジョンズワート、タマヌ、ニゲラ、ピーチカーネル……222
ヘイゼルナッツ、ヘンプシード、ホホバ、ボリジ……223
マカダミアナッツ、ライスブラン、リンシード、ローズヒップ……224

Chapter 4 精油のセルフケアレシピ

150精油の索引＆症状別セルフケアリスト……246
用語索引……252
症状索引……254

家事（洗濯・掃除／消臭／虫よけ／カーペット）……244
美容2（ボディケア／角質ケア／ネイルケア／ヘアケア／ダイエット／若返り）……242
美容1（しわ／たるみ・くま／オイリースキン／傷跡）……240
女性（冷え／むくみ／生理痛／妊娠線の予防／更年期）……238
メンタル（疲労／不眠／不安・いらいら／抑うつ／緊張）……236
肌（火傷／日焼け／擦り傷・切り傷／吹き出もの／かゆみ）……234
口腔（歯磨き／口内炎／口臭／歯痛／口内衛生）……232
痛み（筋肉痛／肩凝り／腰痛／捻挫／頭痛）……230
胃腸（消化不良・食欲不振／便秘／神経性胃炎／子供の腹痛／お腹の張り・鼓腸）……228
風邪（喉の痛み／風邪予防／発熱／花粉症）……226

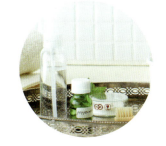

必ずお読みください
アロマテラピーは医療ではなく、精油は薬ではありません。精油を使用する際は、製品の取り扱い事項や注意事項をよく読み、正しくお使いください。妊娠中の方、重い病気の方、健康状態が気になる方は、必ず医師に相談してください。本書の著者および出版社は、本書の情報を適用したり使用したりすることによって直接的または間接的に生じた一切の問題に対しての責任を負いません。

この本の構成

本書は章を進めるごとに知識を高め、実践できるようにしています。

アロマテラピーの基本を理解する >>> Chapter1

1

精油の概念、抽出法、歴史、作用、成分などの基礎知識から、安全性や保存法、使い方などの実践法まで、アロマテラピーを行う人が必ず知っておきたい内容がコンパクトにまとまっています。

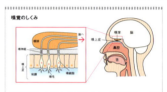

精油の使い方ページ（P.24〜31）には、レシピ例も紹介されています。

150の精油を知る >>> Chapter2

2

まず日常的に使いたい12精油を各2ページで詳細に、138の精油はフローラル、シトラス、ハーバル、ウッディ、スパイス、レジンの6系に分けて各1ページで紹介しています。巻末には、150精油の症状別セルフケアリストも掲載していますので参考にしてください。

  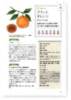

精油ガイドの構成は ⇒ P.34

精油をブレンドする >>> Chapter3

3

キャリアオイル30ガイドの構成は ⇒ P.217

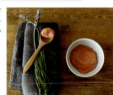

アロマテラピーでは、数種類の精油をブレンドして使うことで、個々のニーズに応えることができます。Chapter3ではブレンドの理論や基本的な使い方、精油の希釈に使うキャリアオイルについて学べます。

精油で日常の症状をケアする >>> Chapter4
>>> P.246〜「150精油の症状別セルフケアリスト」

4

Chapter4では、日常よくある症状やトラブル50項目に対して、精油によるセルフケアレシピを紹介。また巻末には、150精油がどの症状に用いられるかが一目でわかるセルフケアリストも掲載。これらを参考に、様々な日常のシーンで精油を使い、役立てることができます。

よくある症状に対して、セルフケアレシピの一例を紹介しています。

Chapter 1

アロマテラピーの基礎知識

精油のことをよく理解して使いこなすために
起源と歴史、作用と成分、使用法、注意などの
基礎知識をコンパクトにまとめました。

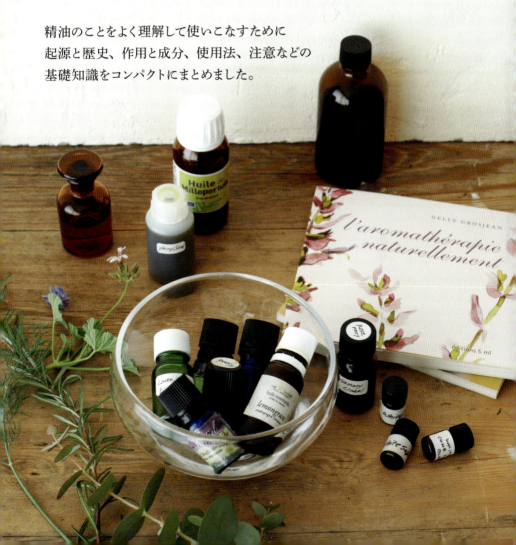

精油とは

芳香植物の個性の濃縮体でもある精油は、その種の存続のために作り出した成分を持っています。

精油は魅力的な香りで私たちを惹きつけます。これは世界中の芳香植物が種の生き残りをかけてつくり出してきた物質です。植物によって生育環境が違うことで必要性が変わるので、精油成分も変化します。熱帯に育つパイス類と極寒の土地に育つ針葉樹類は種も違えば直面する危機も違います。

植物の生命力の秘密

高温多湿の環境では多くの微生物が存在し、生き延びるためには感染を阻止しなくてはなりません。だからインドネシアなどに育つスパイス類（クローブ、ジンジャー、ブラックペッパーなど）には強い殺菌作用や抗感染作用が備わっており、これを人間のために応用しています。乾燥地帯に育つ植物の樹脂（フランキンセンス、ミルラなど）には乾燥を防ぐ成分が多く含まれるので、ドライスキンや喉の痛みなどに効果を示します。湿地帯に育つティートゥリーやニアウリは、抗菌、抗ウイルス、抗真菌作用を兼ね備えています。

この3つの作用は現代医薬では別の薬剤が適用されますし、バクテリアを抑えれば真菌が元気になる私たちの体内フローラ（微生物叢）のバランスをとるのは大変です。でもティートゥリーを使えば3つの問題に対応できます。

光合成によりつくられる

植物は光合成により精油を産生します。植物自身もこの過程で自らの栄養分や成長、繁栄、健康に必要な物質をつくりだします。

植物は太陽から細胞の活動の燃料としてエ

香りに関する古い文献

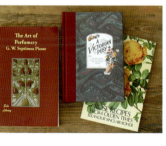

ヨーロッパでは中世から精油が盛んに使用され、病気予防や家事、美容的な目的にも活用されました。香料としての価値も注目され、香料業者や専門家はどのように使うかのレシピ本を出版しました。アロマテラピーの基礎はこのような日々の生活を豊かにする使用法や民間療法にあります（写真は著者所有の書物）。

精油がつくり出される器官

ネルギーを得ます。この太陽エネルギーは、植物の葉にあるクロロフィルにより吸収されます。そしてそのエネルギーを使って、植物が空気中から吸収する二酸化炭素と根から吸収する水を結びつけ、生命過程で必要な物質をすべて作り出します。糖、タンパク質などの毎日の栄養に欠かせないもの（一次代謝物）と、もしものときに使うもの（二次代謝物）があります。芳香植物の個性的な香りはこの過程により二次代謝物として作り出されます。

精油は芳香植物の様々な部分（花、葉、種子、樹皮、木部、果実、根、果皮、茎）にある腺細胞という特別な細胞で産生されたり、油胞や管に貯蔵されます。ミント、バジル、ラベンダーなどのシソ科の植物は葉や花の表面に油胞を持ち、私たちが葉を擦ると香りが指に付きます。一方、月桂樹や松などは葉を折らないと香りがしてきません。これは油胞が葉の内側に入っているからです。サンダルウッドなどの木部に精油を持つ場合は、腺細胞は管状になり、線維に編み込まれています。

1日の時間帯や季節、成長の過程により精油の貯蔵部位や量が増減しするので、生産農家は注意深く植物を収穫する時期を見計らいます。

アロマテラピーの頻出用語

【エネルギーレベル】量子力学からの用語を転用として、その人の生命力、活力の度合いを意味する。

【スリミング】健康的に体を引き締め、スリムになること。

【クレンジング効果】浄化する効果。体では肝臓、腎臓、リンパ系を活性化して老廃物を出す効果。

【グラウンディング】地に足をつけ、心身が健康で、実社会でしっかりと活動できること。

【メディシナル】薬用。

【太陽神経叢】みぞおちにある部位。中医学からきた用語。

【FCF 精油】フロクマリンフリー。柑橘類からの圧搾精油には光感作を起こすフロクマリンが含まれており、それを取り除いた精油。

【留分】沸点別の蒸留で抽出された分離成分。

【偽和】特定の高価な精油に安価な精油もしくは合成物を加えて調整したものを指す。

【サトルアロマテラピー】古代社会から宗教的にも使用されてきた、芳香植物を使ってエネルギーと心理に働きかける方法

精油の抽出法

この本では精油という言葉を使用していますが、精油には様々な種類があります。それは抽出法で決まります。

〈抽出法1〉 水蒸気蒸留法

P.13の図で示したように、植物を水蒸気蒸留して精油を抽出する方法です。植物中にある精油は正確にはエッセンスと呼び、水蒸気蒸留法で抽出することでエッセンシャルオイルになります。蒸留の過程で、植物中のエッセンスは水蒸気とともに運び出される間に、100℃の熱がかかるので化学変化を起こすこともあります。植物中のエッセンスは、蒸留によって濃縮され、化学成分がある程度異なるエッセンシャルオイルとなります。カモミールのアズレン、コモンセージのツヨンなど、いくつかのエッセンシャルオイルが原料植物にはない成分を含むのはそのためです。水蒸気蒸留法による精油は、揮発性で水に溶けません。副産物のハイドロレート（芳香蒸留水、フローラルウォーター）には、少量のエッセンシャルオイルと親水性の物質が含まれます。ベティバーなどの分子量の大きい揮発率の低い精油は気圧をかけて抽出します。

〈抽出法2〉 溶剤抽出法

高温で、香りの壊れやすい成分、不揮発性の重い分子、水に溶けやすい酸類が多い成分を持つ原料は溶剤（ヘキサン、アルコールなど）を使用し低温抽出します。華やかで濃厚な香りの精油が抽出できます。使用される原料によって、コンクレット（アブソリュートになる前の精油を含むワックス）、アブソリュート（花、葉）、レジノイド（樹脂）、オレオレジン（果実、種子、根茎など）と呼ばれます。

古い蒸留機

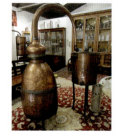

最古の蒸留器は五千年前のインダス文明でのテラコッタ製のものです。写真は19世紀の南フランスで使用された銅製の蒸留器（アランビック）です。植物を入れる部分から蒸気を冷却する凝縮器に送る管が白鳥の首のように見えるので、これを「スワンネック」と呼びます。銅製の蒸留器は蒸留したての精油の硫化物臭を緩和します。

〈抽出法3〉 圧搾法

ペラトリーチェ式、スフマトリーチェ式などいくつかの方法で果皮を圧搾して精油を抽出します。化学変化は起こらないので、成分は植物のエッセンスそのままです。そのためフレッシュな香りが魅力ですが、劣化が早いのが難点です。また、光感作の原因となる不揮発性のフロクマリンが含まれ、スキンケアにはFCF（フロクマリンフリー）精油が好まれます。

〈抽出法4〉 超臨界流体抽出法

二酸化炭素やブタンなどに高い気圧をかけて超臨界状態をつくり出し、流体にして芳香成分を抽出します。ワックス分が含まれずに不揮発性分子が取り出せます。二酸化炭素抽出による精油は、毒性物質の残留がありません。これはエクストラクトと呼ばれます。コーヒーのカフェインの除去や、生薬の抽出などにも使われています。

水蒸気蒸留法

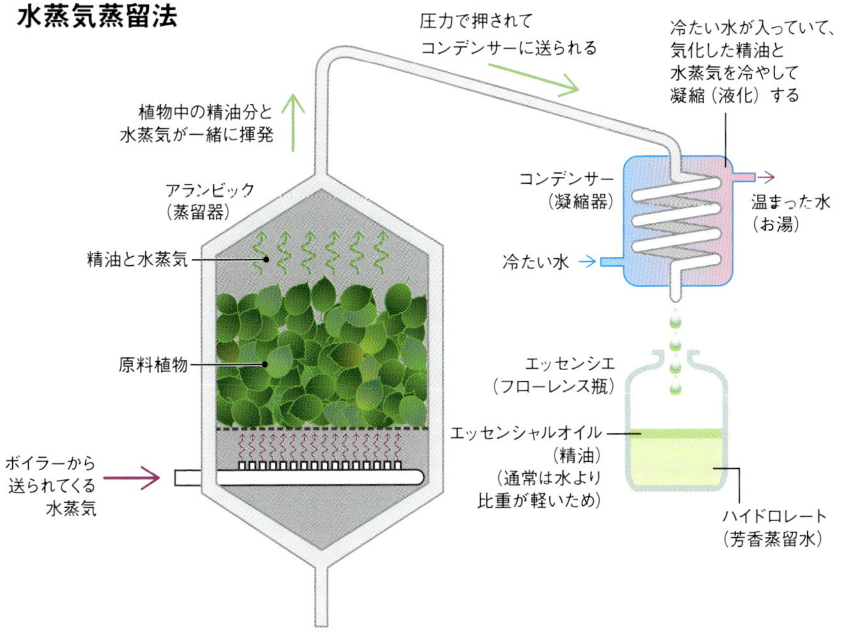

- 圧力で押されてコンデンサーに送られる
- 冷たい水が入っていて、気化した精油と水蒸気を冷やして凝縮（液化）する
- 植物中の精油分と水蒸気が一緒に揮発
- アランビック（蒸留器）
- 精油と水蒸気
- 原料植物
- コンデンサー（凝縮器）
- 温まった水（お湯）
- 冷たい水
- エッセンシエ（フローレンス瓶）
- エッセンシャルオイル（精油）（通常は水より比重が軽いため）
- ハイドロレート（芳香蒸留水）
- ボイラーから送られてくる水蒸気

左側のアランビックに入っている原料植物に水蒸気を通す。熱い蒸気にあたると植物が持つ油胞が破裂して、精油分が蒸気とともに揮発。気化した水と精油は、右側の冷たい水の入ったコンデンサーの中のコイル状の管の中を通り、その時に凝縮（気体が液体になる）して、右端のエッセンシエ（フローレンス瓶）に、エッセンシャルオイル（精油）とハイドロレート（芳香蒸留水）が分離して集められる。ハイドロレートには少量のエッセンシャルオイルと親水性物質が溶け込んでいる。

精油の歴史

初めて精油が蒸留されたのは10世紀だといわれていますが、人々が芳香植物を利用してきた歴史は古代文明にさかのぼります。

古代文明と芳香植物の利用

古代文明では芳香植物から採れる貴重な香料は社会の頂点にいる王族や貴族、神官だけが使用できるものでしたが、時代が進むに従い、一般の人々にも使用が広がりました。

古代エジプト（紀元前3000年〜紀元前30年）では、芳香物質を医療や化粧、ミイラの防腐処理のために使っており、香料は彼らにとって必需品でした。日々の礼拝、重要祭典にはお香が焚かれ、女性たちは頭の上に香料を乗せて宴会に出かけたり、踊ったりしました。この時代、医学的に使用された植物やその使用法を、現在も残る多くのパピルス文書から知ることができます。

古代ギリシャ（紀元前2600年頃〜紀元前4世紀）では哲学や医学が発達し、ヒポクラテスやガレノスがホリスティックな植物療法を行いました。芳香植物から香りを抽出するためにオリーブオイルを使ったり、軟こうを作って医療用と化粧用に用いました。ギリシャの兵士は戦いに行くときにミルラの膏薬を携帯し、傷の治療に使用しました。

イスラム世界での蒸留法の考案

蒸留法を考案したとされるのは、アラビアの医師イブン・スィーナ（P.16下段参照）で、錬金術の研究により植物の蒸留法を始めました。錬金術は後世の化学実験の基礎で、四元素でできている物質に熱を加えることにより、第五元素を取り出すことが可能だと考えました。最初にスィーナが蒸留したのは、ケンテ

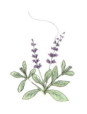

古典的な香料製品

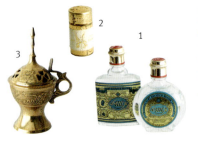

1 〈ケルン水〉
ドイツのケルンで1709年にヨハン・マリア・ファリナによって処方が書かれたオーデコロン。各国の王室御用達。

2 〈ヤードム〉
タイの伝統的なインヘイラー（嗅

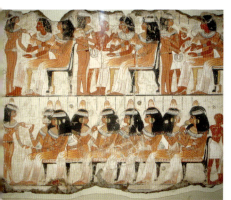

古代エジプトのパピルスに描かれた宴会風景。女性たちが円錐型の香料を頭の上に乗せている（大英博物館蔵）。

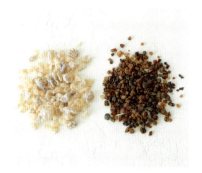

左側の色の薄い樹脂はフランキンセンス。右側の色の濃い樹脂はミルラ。どちらも薫香として長い歴史があり、香炭の上で焚くと本来の香りを十分楽しめる。

イフォリア種のローズで、アラブ世界では深い宗教的な意味合いを持つ植物でした。彼が考え出した蒸留法の基本原理は、現在でもまったく変わっていません。

魔除けに使った中世ヨーロッパ

十字軍の騎士たちはアラブの香料と蒸留の技術をヨーロッパに持ち帰り、12世紀には精油は「アラビアの香料」として有名になりました。樹脂が採れる木やローズ、ジャスミンなどはアラブ諸国から輸入しました。

黒死病は14世紀のヨーロッパで大流行した強力な伝染病でヨーロッパの人口の3分の1が死亡したといわれています。この時代は、悪魔が病気を運んでくると信じられ、悪魔を除けるためには芳香物質が助けになるという考えから、精油がたくさん消費されました。

また、この頃に考案されたハンガリーウォーターは、ローズマリー精油やローズウォーターが配合された関節炎やリウマチ痛の緩和が目的のリニメント剤（擦りこみ剤）でしたが、結果的に若返りの妙薬として後世まで有名な化粧水の処方となりました。

ぎ薬。メントールやボルネオールなどの香りで、鼻の通りをよくしたり頭痛に使います。

3〈フランキンセンス・バーナー〉中近東で日常的に使用されている香炉で、香炭を中に入れて直接フランキンセンスなどの樹脂を載せて焚きます。

香油

オイルベースの香料製品を指します。歴史をさかのぼると、芳香植物を油に浸して香りの成分を抽出した歴史があります。現代ではホホバオイルなどの植物油に精油をブレンドして作ることができます。イスラム圏ではアルコールの使用が禁止されているので、現在でも香油は多く使用されています。

スパイス交易が始まった大航海時代

15〜17世紀中頃は大航海時代で、ヨーロッパ人がインド、アジア、アメリカ大陸などへ海外進出をしました。主な目的は黄金や植民地獲得などでしたが、結果的にスパイス交易や新大陸の発見などにつながりました。15世紀には、ポルトガルのエンリケ王子が西アフリカから、同じくポルトガルのバスコ・ダ・ガマがインドから香辛料を持ち帰りました。イタリアの探検家コロンブスはスペインの援助により新大陸を発見しました。

イタリアからフランスへ

1533年にカテリーナ・デ・メディチはフランス国王アンリ2世と結婚し、故郷イタリアからルネ・ド・フローレンスという調香師を連れてきて、フランスに洗練された香料の流行をもたらしました。香り手袋を愛用し、薬局方にも数多く見られましたが、現在では通常の調剤用には少数が残るのみで、二次的なものと考えられるようになりました。そしてルネの助けを借り、植物の毒性を使って多くの敵を毒殺したといわれています。

パラケルススの薬能形態論

16世紀、スイス人医師で錬金術師でもあったパラケルススは、エッセンスやエリクシールという言葉をつくり出し、また、植物の形態が人間の器官や体の部分と似ていたり、特定の生物の特徴を思わせるものはその効用を反映していて、それは神が人間に植物の効用を知らせるためのヒントを託しているのだと考える薬能形態論を唱えました。

化学の発達による変遷

18世紀になると、化学者たちは薬草の有効成分の研究を続け、カフェイン、キニーネ、モルヒネなど重要な物質を化学的に合成するようになり、さらにその物質を確認し単離抽出します。医薬品による医療が主流になりました。精油の処方は、20世紀に入る頃までは薬局方にも数多く見られましたが、現在では通常の調剤用には少数が残るのみで、二次的なものと考えられるようになりました。

イブン・スィーナ

(980-1037 A.D.)

アラビアの医師。水蒸気蒸留法を考案したとされ、錬金術や哲学、天文学などすべての自然科学を医学と同様に学び研究し、生涯において100冊以上の本を記しました。代表的な著書に『医学典範』(*The Canon of Medicine*)や『治癒の書』などがあります。

グラースの香水売り

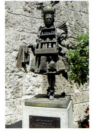

南フランスのグラースの周辺は、清浄な水が豊富で、なめし革産業が発達。16世紀頃はまだ皮の加工技術が未発達で、皮のきつい匂いを消すために香料の使用が発達。中世の香料売りは体にたくさん商品を身につけ、香水だけでなく薬も売っていました。人を周りに集めて商品を販売しました。

近代アロマテラピーの父

近代アロマテラピーの父と呼ばれています。

フランス人のルネ・モーリス・ガットフォセは家業の化粧品会社で、精油の殺菌消毒と保存作用が、化学物質よりも高いことを発見し、精油の医学的効果に興味を持ち始めました。あるときガットフォセは、研究所で手にひどい火傷を負い、ラベンダー精油を使用したところ、感染もせず傷跡も残さず治癒しました。この経験から精油の医学的使用法の研究を始め、アロマテラピーという言葉を作り出し、1937年にこの名をつけた本を出版。

その後、フランスの医師や研究者たちが彼の仕事を受け継ぎ、元従軍外科医のジャン・バルネ博士は、戦地で兵士の負傷に精油を使って効果をあげたことで知られます。バルネ博士は、退役後はメディア出演や、著作により医師の立場から精油の使用を広めました。1977年にイギリス人のロバート・ティスランドは「アロマテラピー：理論と実際」を出版し、英語圏にアロマテラピーを広めました。この後にアメリカや日本をはじめとするアジア圏に広がり、現在に至ります。

ローズオットー

ブルガリア産のダマスクローズ（Rosa damascena）を蒸留して得た精油のことを指します。もともとダマスクローズはインド原産でイランやトルコを経由してブルガリアに入ってきたといわれます。ottoはトルコ語で水を指します。

アロマテラピー歴史年表

- **4000 B.C.** シュメール人により芳香植物の使用が粘土板に記録。
- **3000 B.C.〜** 古代エジプトで芳香植物を薫香や化粧品、医薬品、ミイラを作るためなどに使用。
- **460 B.C.-370 B.C.頃** ヒポクラテスがホリスティック医学の基礎を築く。四体液質理論。
- **78年** ギリシャ医師ディオスコリデスが「マテリア・メディカ」を記述。
- **131-200年** ガレノスが薬用植物を分類。ヒポクラテス医学を引き継ぐ。コールドクリームの考案。
- **10世紀** ヨーロッパにてローマの没落後に続く暗黒時代。イブン・スィーナがローズを蒸留し「医学典範」「治癒の書」などを記す。
- **12世紀** 十字軍が「アラビアの香料」を持ち帰り。ヨーロッパで香料業が始まる。
- **14世紀** 黒死病が流行。ヨーロッパの人口の3分の1が死亡。魔女狩りが行われる。
- **15世紀** 印刷の発明。大航海時代が始まる。
- **16世紀** イギリスで、バンクス、ジェラルドにより薬草誌が出版。パラケルススが薬能形態論、エッセンス、エリクシールなどの理論を提唱。カトリーナ・デ・メディチが香料の流行をもたらす。
- **17世紀** ニコラス・カルペパーが植物誌を出版。占星術と薬草、精油について記す。
- **1665年** ロンドンで疫病が大流行し、アンジェリカ水を医師会が推奨。
- **18世紀** 手術の進歩と化学薬品の急速な成長、植物医療の衰退。
- **1735年** カール・フォン・リンネが「自然の体系」で生物分類を体系化。
- **1937年** ルネ・モーリス・ガットフォセが「アロマテラピー」を出版。
- **1950-1952年** ジャン・バルネ博士がインドシナ紛争でフランス陸軍の従軍医師として精油を使用して兵士の治療を行う。
- **1977年** ロバート・ティスランドによる「アロマテラピー理論と実際」が出版される。

精油の作用

芳香植物から抽出される精油には数多くの成分が含まれており、1つの精油には何種類もの作用があり、様々な症状に効果を示します。

3つの主要経路

P.19で紹介しているような精油の多様な作用は、主に3つの経路（嗅覚、呼吸器、皮膚）を経て効果を示します。

《経路1：嗅覚》 揮発した芳香分子は吸入した空気と一緒に鼻腔の中を動き回り、鼻腔の最上部に位置する嗅上皮にある嗅細胞の先端の嗅毛に付着します。この嗅細胞の細胞膜上にある嗅覚受容体から電気信号が発生し、嗅神経を伝って情報を嗅球に送り、そこから大脳辺縁系（海馬、扁桃体など）や視床下部を通り脳下垂体へ香りの情報が伝えられます。これにより自律神経系、内分泌系、免疫系に影響を与えます。大脳辺縁系は嗅脳とも呼ばれていたことがあり、進化論的に最も古い脳の部位で、本能的な機能と同時に記憶と想起に関係があります。特定の香りを嗅いで過去の記憶や感情を思い出す経験は誰にでもあるでしょう。匂いによる記憶は視覚的記憶よりも長く保持されます。

《経路2：呼吸器》 精油の分子を空気と共に吸入し、肺に到達した時に肺胞の粘膜から血液のガス交換と共に血液中に取り入れられ、体を巡回します。極微量の精油の分子が器官に効果を示します。

《経路3：皮膚》 皮膚からの吸収は精油の分子量が小さい（500以下）場合に効果的に吸収されます。精油を塗布してよく擦りこみ、その後に塗布した部位を覆ったり、皮膚の温度を温かく保つなどの工夫により吸収をよくすることができます。

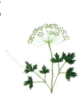

精油の殺菌作用

芳香植物は自分たちの種の存続と繁殖のために精油を産生してきました。逃げることができないので、簡単に感染しないように必要な殺菌作用は防衛手段、免疫機能として持っています。特にタイムは殺菌力が強く、スペクトラム（対応範囲）の広い効果を持ちます。中世ではタイムやローズマリーは黒死病対策の花束や薬用芳香水に入れられました。その時代は悪魔よけとしてでしたが、結局は殺菌作用、抗感染作用によるものです。

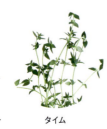

ローズマリー　　タイム

嗅覚のしくみ

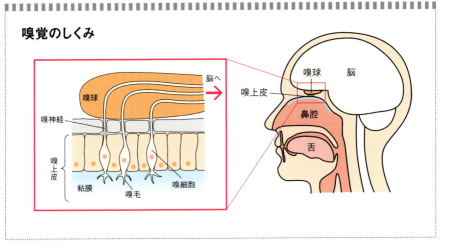

精油の主な作用

エストロゲン様　エストロゲンホルモン的な働き
強肝　肝臓と胆のうの機能を刺激促進する
強心　心臓の強壮剤(刺激活性させる)
強壮　体のいろいろな機能、能力を向上させる
去痰　過剰な粘液を気管から排出するのを助ける
駆風　鼓腸を減少させる、腸内のガスを取り除く
解毒　毒性物質を中和する、または排出する
健胃　胃の不調を癒し、健やかにする
抗アレルギー　アレルギー症状を軽減、軽快
抗ウィルス　ウィルスの増殖を防ぐ
抗うつ　憂うつを和らげる
抗炎症　炎症を抑える、鎮める
抗カタル　粘膜の炎症、粘液過多を軽快する
抗寄生虫　寄生虫を駆除する
抗菌　バクテリアの増殖を抑制する
抗催乳　母乳の生産、分泌を抑える
抗酸化　酸化と闘う、予防する
抗真菌　真菌による感染症を軽減する
抗痙攣　痙攣、引きつけを予防、抑制する
抗生物質様　抗生物質に準じた働きをする
抗微生物　微生物の増殖を阻止し、減少させる作用
抗ヒスタミン　ヒスタミンの作用を拮抗する
抗不安　不安感を鎮める

昆虫忌避　昆虫を除ける
催乳　母乳の分泌を増大させる
細胞成長促進　細胞の成長を促す
催眠　眠気を誘う
殺菌　バクテリア、細菌を殺す
殺真菌　真菌(糸状菌、酵母)を殺す
子宮強壮　子宮を強壮にする
刺激　刺激活性し、機能亢進、エネルギーを増進
収れん　組織を部分的に引き締め、収縮、結束させる
循環促進　血液の循環を刺激促進する
食欲調整　正常な食欲の状態に整える
神経強壮　興奮を鎮める、神経を強壮にする
頭脳明晰化　頭脳を刺激し、集中力を高める
鎮痙　筋肉(特に平滑筋)の痙攣を和らげる
鎮静　落ち着かせ、興奮を鎮める
鎮痛　痛みを和らげる、消失させる
通経　月経を誘発する、または規則正しくする
粘液溶解　粘液の流動性を高める
瘢痕形成　傷を治して皮膚を滑らかにする
光感作促進　光による皮膚の炎症、色素沈着を促す
皮膚刺激　感作より強い症状を引き起こす
副腎皮質刺激　心身のストレスと闘い、回復させる
ホルモン調整　内分泌のバランスをとる
免疫促進　免疫機能を高め感染しにくくする
リンパ刺激　リンパ系の働きを活性化する

精油の成分

精油の化学成分は効果を知るための一つの手がかりになります。化学式が苦手でも、この程度の知識があると便利です。

生物がつくり出す複雑な構成成分

精油は、同様の主要化学成分だけを集めて作った混合物よりも優れた作用を示します。

たとえば抗菌作用を例にとると、タイムの精油を使用した方がタイムの主成分であるチモールのみを使用した場合よりも抗菌作用は強力で、より多くの細菌に作用が示されます。

一方、神経毒の副作用を例にとると、セージの精油を使用した方がセージの主成分であるツヨンのみを使用した場合よりも神経毒性は弱くなります。

これらは構成成分どうしの相互作用によるものです。2つの作用があり、一つは相乗作用で、構成成分のそれぞれの作用を足したもの以上の結果を示す場合です。もう一つは相殺作用で、構成成分の作用が他の成分によって打ち消され作用が弱くなる場合です。成分の持つ好ましくない作用が軽減される場合なども含まれます。

また、ごく少量の微量成分の作用も、様々な微調整的な影響を生みます。

官能基によって分けられる

精油の成分のグループは官能基（機能的分子）で分けられることが多く、これは化学成分の構造の一部で、それぞれの特徴、芳香、作用の基となる化学分子です。官能基単独では効果がありませんが、それを化学構造の中に持っていると、化学成分に作用や芳香としての特徴が発揮されます。同一の官能基を構造内に持つ化学成分は共通の性質や作用を持ちます。

ケモタイプ（Chemotype）（CT）

同一の学名の植物から抽出した精油でも、生育地の気候条件（日照時間、気温、降水量）と土壌条件（標高、pH、組成成分）が異なると、化学的構成が大きく異なることがあり、これをケモタイプと呼びます。ケモタイプの精油は使用法や目的、刺激度が変化します。特にケモタイプが出やすい種には、ローズマリー、タイム、バジル、ニアウリなどがあり、頭文字をとってCTと表されます。

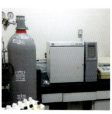

精油成分の分析装置、ガスクロマトグラフ

精油の主な成分と働き

① テルペン類
モノテルペン類は鎮痛、消毒、粘液溶解、去痰や温める作用、副腎皮質を刺激するので、コルチゾン様作用などを持ちます。リモネン、ピネン、ミルセン、サビネンなどが主要な成分です。

セスキテルペン類は抗ヒスタミン、抗アレルギー、抗炎症、リラックス効果、鎮静作用などがあります。アズレン、カリオフィレン、セドレンなど。

② アルコール類
モノテルペノール類は毒性がなく、皮膚に対し穏やかな作用を持っています。抗細菌、抗真菌、抗ウィルス、免疫刺激、利尿、神経刺激、強壮などの作用があります。リナロール、ゲラニオール、メントール、ツーヤノールなど。

セスキテルペノール類は穏やかな抗感染、免疫刺激、強壮、免疫調整、リンパ排出作用などがあります。ファルネソール、セドロールなど。

③ アルデヒド類
多様な作用を持っており、低濃度では効果的な抗炎症剤ですが、濃い状態だと皮膚を刺激します。抗感染作用に優れます。抗炎症、鎮静、解熱、血圧降下、免疫調整、鎮痛などの作用があります。シトラール、シトロネラールなど。

④ エステル類
鎮静作用が顕著で毒性はなく、無刺激性です（例外はサリチル酸メチル）。湿疹や乾癬などの皮膚症状、また不眠症などの神経症状に対して使われます。抗炎症、鎮痙、粘液溶解、中枢神経系調整作用など。酢酸ゲラニル、酢酸ベンジル、アンスラニル酸メチルなど。

⑤ フェノール類
強い抗感染作用を持ちますが、高濃度で使用したり長期間使用すると皮膚刺激性や肝毒性があります。刺激活性、強壮、殺菌、抗ウィルス、免疫刺激作用など。カルバクロール、チモール、オイゲノールなど。

⑥ ケトン類
一部のケトンには強い毒性があり、注意して扱う必要があります。ケトンは注意して使用すればとても価値のあるものです。少量を使用すると冷却、鎮静作用があります。多量または長期間使用すると神経毒性や慢性毒性が出る場合があります。粘液溶解、脂肪分解、免疫刺激、瘢痕を形成する作用など。ボルネオン、カルボン、メントン、フェンコン、ジャスモン、ツヨン、ピペリトンなど。

⑦ 酸化物類（オキシド類）
抗感染作用や寄生虫駆除作用があるものもあり、すべて去痰作用があります。1,8シネオール、ビサボロール酸など。

⑧ クマリン類
分子は大きく揮発性が低いので、十分時間をかけて蒸留したオイルまたは圧搾したオイルにしか含まれません。抗凝血、鎮静、抗痙攣、鎮痙、解熱、血圧降下作用など。光感作のある成分も。クマリン、ウンベリフェロン、ベルガプテン、ベルガモティンなど。

精油の安全性

精油はしっかりと勉強して常識を持って使用することが重要です。良質の精油を見極める審美眼を持ち、適切な方法で使いましょう。

学名を確かめる

植物には学名（ラテン名）があり、それは世界共通の名称です。エッセンシャルオイルは学名を確認して使うことが大切です。たとえば市場には学名が異なる5種類のラベンダー、4種類のセージ、10種類のシダーウッドが売られていますが、それぞれの違いを知らないと、注意が必要な精油を知らずに使ってしまう可能性もあります。

多量に内用しなければ流産や死に至ることはまず考えられませんが、小さな子供や高齢者、妊婦、授乳中の人、皮膚が敏感な人などは影響が強く出る可能性があるので、以下のガイドラインを守りましょう。

① **禁忌を見極める**
てんかん、血圧の問題、治療中の病気のある場合は使用できない精油があります。各精油の禁忌の欄をよく読み、使用すること。

② **使用過多を避ける**
同じものを2週間以上毎日、使用しないこと。1週間ほど休むこと。スキンケア製品は濃度が薄いので1ヶ月を目安に別のブレンドに。

③ **子供、高齢者、妊婦、授乳中**
基本的に安全な精油を1％希釈までで使用。

④ **乳児には使用しないこと**
1歳になるまで精油の使用は待ちましょう。

⑤ **心配ならパッチテストをする**

⑥ **ブレンドしたときには必ずラベルを貼る**

⑦ **古いものは使用しない**
成分が変化している可能性があります。

注意が必要な精油

【てんかん】ローズマリー、ヒソップ、セージ、フェンネルなど特定のケトン類の成分を多く含む精油は避ける。

【高血圧】ローズマリー、ヒソップ、タイムなどに注意。

【低血圧】ラベンダー、イランイラン、クラリセージなど鎮静作用や血圧降下作用のある精油を使用しすぎないように。

【妊娠中】16週になるまですべての精油の外用を避けることをおすすめします。少量の吸入、スキンケアなどは大丈夫です。妊娠中はマンダリン、フランキンセンス、ラベンダーなど最も安全なものを1％希釈で使用すること。

【授乳中】大人には問題なくても乳児には影響があるので注意。

【光感作】フロクマリン類を含む精油は皮膚に使用して12時間は太陽に当たらないこと。

精油の保存法

適切に保存された精油は、より長く使用することができます。いくつかのポイントをおさえて、効果も香りも、長く楽しみましょう。

日光、酸素、温度に気をつける

光合成により精油は生成され、抽出された後も太陽光線には引き続き影響を受け、劣化を早めます。精油は必ず遮光瓶に入れて保存し、太陽光線に当たらないように保存場所に気をつけましょう。

精油は酸素と結びつくと劣化が始まります。精油の構成成分により劣化の速度に差がありますが、酸素に触れないと劣化の速度が落ちます。キャップをしっかりと閉めて、保存することで揮発を避けることができます。

また、極端な温度、温度変化を避けることが大切です。精油は温度の高くなるところに放置しておくと酸素と結びつきやすくなり、すぐに劣化してしまいます。冷蔵庫で保存するのも一案としていいのですが、頻繁に使用する精油には向きません。冷たいまま蓋を開けると空気中の水分が瓶の内側に水滴となって、精油に水が混入する可能性があります。水が混入すると精油はすぐに劣化します。医薬品と同じように、子供の手の届かない場所に保存しましょう。

専用の保存ケース

精油を保存するためには、木製の保存ケースや、精油と触れても溶解しにくいコーティングがされたプラスチック製の軽いキャリーバッグなどがあり、太陽から遮断することもできます。家の中でも温度変化の少ない場所に保管しておきましょう。キャップに、精油の系統別に色を変えたラベルを貼っておくと探すときに便利です。

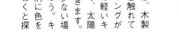

精油の使い方

日々の生活での不調やケアのための使用法を紹介します。自分にどの精油が必要かは、チャプター2（P.32〜）を参考にしてください。

1 吸入

部屋の殺菌や風邪予防
喉の痛みや頭痛に

吸入の方法には、いくつかの種類があります。簡単に香りを楽しめ穏やかな殺菌効果のあるアロマライトやアロマポット、精油の原液を入れ広い場所にも拡散できるディフューザー（芳香拡散器）、喉の痛みや風邪の引き始めによい蒸気吸入などの方法です。ティッシュやタオルに精油を数滴落としておくだけでも乾式吸入ができます。

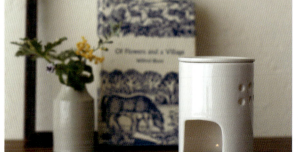

アロマライト

素敵なデザインのものも多く、柔らかい光で和ませてくれるだけでなく、ほんの数滴のレモンやパインの精油を使用することにより部屋の中の雑菌の数を森林の中の様に減らすことができるという研究結果もあります。

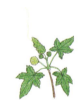

バーナー

上の精油皿を、下のキャンドルで温めて拡散させます。アロマポットとも呼びます。精油を入れる皿と火の間が10cmは離れているものを選びましょう。小さい子供や高齢者のいる家には向きません。

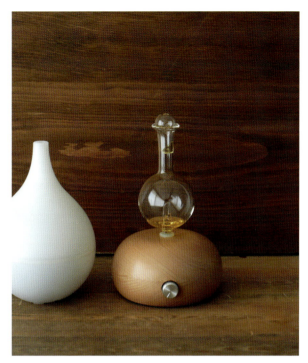

ディフューザー

様々な機種がありますが、写真中央の製品は精油を原液で数mℓ入れて運転するタイプです。写真左のものは水と一緒に精油を数滴入れて蒸気を出すタイプで、効果はよりマイルドです。

蒸気吸入

耐熱の洗面器などに熱湯を入れ、精油を5～6滴落としてから、バスタオルなどをかぶって蒸気を吸入します。熱湯からの蒸気と精油両方の殺菌作用で喉を消毒します。風邪の引き始めに効果的。5分ほど行いましょう。

Recipe>>
〈喉の殺菌に〉
ユーカリプタス…2滴
バルサムファー…2滴
ベルガモット…2滴

最初は無理をせず1分くらいから始めてもよいでしょう。喘息の人や小さな子供には向きません。

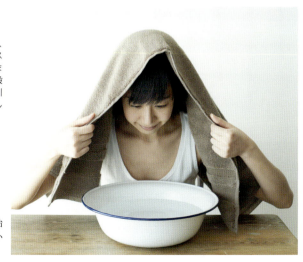

精油の使い方

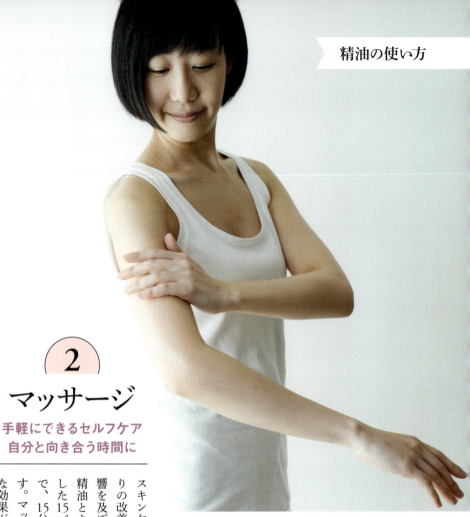

2
マッサージ
手軽にできるセルフケア
自分と向き合う時間に

スキンケアだけでなく、筋肉の凝りやリンパの滞りの改善、気になる部位の引き締め、心にまで影響を及ぼします。何が必要なのかをよく見極めて精油とキャリアオイルを選びましょう。ブレンドした15mlほどのマッサージオイルを体に擦りこんで、15分ほど軽く押したりさすったりするだけです。マッサージの方向やテクニックによって様々な効果があります。

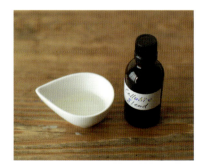

マッサージの基本テクニック

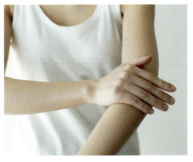

1 エフルラージュ（さする）

軽くさする動作です。オイルを皮膚に塗るときはこの方法で行います。手の力を抜いて、皮膚に密着させてスムーズに動かします。

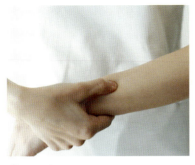

3 フリクション（押す）

骨に沿って、親指または他の指の腹を使って押したり、円を描いたり、押圧したまま動かします。凝りのある部位を和らげます。

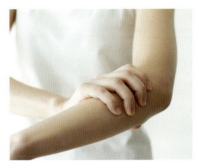

2 ペトリサージュ（握る、もむ）

握ったり、もんだりする方法。筋肉や皮下脂肪のある部位に行います。リズミカルに行うことで、引き締めたり、むくみを改善します。

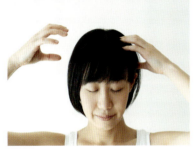

4 タポートモン（叩く）

軽く叩く動作です。指先で頭皮をトントンと叩いて血行をよくしたり、握りこぶしで肩や大腿部を叩いたりして凝りをほぐします。

マッサージの注意

① 感染症や熱のあるとき、骨折や捻挫、けがのある部位にはできません。

② 新しい傷や炎症のある部位、湿疹やかゆみのある皮膚に行うと症状を助長するので避けます。

マッサージの方法

- 部分的なマッサージは、まずオイルをエフルラージュで塗布してから、ペトリサージュやフリクションを行います。
- むくみを改善したい場合、腕や脚は末端から付け根に向かってマッサージします。
- 圧をあまりかけなくても回数を多くすれば十分効果的です。凝っている部位を穏やかな圧で何回か繰り返して押してみましょう。もみ返しが来るほど強く圧をかけないこと。
- 使用するオイルの量は、最初に薄く塗布して、マッサージが終わるときにはほとんど吸収されているようにするとよいでしょう。
- 精油の効果を主に出したい場合は通常のマッサージオイルより濃度の高いリニメント剤（擦りこみ剤）を使うこともできます。

精油の使い方

3
入浴
目的に合わせて精油と入浴法を変えて

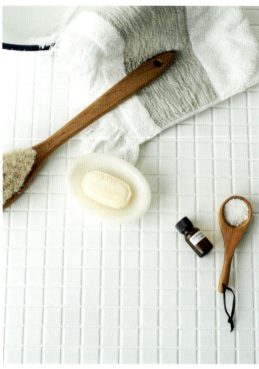

精油を用いた入浴やハイドロセラピー(水治療法)は、病気の治療や健康維持、美容のために世界中で行われてきました。鎮痛、循環促進、疲労回復、リラクゼーション、老廃物を排除する効果があります。皮膚の温度が上がると精油は吸収がよくなります。38℃の湯に5〜6滴の精油を入れて、10分以上入浴すると効果が出やすくなります。精油は水には溶けないので、皮膚刺激のある精油は必ず希釈して使いましょう。

〈エプソムソルト〉
塩ではなく、マグネシウムです。バスに入れると血行をよくして老廃物を排泄する助けをします。筋肉や関節の痛みを軽減するために欧米では昔から使用されています。エプソムソルトはインターネットなどで購入できます。

Recipe>>
〈疲労回復バス〉
フランキンセンス … 3滴
マンダリン … 3滴
エプソムソルト…カップ1

バスタブにブレンドしたものを入れてよく混ぜます。ぬるめのお湯でゆっくりと10分ほど入浴します。

部分浴

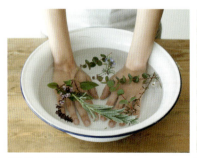
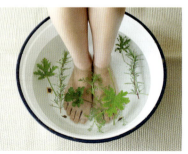

部分浴は全身浴する体力のない人にもおすすめです。手浴は上半身に効果的で、足浴は全身に効果が及びます。心臓の下までのお湯の高さで入浴する半身浴は、38℃までで入浴し、冷えを改善します。

4 湿布

**即効性のある方法
温度で効果が変わる**

精油を使用した湿布は、応急処置や痛みを和らげるためなどに使用するのに効果的で、家庭でも簡単にできます。熱めの温湿布からぬるめの温湿布、ひんやりした冷湿布から氷を使う冷湿布など様々です。温湿布は慢性的な痛みを和らげるために使い、冷湿布は捻挫や打ち身、炎症などに使います。精油を使った湿布は目の付近には使用しないこと。

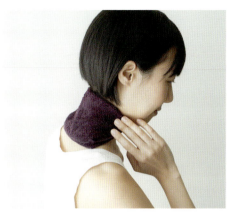

Recipe>>
〈肩凝りのための温湿布〉
スィートマージョラム…3滴
プチグレン…3滴
洗面器に50℃ほどのお湯を張り、精油を落とします。精油が水面に広がったら、小さめのタオルで表面の精油を吸い取るようにしてから軽くしぼり、肩や首に当てます。乾いたタオルを上から当てて10分保ちます。

5 うがい

**数滴の精油が
効果を何倍にも高める**

うがいは口内炎の場合や歯磨きの一部として、また喉の炎症や痛みの軽減のために行います。必要なときには1日5回くらい行っても大丈夫です。特に風邪の引き始めには、できるだけ早い時期にうがいをしましょう。また、風邪の予防のためにも外出して帰宅したら、必ずうがいをする習慣をつけるのもよいでしょう。うがいに向く精油はティートゥリー、レモン、ミント類など。

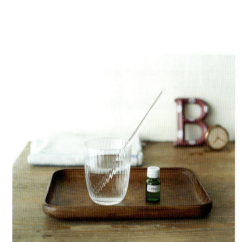

Recipe>>
〈風邪予防と口腔衛生に〉
ティートゥリー…10滴　ペパーミント…5滴
レモン…10滴　スピリタス（ウォッカ）…50mℓ
コップに水を150mℓほど入れてからブレンドを小さじ1杯入れてスプーンで混ぜ、何回かに分けてうがいします。ブレンドはアルコールベースなので、保存期間は1年。水に混ぜたらすぐに使用すること。火気厳禁。

精油の使い方

6

コスメ

自分に合った精油と基剤で オリジナルコスメを

手作り化粧品の楽しみは、自分で材料を十分に吟味して選べることです。精油も基剤も、季節や皮膚の状態に合わせて変えることができます。基本的なテクニックをマスターすれば、組み合わせは自由自在です。ただ、殺菌剤や保存剤が入っていないので、劣化や汚染を避けるために、器具や容器は殺菌して異物が混入しないようにし、取り出す時はスパチュラなどを使いましょう。

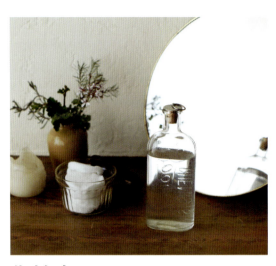

化粧水

ローズウォーターなどのハイドロレートや精製水と、精油をブレンドすれば化粧水が作れます。乳化剤と保湿剤を加えればさらに安定し、使用感がよくなります。冷暗所で保存し1ヶ月以内に使用を。

Recipe>>
〈保湿と抗炎症のために〉
マートル…2滴
ラベンダー…2滴
ローズウォーター…200mℓ
無水エタノール…5mℓ
植物性グリセリン…5g

エタノールに精油を入れてよく溶かしてから残りの材料を加える。

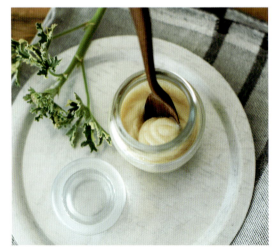

クリーム

みつろうや植物性バターを使用して保湿力のあるクリームを作りましょう。冷暗所で保存して3ヶ月以内に使用してください。

Recipe>>
〈しわ予防クリーム〉
メリッサ…3滴
ゼラニウム…4滴
ミルラ…2滴
シアバター…30g
ホホバオイル…15g

シアバターとホホバオイルを湯煎し、溶けたら火から下ろして容器に入れ、精油を加えて混ぜます。

コロン

ハーブチンキ剤に精油を入れる古典的なハンガリーウォーターのレシピです。チンキ剤は好きなハーブを30〜45度のウォッカに入れて2週間したら濾して使用します。

Recipe>>
〈ハンガリーウォーター〉
ローズマリー…8滴
ベルガモット…8滴
ラベンダー…6滴
マージョラム…5滴
ネロリ…3滴
ハーブチンキ剤…10㎖
無水エタノール…10㎖
ローズウォーター…30㎖
無水エタノールに精油をブレンドしよく溶かしてから、チンキ剤とローズウォーターを混ぜます。1年以内に使用すること。

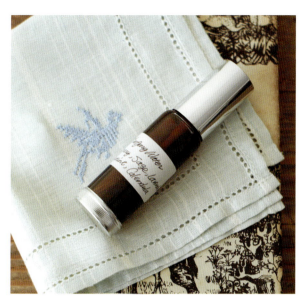

〈チンキ剤〉
通常は植物原料をアルコールに入れて浸出させた液状製剤。

パック

クレイは土壌のミネラルによって色が変わります。グリーン、イエロー、レッド、ローズ、ピンク、ホワイトなど様々な種類があり、使用感も違います。クレイは汚れや老廃物を吸着して引き出す働きがあります。

Recipe>>
〈肌の汚れを吸着〉
ラベンダー … 1滴
ローズクレイパウダー … 大さじ2
精製水 … 適量
クレイパウダーに精製水を適量加えてペースト状に練り、精油を入れて塗布し、10分ほどおいて洗い流します。

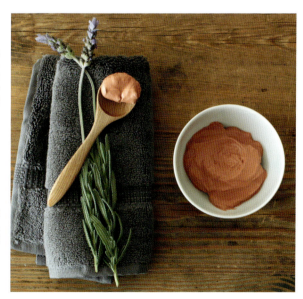

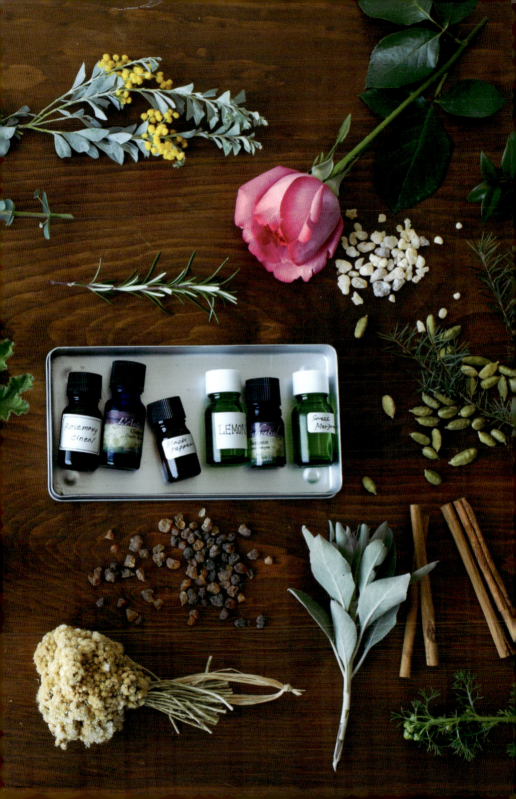

Chapter 2 精油150全ガイド

たくさんの精油を理解しやすくするため、まず12の基本精油を紹介し、その他の精油は6つのグループに分けました。
同じ系統の精油には共通点がありますが、
中には少し個性的な精油もあります。似ているものを比較したり、
新しい精油を試してみる参考にしてください。

精油 150 全ガイドの構成

P.36~204 で紹介している 150 の精油ガイドは、次のような要素で構成されています。

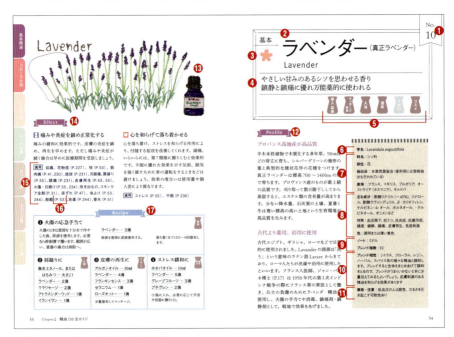

1. 1～150 までの精油の通し番号。
2. 精油の最も一般的に使われている精油名のカタカナ表記。
   その下に、その名称のアルファベット表記。他のよく知られている名称も（　）で表記。
3. 精油が属する系のマーク
   ❋フローラル系　✿シトラス系　🌿ハーバル系　🌲ウッディ系　⛰スパイス系　🫙レジン系
4. 精油の香りや特長を表した見出し。
5. 精油の使い方表示。色が点灯している項目の使い方が可能です。
6. 精油原料植物の学名。斜体で表記。
7. 精油原料植物の科名、抽出部位、抽出法、産地。
8. 精油の主な成分、作用、色。
9. 精油のノート（P.207 参照）、ブレンド指数（P.213 参照）。
10. ブレンド相性：ブレンドできる精油や、ブレンドの際の注意点。
11. 禁忌・注意：その精油の使用を避ける対象。使用時に注意しなければならないこと。
12. Profile：精油のプロフィール。
13. 精油原料植物のイラスト。
14. Effect：精油の働きや効果。　♡心への働き　　👤体への働き
    適用項目にあるページNo.は、その精油を使ったレシピが掲載されているページを示しています。
15. 適用：精油が用いられる具体的な症状。
16. レシピ掲載ページ：その症状に対処するその精油を使ったレシピの掲載ページ。
17. Recipe：精油を使った症状改善レシピ。P.36～59「基本の 12 精油」のみの紹介です。

基本の12オイル

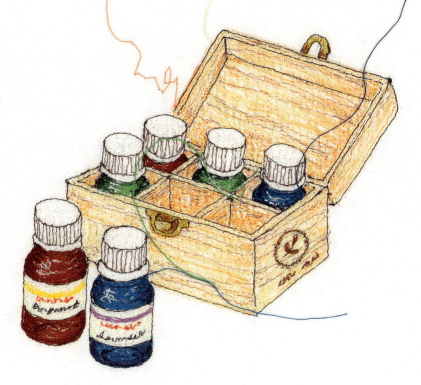

この本で紹介する6系統、全150種の精油の中で
最も頻繁に使用する精油の中から12種類を選びました。
複数の学名や近縁種、ケモタイプのある精油についても、
誌面の許す限り詳しく紹介しました。
植物のイラストは原料植物を理解するために役立ちます。

イランイラン
Ylang Ylang

基本

No. 1

スパイシーで華やかな甘い南国の香り
緊張を和らげ心を解き放つ

吸入拡散　マッサージ塗布　入浴　湿布　うがい　コスメ

Profile

5段階で成分や香りが変わる

カールした黄色の花びらが垂れ下がるようにして咲きます。樹高は10〜20mになり、マダガスカルでは女性が花を摘みやすくするために2mほどの高さに主枝や幹を折り曲げて仕立てます。精油は比重によって5つの段階（エクストラ、ファースト、セカンド、サードと総合的なコンプリート）に分けられます。エクストラは最も高級で、蒸留の最初の2時間以内に得られ、主に香料産業で使用されます。サードは保湿作用に優れるのでスキンケア製品に添加されます。

古くから香水や美容に用いられた

スキンケア、ヘアケアにも有用で、乾燥肌やアンチエイジングのためのクリームやローションに加えるとよいでしょう。南太平洋の島々ではココナッツオイルベースにイランイランの花を入れた浸出油でヘアトリートメントし、強い日射しから髪を守りました。シャネルNo.5など多くの有名なオリエンタル調またはフローラル調の香水がイランイランを使っており、ブレンドに独特の華やかさを与えています。

学名：*Cananga odorata*
科名：バンレイシ科
部位：花
抽出法：水蒸気蒸留法
産地：マダガスカル、ジャワ、スマトラ、コモロ諸島
主な成分：ゲルマクレンD（〜25%）、α-ファルネセン（〜15%）、β-カリオフィレン、リナロール、酢酸ゲラニル、安息香酸ベンジル、酢酸ベンジル、酢酸ファルネシル、アンスラニル酸メチル、ファルネソール
作用：血圧降下、降圧、抗うつ、抗炎症、神経強壮、鎮痙、鎮静、鎮痛、皮脂調整
色：透明または薄い黄色
ノート：ミドル〜ベース（留分による）
ブレンド指数：6
ブレンド相性：シトラス、フローラル、レジン、ハーバル、スパイス系の様々な精油と調和します。ブレンドするとトロピカルフルーツとスパイスの混ざった独特の香りを添えたり、やさしいニュアンスを加えます
禁忌・注意：血圧を下げる作用と鎮静作用があるので低血圧の人には眠気やだるさを引き起こす可能性があります。

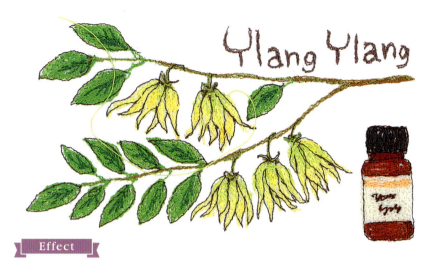

Effect

心からくる体の症状に

胃炎などの消化器の痛みや不調がストレス性の場合に、大変助けになる精油です。また、月経痛や筋肉痛などの痛みも和らげ、心を穏やかにしてくれます。動悸、過呼吸を鎮め、血圧を下げ、副交感神経を優勢にします。サードは鎮痛作用に優れます。

適用　疝痛、筋肉痛、筋肉の痙攣、月経痛、肩凝り（P.55）、ヘアケア（P.37、59、240）、角質ケア（P.242）、若返り（P.37）、スキンケア

パニックや不安感、緊張を緩和

気分の落ち込みや焦燥、不安などの様々な心理的不快感を穏やかに解き放ちます。ゆったりした楽天的な気分や、柔軟性のあるリラックスした心理状態に導きます。吸入しすぎると、頭がぼんやりしたり頭痛がすることもあるので注意しましょう。

適用　ストレス（P.37）、不安（P.37）、神経疲労（P.39）、過呼吸、不眠（P.236）、抑うつ、パニック

Recipe

❶ パニックや不安感の緩和

気持ちを落ち着けるために、インヘイラー（吸入用ボトル）を持ち歩くと役に立ちます。必要なときにゆっくりと香りを吸入します。

イランイラン … 5滴
ネロリ … 3滴

5mℓボトルにコットンを入れて精油を落とし、必要なときに吸入する。

❷ ストレス解消

無水エタノールまたは
　はちみつ … 大さじ1
イランイラン … 2滴
クラリーセージ … 2滴
グレープフルーツ … 3滴

よく混ぜてから浴槽へ。

❸ アンチエイジング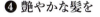

アルガンオイル … 30mℓ
イランイラン … 4滴
ローズマリー … 3滴
ローズ … 2滴

洗顔後に化粧水かフローラルウォーターで保湿後に、少量塗布してマッサージ。

❹ 艶やかな髪を

ホホバオイル … 30mℓ
イランイラン … 8滴
アトラスシダー … 6滴
ダルマチアンセージ … 4滴

頭皮と乾いた髪に塗布しよくマッサージ。2時間ほどおいてからシャンプーする。

基本 カモミール
Chamomile

No. 2

りんごと菊を合わせたような香り
敏感で繊細な心身を癒す

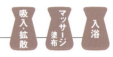

Profile

ギリシャ語で"大地のりんご"

ジャーマンカモミールは1年草で60cmほどの高さに育ちます。精油は水蒸気蒸留法の間にできあがったアズレンの色で深い藍色をしています。ローマンカモミールは多年草で背丈が低く20cmほどで、横に這うように伸びるため芝生のように仕立てることもできます。ケープカモミールは南アフリカの東側の山岳地帯でのみ見つかる希少な植物です。

赤ちゃんからお年寄りまで

モロッカン以外の3種のカモミールは、和らげ鎮める働きが顕著です。ジャーマンは特に皮膚炎や局部使用に適しており、ローマンとケープはスキンケアや心理面に、吸入、湿布、マッサージで使うのがより適しています。モロッカンは前述の3種と比較すると効果の面で劣ります。乳幼児には、ローマンとケープが使用しやすく、1%まで希釈して使用し、たとえば歯の生え始めには頬に少量塗ります。女性には、女性特有のあらゆる症状に適応します。またお年寄りには不眠や体の痛みに心地よく使用することができます。

学名:〈ジャーマンカモミール〉*Matricaria recutita*
〈ローマンカモミール〉*Anthemis nobilis*
〈ケープカモミール〉*Eriocephalus punctulatus*
〈モロッカンカモミール〉*Ormenis mixta*

科名:キク科

部位:花

抽出法:水蒸気蒸留法

産地:〈ジャーマン〉ドイツ、エジプト
〈ローマン〉ドイツ、フランス、イギリス
〈ケープ〉南アフリカ 〈モロッカン〉モロッコ

主な成分:〈ジャーマン〉α-ビサボロール(〜30%)、β-ファルネセン(〜30%)、アズレン
〈ローマン〉アンゲリカ酸イソブチル(〜35%)、アンゲリカ酸ブチル(〜35%)、アズレン
〈ケープ〉2-メチルプロパン酸2-メチルブチル(〜24%)、酢酸リナリル(〜14%)、アズレン
〈モロッカン〉サントリナアルコール(〜32%)、α-ピネン(〜15%)、ゲルマクレンD

作用:健胃、降圧、抗アレルギー、抗炎症、鎮痙、鎮静、鎮痛、癒傷

色:〈ローマン、モロッカン〉薄い黄色
〈ジャーマン〉濃紺 〈ケープ〉薄いブルー

ノート:ミドル

ブレンド指数:2

ブレンド相性:シトラス、フローラル、ハーバル、ウッディ系の各精油と好相性。強く支配的になりやすいので少量使用すること

禁忌・注意:ブタクサアレルギー。低血圧の人は血圧を下げる作用があるため注意すること

Effect

🔷 アレルギーや炎症に

敏感な皮膚や組織を和らげます。皮膚炎、湿疹、かゆみ、ドライスキンなどの皮膚症状を緩和。月経痛、神経痛、疝痛などの痛みに対する効果も顕著です。温湿布や入浴に使用すると速やかに作用します。

[適用] 皮膚炎・湿疹（P.39）、ドライスキン、日焼け（P.234）、火傷、疝痛、月経痛（P.39）、膀胱炎、神経痛、消化不良、発熱（P.226）、子供の腹痛（P.229）、歯痛（P.233）、口内炎（P.232）

❤️ 心の静寂と深い眠りを促す

ごく薄めることでやさしく穏やかでフルーティーな香りに。体を芯から温め心身を休息させる働きがあります。1％まで希釈したリニメント剤（擦りこみ剤。下記参照）を、首の後ろ、背中、腹部に擦りこみます。不眠には夕方と就寝前1日2回の擦りこみが効果的。

[適用] 不眠（P.39）、神経疲労（P.39）、興奮、ストレス、いらいら

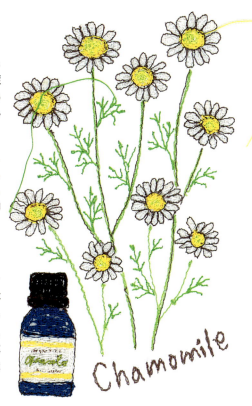

Chamomile

Recipe

❶ 不眠を癒す擦りこみ剤（リニメント剤）

鎮静作用に優れた心地よい香りのブレンドオイルです。体温でゆっくりと温められ、ほどよく揮発するその香りを楽しめます。

ホホバオイル … 15㎖
ローマンカモミール … 2滴
マンダリン … 4滴
プチグレン … 3滴

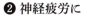

ブレンドしたオイルを首の後ろ、胸の上部、腹部、背中などに擦りこむ。

❷ 神経疲労に

無水エタノールまたは
　はちみつ … 大さじ1
ケープカモミール … 2滴
イランイラン … 2滴
スイートオレンジ … 3滴

よく混ぜてから浴槽に落とす。

❸ 月経痛に

ローマンカモミール
　… 3滴
マージョラム … 2滴
マンダリンプチグレン … 2滴

ボウルの湯に落としてからタオルを浸して絞り、下腹部や仙骨に当てる。

❹ 皮膚炎やかゆみに

カレンデュラオイル
　…30㎖
ジャーマンカモミール … 3滴
ヘリクリサム … 3滴

ベースオイルに精油をブレンドし、患部に塗布する。

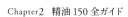

No. 3

基本

ジュニパーベリー
Juniper Berry

深い森林を思わせる針葉樹の香り
毒素を排出して心身を浄化

吸入拡散 / マッサージ塗布 / 入浴 / 湿布 / うがい / コスメ

Profile

春の浄化法として用いられた

すばらしいクレンジング効果があります。特に心やエネルギーのレベルに働きます。体にも同様に効果的です。ドイツやスカンジナビア地方では20日間に渡ってこの実を食べ、長い冬に蓄積した老廃物の排泄を促し浄化する「春の浄化法」の慣習がありました。17世紀のオランダでは、ジンの風味づけに用いられました。中世には、外見だけでなく香りも似ている高価なブラックペッパーに混ぜて売られていたこともあります。

むくみや関節炎の伝統的なレメディ(治療薬)

デトックストリートメントやむくみ、冷えを改善するために、マッサージオイルや擦りこみ剤として使用すると効果的です。足浴、局部塗布(脚部全体、関節)も効果が速やかです。フランスでは関節炎やリウマチのために処方されます。強い利尿作用のため、過剰に使用すると電解質のバランスを崩す可能性があるので長期使用は避けましょう。また、特に入浴で連続使用しすぎると累積的な反応を起こす場合があるので注意。

学名：*Juniperus communis*
科名：ヒノキ科
部位：液果
抽出法：水蒸気蒸留法
産地：フランス、クロアチア、マケドニア、スロベニア
主な成分：α-ピネン(〜40%)、サビネン、ミルセン、リモネン、テルピネン-4-オール
作用：強壮、抗炎症、抗カタル、抗感染、殺菌、消化促進、神経強壮、鎮静、鎮痛、通経、利尿
色：透明または薄い黄色
ノート：ミドル
ブレンド指数：9
ブレンド相性：シトラス、ウッディ、フローラル、ハーバル、スパイス、レジン系の様々な精油と調和します。爽やかな森の香りを演出したいときやメディシナルなブレンドに
禁忌・注意：針葉からの精油と比べて液果から抽出した精油は毒性は低いですが、腎臓に障害のある場合は使用しすぎないこと。使い続けると累積的な皮膚刺激も心配されるので、2週間以上続けて使用しないことをおすすめします

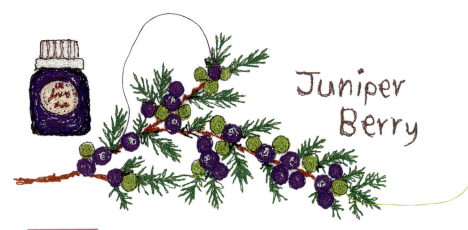

Juniper Berry

Effect

🧍 すべてのレベルで刺激活性

循環が悪く、体の動きが重くてだるい状態を改善。活性化することで余分な水分や老廃物を排出し、体の動きをスムーズにします。筋骨格系、循環器系、泌尿器系、呼吸器系、消化器系、神経系、リンパ免疫系に同様に働きます。また、オイリースキンを整えます。

[適用] 消化不良、筋肉痛（P.41）、腰痛（P.230）、関節炎、月経不順、冷え、吹き出物（P.41、47）、オイリースキン、むくみ（P.41、238）、咳

❤️ 強力な浄化パワーは心理にも

憤りや怒りを感じるときや、外部からの影響を強く受けていると感じるときには、手に1滴落としてから両手を擦り合わせ、ゆっくりと吸入してみましょう。浄化のエネルギーが、ネガティブで不必要な要素を浄化してくれます。呼気とともにすべてを吐き出しましょう。

[適用] 疲労、いらいら（P.41）、緊張、抑うつ、ストレス

Recipe

❶ むくみと冷えに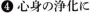

循環を刺激して下半身をスッキリとさせます。お風呂上がりやベッドタイムに少量擦りこみます。運動の前後にもおすすめ。

- ホホバオイル … 15mℓ
- ジュニパーベリー … 3滴
- ゼラニウム … 2滴
- グレープフルーツ … 4滴

脚部を中心につま先から臀部まで鼠径部に向かってマッサージ。

❷ 筋肉痛改善に（入浴）

- 無水エタノールまたははちみつ … 大さじ1
- ジュニパーベリー … 3滴
- ラベンダー … 2滴
- プチグレン … 2滴

材料をよく混ぜてから浴槽に。

❸ 吹き出ものに（塗布）

- アロエベラジェル … 30mℓ
- ジュニパーベリー … 3滴
- タイム（CTリナロール）… 3滴
- ベルガモット（FCF）… 3滴

洗顔後に少量塗布する。

❹ 心身の浄化に（吸入）

- 無水エタノール … 20mℓ
- 精製水 … 30mℓ
- ジュニパーベリー … 20滴
- ヒマラヤンシダー … 15滴
- フランキンセンス … 15滴

エタノールに精油をよく溶かして蒸留水を加え、スプレーで使用する。

基本 ゼラニウム
Geranium

No. 4

濃厚なバラのようなグリーン調の香り
ブレンドに華やかさを添え心身を調整

 吸入拡散　 マッサージ塗布　 入浴　 湿布　 うがい　 コスメ

Profile

本当はペラルゴニウム

センティッドゼラニウム（匂いゼラニウム）という、葉が香る200種類もの植物。ローズ、レモン、ナツメグ、ペパーミント、シナモン、チョコレートなど多様な種類があります。植物学上では、ペラルゴニウムに分類されます。植物分類学の父、スウェーデンのカール・フォン・リンネ（1707〜1778年）はこのペラルゴニウムとゼラニウムを同じ属として扱いましたが、後世の植物学者がこの植物群をペラルゴニウムとして独立させました。

強い芳香は魔除けにも使われた

ローズゼラニウムはバラの香りを思わせ、ブルボンゼラニウムはやや軽いりんごのような香りがします。成分の割合は、産地や学名の違いによって多少変化しますが、使用法はどの種もほぼ同じです。中世ヨーロッパでは玄関先に植え、家に魔物が入らないようにしました。プロヴァンスではラベンダーと同じように小さな傷に使い、火傷には原液で少量皮膚に塗布します。皮膚にやさしく、すべてのスキンタイプのケアに向きます。

学名：*Pelargonium roseum,*
〈ローズゼラニウム〉*Pelargonium graveolens*
〈ブルボンゼラニウム〉*Pelargonium asperum*

科名：フウロソウ科

部位：葉

抽出法：水蒸気蒸留法

産地：〈ローズゼラニウム〉エジプト、フランス、中国
〈ブルボンゼラニウム〉レユニオン島

主な成分：シトロネロール（〜50％）、ゲラニオール（〜20％）、リナロール、蟻酸シトロネリル、イソメントン

作用：強壮（肝臓、腎臓、膵臓）、抗うつ、抗炎症、抗菌、抗真菌、昆虫忌避、収れん、調整（ホルモン、皮脂、心理）、瘢痕形成、皮膚再生、リンパ強壮

色：透明または薄い黄色〜茶色

ノート：ミドル

ブレンド指数：3

ブレンド相性：シトラス、ウッディ、フローラル、ハーバル、スパイス、レジン系の精油と好相性。やや強く主張するので、少なめに使用するとバランスをとりやすい

禁忌・注意：特になし

Geranium

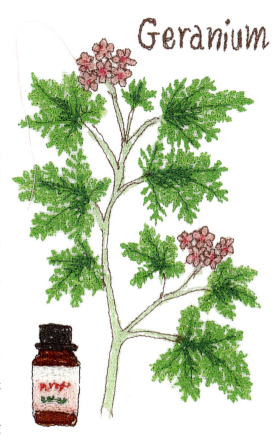

Effect

様々な調整作用が魅力

リンパ系や肝臓、腎臓の強壮作用があるため、ブレンドして解毒や引き締めのためのトリートメントに使用すると効果的です。また、スキンケアや皮膚の障害全般に広く使用でき、カンジダ菌に対する効果は研究で証明されています。心とホルモンと皮脂のバランスをとるので、月経前や更年期の不調にもおすすめします。

適用　擦り傷、切り傷、火傷、湿疹、むくみ、真菌感染症、しわ（P.43、55、240）、爪ケア（P.242）、若返り（P.243）、ヘアケア（P.43）、むくみ・冷え（P.41、57）、静脈瘤、月経痛（P.43）、口腔疾患、虫よけ（P.53）

女性を表す濃く甘い香り

月経周期や更年期などのホルモンバランスによる感情や気分の変化をサポートします。心をしっかりとグラウンディングさせ落ち着かせ、ポジティブにしてくれます。

適用　いらいら、抑うつ、PMS（P.43）、更年期（P.239）

Recipe

❶ 月経前の下腹部や乳房の痛みに

ブレンドオイルを痛みを感じたらすぐ擦りこむと効果的。予防のために月経の数日前から使用することもできます。

ホホバオイル … 15㎖
ゼラニウム … 3滴
ネロリ … 2滴
マージョラム … 4滴

気になる部位に、やさしく擦りこむ。

❷ PMSに

無水エタノールまたは
　はちみつ … 大さじ1
ゼラニウム … 3滴
ナナミント … 2滴
レモン … 2滴

よく混ぜてから浴槽へ。

❸ 肌の再生に

アロエヴェラジェル
　… 30㎖
ゼラニウム … 3滴
フランキンセンス … 4滴
ラベンダー … 5滴

少量を顔に塗布してマッサージオイルとして使う。

❹ フケ予防シャンプー

シャンプー基剤 … 100㎖
ゼラニウム … 20滴
ティートゥリー … 12滴
レモングラス … 8滴

無香料のシャンプー基剤にブレンドする。

No. 5

基本

タイム （各種ケモタイプ）
Thyme

古典的な薬草の香り
頼りになる免疫強化と殺菌作用

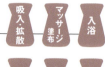

Profile

黒死病予防のためにも使われた

30cmほどの高さに育つ常緑のハーブ。古代には、エジプトではミイラを作るために使われ、ギリシャでは神殿で焚く薫香、男性が体に擦りこむ香料、入浴などに使われ、ローマではお酒やチーズの香りづけに使われたという記録が残っています。中世では、肉や魚の保存に使われ、悪夢を見ないようにその枝を枕の下に入れて寝ました。また勇気と敬意の象徴として騎士に贈られたといわれています。黒死病予防のために床に敷いたり、病気よけの花束「タッジーマッジー」にして持ち歩いたりもされました。

標高の差でケモタイプができる種

南フランスでは、標高が違う場所ごとに微気候（microclimate）が生じ、狭いエリア内でも気候が変わるために多様なケモタイプ（P.20）ができます。標高の低い土地では殺菌や抗感染作用の強い刺激的なタイプが、標高の高い土地では殺菌力に優れつつも作用がより穏やかなタイプが生育します。中でもCTリナロールは最もマイルドです。

学名：*Thymus vulgaris*
多種のケモタイプ（CT）(P.20) がある。5種を紹介

科名：シソ科

部位：花の咲いた地上部

抽出法：水蒸気蒸留法

産地：フランス、スペイン、アルジェリア

主な成分・作用：〈すべての種類に共通〉強壮、去痰、抗ウィルス、抗感染、抗菌、抗真菌、殺菌、消化促進、食欲増進、免疫刺激
〈CTゲラニオール〉ゲラニオール（〜40%）、リナロール、酢酸ゲラニル、β-カリオフィレン⇒鎮けい、鎮静、子宮強壮
〈CTチモール〉チモール（〜60%）、パラシメン、カルバクロール、γ-テルピネン⇒引赤、強壮、抗寄生虫、殺菌、殺真菌
〈CTツヤノール〉ツヤノール（〜50%）、テルピネン-4-オール、リナロール、β-ミルセン⇒肝細胞再生、強肝、循環促進
〈CTパラシメン〉パラシメン（〜35%）、カルバクロール（〜30%）、チモール、ツヤノール⇒抗炎症、抗感染、抗リウマチ、鎮痛
〈CTリナロール〉リナロール（〜80%）、酢酸リナリル、テルピネン-4-オール⇒抗不安、殺菌、鎮咳、鎮静

色：透明または薄い黄色

ノート：トップ〜ミドル

ブレンド指数：3〜7（ケモタイプによる）

ブレンド相性：シトラス、ウッディ、ハーバル系の精油と好相性。薬用が主要な用途

禁忌・注意：CTチモール、CTパラシメンの皮膚感作（低濃度で使用、敏感肌には禁忌）

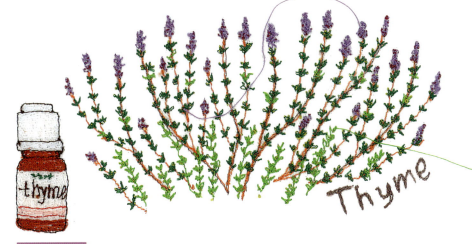

Effect

👤 すばらしい抗感染作用

免疫系の器官、胸腺（Thymus gland）の名前の由来となる植物で、免疫強化のために欠かせない精油です。どのタイムも疲弊した心身にとても効果的です。最もマイルドで使いやすいCTリナロールを吸入やマッサージに使うとよいでしょう。心身の疲労時は、免疫が低下するため感染症や風邪にかかりやすく、予防のため希釈した精油を入れて入浴するとよいでしょう。風邪のひき始めには、5％に希釈したCTパラシメンを首のリンパ節によく擦りこむと早期回復を促します。

適用 感染症全般（P.45、51）、風邪（P.45、53）、関節炎、筋肉痛、気管支炎、咳、神経痛、リウマチ、冷え、月経痛、疲労、副鼻腔炎、口臭（P.232）、吹き出もの（P.41、47、234）、免疫低下（P.45）、殺菌（P.53）、感染予防（P.51、57）、オイリースキン（P.240）、ヘルペス

Recipe

❶ 免疫強化に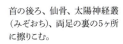

皮膚にやさしく心地よい香りで感染予防が期待できるブレンドです。右記の5ヶ所に擦りこむことで、より効果的なケアができます。

- ホホバオイル … 30mℓ
- タイム CT リナロール … 6滴
- ラベンサラ … 3滴
- ニアウリ … 3滴

首の後ろ、仙骨、太陽神経叢（みぞおち）、両足の裏の5ヶ所に擦りこむ。

❷ 風邪予防のために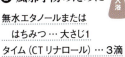

- 無水エタノールまたははちみつ … 大さじ1
- タイム（CT リナロール）… 3滴
- ベイローレル … 2滴
- ブラックスプルース … 2滴

材料をよく混ぜてから浴槽へ。

❸ 喉の痛みに

- タイム（CT リナロール）… 3滴
- ティートゥリー … 2滴
- ベルガモット … 3滴

洗面器の熱湯にブレンドをたらし、バスタオルを被って蒸気吸入する。

❹ 感染予防に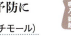

- タイム（CT チモール）… 1mℓ
- ラバンジン … 2mℓ
- メイチャン … 0.5mℓ
- ユーカリプタス … 1mℓ

1回5分を目安に数回に分け拡散。

ティートゥリー
Tea Tree

 基本

No. 6

染み通るような爽やかな香り
広範囲の雑菌類に効果を示す

 吸入・拡散 マッサージ塗布 入浴 湿布 うがい コスメ

Profile

オーストラリアの万能薬

オーストラリアに自生する300種類ものメラレウカ属の小ぶりの樹木で、多くがオーストラリアの固有種です。湿地帯や塩分を含む水のもとでも育つ種があります。成長が速く火に耐性があるため、山火事の後でもすぐに芽吹きます。古来から原住民のアボリジニーがユーカリプタスとともに使用してきました。テルピネン-4-オールの含有量が多く、1,8-シネオールが少なめのものがよりよい品質の精油で皮膚にやさしく、抗炎症作用と強壮作用により優れた成分となります。

3種の雑菌類に単独で効果

通常の薬剤では、抗生物質、抗真菌薬、抗ウィルス薬がバクテリア、真菌、ウィルスに対してそれぞれ使用され、お互いの効果が拮抗することもあります。しかしティートゥリーの精油は、この3つの効果を同時に持ちます。使用範囲は広く、強力な殺菌力の割に皮膚にやさしいところも魅力です。

学名：Melaleuca alternifolia
科名：フトモモ科
部位：葉
抽出法：水蒸気蒸留法
産地：オーストラリア
主な成分：テルピネン-4-オール（〜48%）、γ-テルピネン、1,8-シネオール、テルピノレン、α-ピネン、サビネン、ミルセン、リモネン、α-テルピネオール
作用：抗ウィルス、抗寄生虫、抗菌、抗真菌、強壮、去痰、循環促進、創傷治癒、免疫調整、リンパ刺激
色：透明または薄い黄色
ノート：トップ
ブレンド指数：6
ブレンド相性：シトラス、ウッディ、ハーバル、レジン系の精油と好相性。様々な精油と調和します。爽やかな森の香りを演出したいときや、メディシナルな香りが好まれる用途のブレンドに
禁忌・注意：オーストラリアのどの地方で生育したかで成分に差が出たり、酸化の度合いにより皮膚刺激が強くなるので注意

Tea Tree

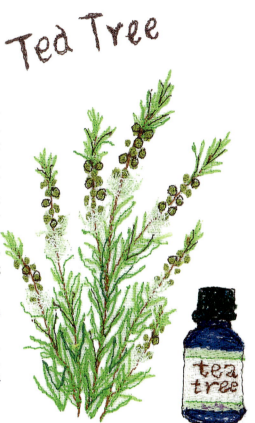

Effect

🧍 口腔衛生から水虫まで

歯磨きペーストに入れたり、うがい薬としてコップ半分の水に1滴落とすなど、毎日の口腔ケアに手軽に用いるとよいでしょう。喉の痛みや風邪のひき始めには蒸気吸入や入浴で使用しましょう。免疫刺激、強壮のためにも使用することができます。また、傷や感染症の救急薬、消毒薬としても有用です。抗真菌作用にも優れ、水虫には42℃のお湯での足浴が効果的です。フケのためには5％のシャンプーやヘアトニックで使用するのがおすすめです。口唇ヘルペスには原液を綿棒に1滴つけて、患部に塗布します。

適用 カタル、花粉症、咳（P.226）、喉の痛み（P.47）、月経痛、膀胱炎、免疫低下、歯磨き・口臭（P.232）、口内炎（P.47）、歯肉炎、むくみ、皮膚炎、床ずれ（P.47）、フケ（P.43）、火傷、虫刺され、擦り傷・切り傷（P.234）、水虫（P.47）、吹き出もの（P.47）、ヘルペス、静脈瘤、虫よけ（P.244）

Recipe

❶ 口内炎や喉の痛みに 〔うがい〕

免疫機能が落ちてくると口内の雑菌が口腔粘膜を攻撃し、口内炎ができやすくなります。頻繁に使用すると早く回復します。

ティートゥリー … 2滴
レモン … 1滴

コップに精油を入れて100mlの水を加えてうがいする。

❷ 水虫に 〔入浴〕

ティートゥリー … 5滴
パルマローザ … 3滴

洗面器に42℃のお湯を入れ、精油を落として足浴を。1回約10分間を目安に。

❸ 吹き出ものや オイリースキンに 〔吸入〕

ティートゥリー … 4滴
ジュニパーベリー … 2滴
タイム（CTリナロール）… 3滴

蒸気浴で湯気を肌に5分間ほど当てた後によく洗顔する。

❹ 床ずれ 〔塗布〕

ホホバオイル … 30ml
ヒポファン … 10ml
みつろう … 小さじ2
ティートゥリー … 10滴
ヘリクリサム … 10滴
ラベンダー … 10滴

キャリアオイルとみつろうを湯煎して溶かした中に、精油を加え、固まってからクリームとして使用。

No. 7

基本

フランキンセンス
Frankincense

シルクロードを旅し宗教儀式にも使われる薫香
精神を落ち着かせる穏やかで深淵な香り

 吸入・拡散　 マッサージ塗布　 入浴　 湿布　うがい　コスメ

Profile

古代文化圏で広く使用された

有名な産地は中東のオマーンで野生の樹を傷つけて樹液がしみ出て固まった樹脂を削って集めます。集めた樹脂は薫香として使用されるか、抽出のためにフランスなどに輸出されます。古代よりギリシャ、エジプト、ペルシア、ヘブライ、ローマなどの人々によって、宗教儀式や薫香に香油として使用されました。特に乳香樹の幹からとれる樹脂は、"ティアードロップス（涙）"と呼ばれ、"魂の涙"として古代の人々がこの樹脂を用いて感情や魂の傷を癒したといわれています。

砂漠の民のドライスキンケア

樹脂は樹の傷ついた部分に滲出し、その表面の傷を覆う痂皮（かさぶた）の役割をするのと同様に、この精油は乾燥や肌荒れなどの私たちの皮膚のトラブルにも優れた効果を示します。肌の引き締めやアンチエイジング効果も期待できます。特に CO_2 エクストラクトは抗炎症、鎮痛、鎮静の作用が顕著なため、ストレスからくる皮膚炎や肌荒れにもおすすめします。

学名：*Boswellia carterii*
科名：カンラン科
部位：樹脂
抽出法：水蒸気蒸留法、CO_2 抽出法
産地：オマーン、ソマリア、エチオピア
主な成分：〈水蒸気蒸留法〉α-ピネン（〜40%）、リモネン、β-カリオフィレン、β-ミルセン、サビネン、ツジェン、テルピネン、パラシメン、フェランドレン、酢酸ボルニル 〈CO_2 抽出法〉酢酸オクチル（〜60%）、酢酸インセンシル、酢酸ボルニル、オクタノール、リナロール、テルピネン-4-オールなど
作用：抗うつ、抗炎症、抗カタル、抗菌、去痰、止血、収れん、鎮静、鎮痛、皮膚再生
色：透明
ノート：トップ〜ミドル
ブレンド指数：10
ブレンド相性：シトラス、フローラル、レジン、ハーバル、スパイス系の様々な精油と調和します。水蒸気蒸留法で得られる精油はピネンが多く軽い。CO_2 抽出法で得られる CO_2 エクストラクトはエステル類が主成分で特に穏やかな甘みのある香りがします
禁忌・注意：特になし

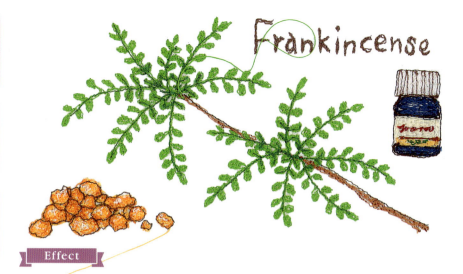

Frankincense

Effect

呼吸器と皮膚のために

呼吸器と皮膚は、どちらもアレルギーを起こしやすく、心理状態に敏感です。この精油は心を癒し呼吸を整える働きがあるので、このような心身相関型の症状に悩んでいる人は、ブレンドに加えて使用するとよいでしょう。

適用 咳（P.49）、切り傷、静脈瘤、しわ（P.43、55、240）、妊娠線（P.238）、若返り（P.49）、ボディケア（P.242）、ドライスキン

不眠症や心の平穏のために

夜ベッドに入っても頭の中で考えが巡って止まらないときや、特定のことが頭から離れないときには、吸入してみましょう。この精油を数滴落としたティッシュを枕元に置いたり、香油、入浴に使用すると効果的です。

適用 過呼吸、不安（P.41）、不眠（P.49）、抑うつ（P.236）、香油（P.49）

Recipe

❶ 不眠のときに　〈入浴〉

就寝前に、精油を入れた38℃くらいのお風呂にゆったりと入れば、香りとリラックス効果でよく眠れます。

無水エタノールまたは
　はちみつ … 大さじ1
フランキンセンス … 2滴
ネロリまたはマンダリン … 1滴

浴槽にブレンドをたらして全身浴します。

❷ 咳の改善に　〈マッサージ〉

ホホバオイル … 15ml
フランキンセンス … 3滴
サイプレス … 2滴
ラベンサラ … 4滴

胸の上部と喉に少量擦りこむ。

❸ アンチエイジングに　〈マッサージ〉

アルガンオイル … 30ml
フランキンセンス … 6滴
パチューリ … 4滴
メリッサ … 2滴

顔や首に、少量塗布してマッサージ。

❹ エキゾチックな香油　〈コスメ〉

ホホバオイル … 10ml
フランキンセンス … 4滴
サンダルウッド … 3滴
ホーウッド（CTリナロール）
　… 3滴

手首や襟元、ウエスト部位に少量擦りこむ。

基本 ベルガモット
Bergamot

No. 8

明るく華やかなシトラスノートの代表格
ポジティブで外交的な気持ちにさせる

Profile

カラブリア地方で80%を栽培

小ぶりの丸い実で、果肉は食べるのには苦く酸っぱすぎるので、その果汁は昔から薬用以外には使用されません。果皮からの精油は昔からコロンやアールグレーティーなどの香りづけに使われています。果皮でマーマレードも作られます。最初に栽培された北イタリアのベルガモ市から名前がつきました。南フランスやイタリアには、中世から伝わる果皮を使った可愛らしい民芸品があります。

オリジナルのオーデコロンに使用

1709年、イタリア人調香師、ジョヴァンニ・マリア・ファリナはこの精油をオリジナルのオーデコロン（ケルン水⇒ P.14）の主要な原料として使用しました。彼はそのコロンの香りを「雨上がりにラッパズイセンとオレンジフラワーが香る故郷イタリアの春の朝を思わせる香り」と表現しています。男女問わず好まれるフレッシュな香りです。

学名：Citrus bergamia, Citrus aurantium ssp. bergamia

科名：ミカン科

部位：果皮

抽出法：圧搾法、水蒸気蒸留法

産地：イタリア（カラブリア地方）、南フランス、コートジボワール

主な成分：d-リモネン（～50%）酢酸リナリル（～40%）、リナロール、サビネン、ピネン、ゲラニオール、シトラール、酢酸ネリル、ベルガプテン、ベルガモチン、ベルガプトール

作用：抗ウィルス、抗うつ、抗炎症、抗感染、抗菌、抗不安、高揚、収れん、消化促進、鎮痙、鎮静

色：薄い黄色～緑色

ノート：トップ

ブレンド指数：6

ブレンド相性：シトラス、フローラル、レジン、ハーバル、ウッディ、スパイス系の様々な精油と調和します。どんな精油ともよく合い、使いにくい精油でもこの精油をブレンドすると香りがよくなります（ブレンドエンハンサー）

禁忌・注意：皮膚にやさしい精油ですが光感作があるので、皮膚につけて直射日光に当たらないこと。光感作のないFCF精油もあります

Effect

🧡 感染症予防や帯状疱疹に

抗感染作用や抗ウィルス作用を持つので冬場に蒸気吸入やディフューザーで使うとよいでしょう。抗ウィルス作用が口唇ヘルペスや帯状疱疹に効果を示します。原液を綿棒に1滴つけて患部にやさしく塗布します。痛みを鎮め、傷を早く乾燥させます。

[適用] 咳・喉痛（P.59）、吹き出もの（P.41）、ヘルペス、食欲不振、鼓腸（P.229）、感染予防（P.51）、月経痛、膀胱炎、虫よけ、掃除（P.244）

❤ 楽しいアクティブな気分を演出

寒く長い冬の期間、北欧や英国では抑うつ症の人口が増えます。日照時間の劇的な短縮と関係が深く、SAD（季節性情緒障害）といわれています。その場合、バスオイルで使用することにより、太陽にあたったときのような抗うつ効果を与えることが研究でわかっています。

[適用] 不安（P.51）、抑うつ（P.521、236）、不眠、ストレス、虫よけ、香水（P.51）

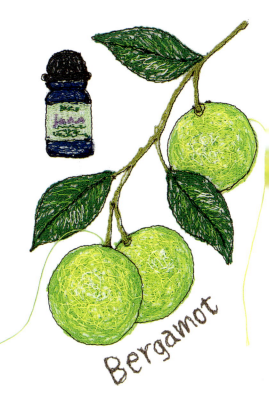
Bergamot

Recipe

❶ 気分の落ち込みに 〔入浴〕

気持ちを明るく落ち着かせる清々しいブレンドです。材料をよく混ぜ、浴槽に加えて入浴。ゆっくりと深呼吸すれば森林浴気分に。

- 無水エタノールまたははちみつ … 大さじ1
- ベルガモット … 2滴
- バージニアシダー … 2滴
- ブラックスプルース … 2滴

❷ 明るい雰囲気を 〔吸入〕

- ベルガモット … 3滴
- ピンクペッパー … 2滴
- スィートバジル … 2滴

バーナーで使用する。

❸ 感染予防に 〔マッサージ〕

- ホホバオイル … 30ml
- ベルガモットFCF … 6滴
- ベイローレル … 6滴
- タイム（CTリナロール）… 6滴

よく混ぜたブレンドを胸の上部と首のリンパ節に少量擦りこむ。

❹ オーデコロン 〔コスメ〕

- 無水エタノール … 30ml
- 精製水 … 20ml
- ベルガモット … 8滴
- ローズマリー … 6滴
- ラベンダー … 5滴
- ジャスミン … 2滴
- プチグレン … 5滴
- アトラスシダー … 4滴

無水エタノールに精油を加えてよく振り、完全に希釈できたら好みで精製水5mlを加える。

基本 ユーカリプタス
Eucalyptus

No. 9

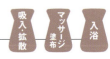

リフレッシュするメディシナルな香り
頭痛や喉の詰まりを一掃する爽快感

Profile

成長が早い木。近縁種も多種

ユーカリプタスには700種以上もの種類があり、樹高も10〜60mと幅広く、1本の木となる種、根元から細い木がたくさん生える種など様々です。花も白、ピンク、赤などがあります。精油に使われる品種は6種類ほどでそれぞれ特徴があります。成長の早い木で、水分を吸い上げる性質を持つので、水はけの悪い沼地などに植えられます。昆虫忌避作用や殺菌作用があるため、マラリアの予防にも役立っています。

素晴らしい殺菌、治癒作用

心地よい香りを持つ比較的安価な精油で、日常のちょっとしたトラブルに広く対処できるところが魅力です。オーストラリアの先住民のアボリジニーは葉を傷に巻いたり、塗り薬に混ぜて使用しました。その殺菌作用は非常に強力で、フランス人医師ジャン・バルネ博士（P.17）も早くからその作用を実証していました。主要な1,8-シネオール以外の微量成分（フェランドレン、アロマデンドレン）も殺菌力を助けます。

学名：〈ブルーガム〉*Eucalyptus globulus*
〈ナローリーフ〉*Eucalyptus radiata*
〈レモン〉*Eucalyptus citriodora*
〈ガリーガム〉*Eucalyptus smithii*
〈ブルーマリー〉*Eucalyptus polybractea*
〈ペパーミント〉*Eucalyptus dives*

科名：フトモモ科

部位：葉

抽出法：水蒸気蒸留法

産地：オーストラリア、中国、モロッコ、地中海沿岸地方、ポルトガル、インドネシア

主な成分：〈ブルーガム〉1,8-シネオール（〜80%）、ピネン、リモネン、ピノカルボン
〈ナローリーフ〉1,8-シネオール（〜80%）、リモネン、α-テルピネオール、ゲラニオール
〈レモン〉シトロネラール（〜80%）、シトロネロール、ゲラニオール、酢酸シトロネリル
〈ガリーガム〉1,8-シネオール（85%）、ピネン、リモネン、α-テルピネオール
〈ブルーマリー〉1,8-シネオール（〜95%）
〈ペパーミント〉ピペリトン（50%）、フェランドレン、パラシメン、テルピネン-4-オール

作用：去痰、解熱、抗ウィルス、抗カタル、抗感染、抗リウマチ、殺菌、鎮咳、利尿

色：透明または薄い黄色

ノート：ミドル〜ベース（留分による）

ブレンド指数：4

ブレンド相性：シトラス、レジン、ハーバル、スパイス系の精油と調和します

禁忌・注意：妊娠初期、乳幼児、ホメオパシーとの併用。皮膚の弱い人は希釈して使用

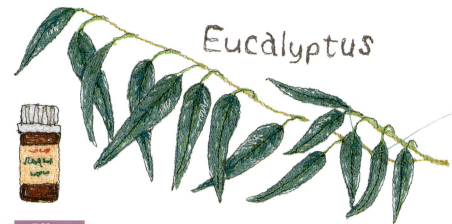

Effect

🧍 呼吸器の様々な障害に

主に呼吸器系に効果があり、市販の胸部擦りこみ剤などに使われます。蒸気吸入やディフューザーでの使用が効果的で、風邪予防には、アロマランプに水を張り5～6滴の精油を入れておきます。ブルーガムは呼吸器障害と殺菌消毒に効果的ですが、少量ケトンを含むので注意。ナローリーフやガリーガムはケトンを含まないので、子供にも安全に使用できます。レモンユーカリは1％までに希釈して抗炎症、鎮静に。また、セルライトやむくみにも有効です。ペパーミントユーカリはしつこい痰のからむ状態を速やかに改善します。

適用　喉の痛み、風邪（P.53、226）、咳（P.53）、副鼻腔炎、インフルエンザ、発熱、花粉症（P.227）、火傷、ヘルペス、肩凝り、虫よけ（P.53、244）、殺菌（P.53）、感染予防（P.45）

Recipe

❶ 風邪予防に

冬場の風邪が流行っているときには、予防のために、また喉がいがらっぽくなったらすぐに蒸気吸入を。

ユーカリプタス〈ブルーガム〉 … 5滴
パイン … 3滴
タイム … 2滴

耐熱のボウルに熱湯を入れて精油を落とし、タオルで頭部を覆って5分ほど吸入する。

❷ 咳のために

ホホバオイル … 大さじ1
ユーカリプタス〈ガリーガム〉 … 7滴
ラベンダー … 4滴
ラベンサラ … 4滴

オイルをブレンドして、適量を胸の上部と喉に擦りこむ。

❸ 虫よけスプレー

無水エタノール … 20㎖
精製水 … 30㎖
ユーカリプタス〈レモン〉 … 12滴
ラベンダー … 10滴
ゼラニウム … 8滴

無水エタノールに精油を加えてよく希釈し、さらに精製水を加える。

❹ 室内の殺菌

水 … 適量
ユーカリプタス … 3滴
ブラックスプルース … 3滴
タイム … 3滴
ラベンダー … 3滴

材料を電気で温めるバーナーに入れて使用する。

No.
10

基本

ラベンダー（真正ラベンダー）
Lavender

やさしい甘みのあるシソを思わせる香り
鎮静と鎮痛に優れ万能薬的に使われる

吸入拡散　マッサージ塗布　入浴　湿布　うがい　コスメ

Profile

プロバンス高地産が高品質

半木本性植物で木質化する多年草。90cmほどの背丈に育ち、シルバーグリーンの槍形の葉と典型的な穂状花序の花穂をつけます。真正ラベンダーは標高700〜1400mの間で育ちます。プロヴァンス産のものが最上級の品質です。刈り取って数日陰干ししてから蒸留すると、エステル類の含有量が高まります。少ない降水量、石灰質の土壌、夏暑く冬は寒い標高の高い土地という生育環境が高品質を生みます。

古代より薬用、浴用に使用

古代エジプト、ギリシャ、ローマなどで日常的に使用されました。Lavanderの語源は「洗う」という意味のラテン語 Lavare からきており、ローマ人たちが洗濯や浴用に使用したといいます。フランス人医師、ジャン・バルネ博士（P.17）は1950年代の第1次インドシナ戦争の際にフランス軍の軍医として働き、兵士の負傷のためにラベンダー精油を使用し、火傷の手当てや消毒、鎮痛剤・鎮静剤として、戦地で効果をあげました。

学名：*Lavandula angustifolia*
科名：シソ科
部位：花
抽出法：水蒸気蒸留法（香料用には溶剤抽出も行われている）
産地：フランス、イギリス、ブルガリア、オーストラリア（タスマニア）、モルドバ
主な成分：酢酸リナリル（〜45%）、リナロール、酢酸ラヴァンデュリル、β-カリオフィレン、テルピネン-4-オール、ボルネオール、-テルピネオール、オシメンなど
作用：血圧降下、抗うつ、抗炎症、抗菌作用、鎮痙、鎮静、鎮痛、皮膚再生、免疫刺激
色：透明または薄い黄色
ノート：ミドル
ブレンド指数：10
ブレンド相性：シトラス、フローラル、レジン、ハーバル、スパイス系の様々な精油と調和します。ブレンドすると全体をまとめあげて調和をとるので、ブレンドがうまくいかないときに少量加えてみるとよいでしょう。皮膚刺激のある精油を和らげる効果があります
禁忌・注意：低血圧の人は眠気、だるさを引き起こす可能性あり

Lavender

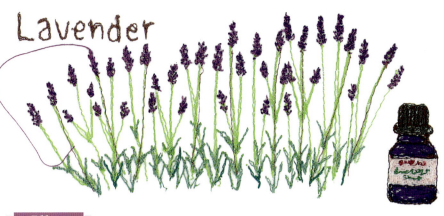

Effect

痛みや炎症を鎮め正常化する

痛みの緩和に効果的です。皮膚の炎症を鎮め、再生を早めます。ただし痛みや炎症が続く場合は早めに医療期間を受診しましょう。

[適用] 疝痛、花粉症（P.227）、咳（P.53）、筋肉痛（P.41、230）、捻挫（P.231）、月経痛、肩凝り（P.55）、頭痛（P.231）、皮膚再生（P.43、55）、火傷・日焼け（P.55、234）、吹き出もの、スキンケア全般（P.31）、床ずれ（P.47）、虫よけ（P.53、244）、殺菌（P.53）、洗濯（P.244）、香水（P.51）

心を和らげて落ち着かせる

心を落ち着け、ストレスを和らげる作用により、付随する症状を改善してくれます。頭痛、いらいらには、第7頸椎に擦りこむと効果的です。不眠に優れた効果を示す反面、眠気を強く催すために車の運転をするときなどは避けましょう。効果の度合いは使用量や個人差により異なります。

[適用] ストレス（P.55）、不眠（P.236）

Recipe

❶ 火傷の応急手当て

火傷のときは患部を十分水で冷やした後、原液を塗布します。必要なら絆創膏で覆います。範囲が広い、重傷の場合は病院へ。

ラベンダー … 3滴

原液を患部に直接塗布する。

落ち着くまで1日5〜6回塗布します。

❷ 肩凝りに

無水エタノール、または
　はちみつ … 大さじ1
ラベンダー … 2滴
クラリセージ … 2滴
アトラスシダーウッド … 1滴
イランイラン … 1滴

❸ 皮膚の再生に

アルガンオイル … 30㎖
ラベンダー … 4滴
フランキンセンス … 3滴
ゼラニウム … 1滴
ローズオットー … 1滴

少量塗布してマッサージ。

❹ ストレス緩和に

ホホバオイル … 10㎖
ラベンダー … 5滴
グレープフルーツ … 3滴
プチグレン … 2滴

小瓶に入れ、必要に応じて手首や首筋に擦りこむ。

基本 レモン
Lemon

No. 11

爽やかな酸味と清涼感
循環を刺激し冷えを改善

 吸入拡散   マッサージ塗布   入浴   湿布   うがい   コスメ

Profile

薬用として使用された歴史が長い

レモンは南インド（アッサム）原産と考えられている小ぶりの常緑樹で、料理をはじめ、薬用、香料用として世界中で親しまれています。アーユルベーダやヒンズー教の儀式では重要な役割を果たし、東南アジアでは消毒と毒消しに使われてきました。1世紀頃に南イタリアに伝わり、7世紀頃にはペルシア、エジプトに使用が広がりました。イスラム世界では、最初は庭園の装飾用としてレモンの木が植えられました。

リンパ液の排出と循環促進に

血液とリンパの循環を促進し、老廃物の排出を促すので、リンパドレナージュなどのマッサージ用ブレンドに加えると効果的です。リズミカルに四肢の付け根に向かって流すようにマッサージするとよいでしょう。デトックスのためのトリートメントでは、レモン汁1個分を1.5ℓの水に加えて1日分として飲みます。殺菌消毒とリフレッシュ作用が際立っており、ディフューザーで使用すると、風邪を予防し、頭をすっきりさせ集中力を高めます。

学名：*Citrus limon*

科名：ミカン科

部位：果皮

抽出法：圧搾法、水蒸気蒸留法

産地：イタリア、イスラエル、アルゼンチン、アメリカ合衆国、スペイン、ポルトガル

主な成分：d-リモネン（約70％）、β-ピネン、γ-テルピネン、α-テルピネオール、ゲラニアール、ネラール、サビネン、β-ビサボロール、ベルガプテン、ベルガプトールなど

作用：肝臓刺激、強壮、抗ウィルス、抗炎症、抗菌、抗リウマチ、殺菌消毒、循環促進、消化促進、食欲増進、収れん、鎮痙、鎮静

色：透明または薄い黄色

ノート：トップ

ブレンド指数：4

ブレンド相性：シトラス、フローラル、レジン、ハーバル、ウッディ、スパイス系の様々な精油と調和します。爽やかでシャープな酸味と軽い苦みがブレンドを引き締めます

禁忌・注意：光感作、皮膚刺激

Effect

🔑 感染症予防と殺菌に

フランスの過去の研究ではレモン精油をスプレーすると髄膜炎菌や肺炎連鎖球菌などの微生物が速やかに不活性化されたことが報告されています。昔から食物にレモンを添えたり、果汁をかけてきたのは殺菌の意味もあったのです。ウィルス性症状、しもやけや関節炎にも効果的です。

適用　消化不良、喉の痛み（P.47、226）、いぼ、帯状疱疹、オイリースキン、むくみ（P.57）、しもやけ、口唇ヘルペス、歯磨き（P.232）、口内炎（P.47、57、232）、うがい（P.233）、疲労回復（P.57）、病後の回復期、感染予防（P.57）、関節痛、若返り（P.243）、セルライト、PMS（P.43）

❤ 集中力を高め回復を早める

「就業中に吸入して入力ミスが減った」「認知症への効果が認められた」などの研究報告が知られます。病後の回復期の心身が不安定な状態のときに大変助けになります。

適用　ストレス、集中力の低下

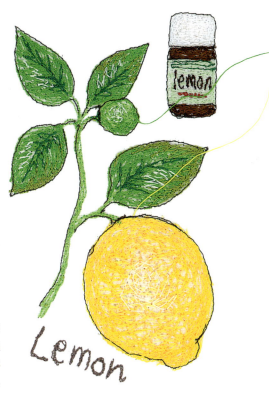

Recipe

❶ 速やかな疲労回復に　マッサージ

心身を活性化し老廃物を排出させ、だるさやストレスによる慢性疲労を緩和する大変効果的なマッサージブレンドです。

マカダミアナッツオイル … 30㎖
レモン … 6滴
ブラックスプルース … 6滴
スパニッシュセージ … 6滴

ブレンドして、適量を首の後ろ、太陽神経叢（みぞおち）、腰から仙骨、両足の裏に擦りこむ。

❷ 感染予防に　吸入

レモン … 1㎖
ペパーミント … 1㎖
タイム（CTリナロール） … 1㎖
ラバンジン … 1㎖

4精油を同じ割合でブレンドし、必要な量をディフューザーに入れて運転する。

❸ 口内炎、歯肉炎に　うがい

レモン … 1滴
ニアウリ … 1滴

コップ半分ほどの水に精油を落とし、スプーンで混ぜてから、うがいする。

❹ 脚のむくみと冷えに　マッサージ

ホホバオイル … 30㎖
レモン … 6滴
ローズマリー … 6滴
ゼラニウム … 3滴
ジンジャー … 3滴

足先から臀部にかけて脚全体に適量擦りこむ。

No. 12

基本 ローズマリー（各種ケモタイプ）
Rosemary

目が覚めるような刺激的な香り
頭脳を活性化させ記憶力を高める

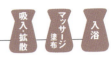

Profile

海のさざ波が聞こえる場所で生育

その名には「海のしずく」という意味があり、ビーナス伝説にも現れる植物。地中海沿岸地方に自生します。木質化する常緑の低灌木で、欧米ではよく生け垣にもされます。細い針のような葉を持ち、美しいブルーの花を咲かせます。聖母マリアが休むときにローズマリーに青いマントをかけたことで白い花がブルーになったという言い伝えもあります。精油は1年の間に伸びた先端部分を使って抽出されます。すでに木質化した部分を使うと、精油の品質が低下します。

若さと健康の妙薬として使われた

14世紀のハンガリー女王エリザベスは痛風や脳卒中の後遺症による麻痺があり、修道士が症状を改善するために処方したハーブ薬がハンガリーウォーターで、主成分はローズマリーとローズウォーターでした。女王を痛みから解放し、若さを取り戻させた妙薬として有名です。18世紀にオーデコロンが発売されるまでは最も人気のある香料であり治療薬で、内用と外用の両方に使われました。

学名：*Rosmarinus officinalis*
3つの主要なケモタイプ、CTシネオール、CTボルネオン、CTベルベノンがある

科名：シソ科

部位：花の咲いた先端部分

抽出法：水蒸気蒸留法

産地：北アフリカ、スペイン、フランス

主な成分：〈CTシネオール〉1,8-シネオール（〜55％）、α-ピネン、β-ピネン、カンフェン、ボルネオン、β-カリオフィレン
〈CTボルネオン〉ボルネオン（〜30％）、1,8-シネオール、α-ピネン、カンフェンなど
〈CTベルベノン〉ベルベノン（〜35％）、α-ピネン、1,8-シネオール、カンフェンなど

作用：〈すべてのローズマリーに共通〉強肝、強壮、去痰、抗ウィルス、抗菌、細胞成長促進、子宮強壮、循環促進、消化促進、神経強壮、頭脳明晰化、免疫調整、利尿
〈CTシネオール〉呼吸器障害
〈CTボルネオン〉刺激活性、筋肉疲労
〈CTベルベノン〉スキンケア、ヘアケア。皮膚に比較的やさしく、特に細胞成長促進を助ける

色：透明

ノート：トップ

ブレンド指数：6

ブレンド相性：シトラス、フローラル、レジン、ハーバル、ウッディ、スパイス系の様々な精油と好相性

禁忌・注意：高血圧、てんかん、乳幼児、妊娠中、授乳中

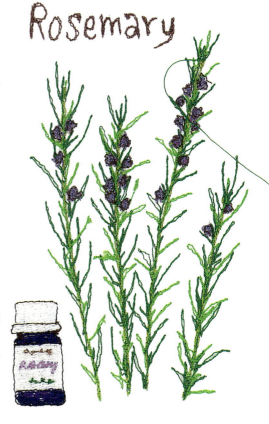

Rosemary

Effect

♣ あらゆる器官と機能を活性化

ローズマリーは細胞再生作用、循環促進、解毒作用に優れます。疲れた肝臓には第1の選択になる精油です。リンパや血液の循環を促進し、皮膚のターンオーバーを順調にさせるなど、滞りがちな機能を活性化させます。全身をマッサージすると、心身ともにリフレッシュできます。

[適用] 頭痛、筋肉痛、肩凝り、冷え（P.238）、風邪、咳・喉の痛み（P.59）、むくみ（P.57）、若返り（P.37、243）、たるみ・くま（P.240）、くすみ（p.59）、傷跡（P.241）、セルライト、ヘアケア（P.59）、ダイエット（P.242）、カタル、感染症、消化不良

♥ 精神からくる疲労時に

様々なタイプの疲労を改善します。気力が失せたとき、ストレスからくる疲労を感じるときなどに、アロマバスで使用すると早期回復が期待できます。

[適用] ストレス、慢性疲労（P.59）、無気力、集中力の低下、抑うつ

Recipe

❶ 早期疲労回復に 〔入浴〕

疲れが蓄積し回復しにくいと感じるときには、このブレンドを使ってゆっくり入浴を楽しみましょう。

エプソムソルト … カップ1
ローズマリー（CT ボルネオン）… 2滴
グレープフルーツ … 2滴
コリアンダー … 1滴

エプソムソルトに精油をよく混ぜ、これをぬるめの湯に入れてから最低15分ほど入浴する。

❷ 咳や喉の痛みに 〔吸入〕

ローズマリー（CT シネオール）… 2滴
ベルガモット … 2滴
ファー … 2滴

耐熱の洗面器などに熱湯を入れ、精油を落とし、タオルで頭部を覆って5分ほど吸入する。

❸ 肌のくすみに 〔マッサージ〕

アロエベラジェル … 30㎖
ヒポファンオイル … 1㎖
ローズマリー（CT ベルベノン）… 6滴
パチューリ … 3滴
メリッサ … 3滴

❹ 艶やかな髪に 〔マッサージ〕

ウォールナッツオイル … 30㎖
ローズマリー … 8滴
イランイラン … 5滴
クラリセージ … 5滴

頭皮と髪によく塗布しマッサージした後、シャンプーする。

6つの香りの系統

精油のグループ分けは様々な方法がありますが、この本では6つに分けました。
それぞれの系統についての特徴は以下の通りです。

フローラル系

花の精油はローズやイランイランのような花から抽出した精油から、ゼラニウムやパルマローザのような葉から抽出したけれども花の香りのする精油までを集めました。華やかなフローラル系の精油は心理面に働きかけ、ストレス時にも有効です。また、スキンケアに役立つものが多くあります。皮膚には比較的やさしいものが多く毒性は低いです。

シトラス系

柑橘類の果皮からや、レモン調の香りのする葉などから抽出される精油を集めました。シトラスの香りは皆を明るい気分にしてくれます。太陽の光をたくさん吸収して育つ柑橘類の果皮を圧搾して抽出する精油には、フロクマリン（ソラレン、P.13）が多く含まれ、光感作があります。水蒸気蒸留法で抽出した精油は光感作の心配はほとんどありません。

ハーバル系

ハーブとは薬草のことを指しますが、幅広い特徴と香りがあります。この中でスパイスに当たるものとレモンの香りのするものを除いてこの系統に集めました。葉だけでなく種子や根から採れたものもあります。例外はありますが、植物の科名により作用は大まかに分かれるので、同じ科名のものを集めて比較検討してみると勉強になります。

ウッディ系

世界中の多様な気候帯に生育する樹木の木部、葉、針葉、枝、液果からの精油を集めました。フィトンチッド（樹木の殺微生物効果）で有名で、殺菌力があり、抗感染作用に優れます。ウッディ系の精油は力強く、個性豊かで香りも効果も多岐に渡ります。近縁種も多く、一般名と学名が混乱しているものもあるので、よく比較して確認してみましょう。

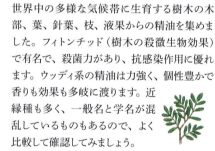

スパイス系

スパイスとは熱帯地方に生育する芳香性の種子、果実、茎根、樹皮のことを指します。殺菌力が強く、刺激活性の作用を示します。暑いときに使用すれば発汗を促し、寒いときに使用すれば体を温め、代謝を高めホメオスタシスの維持を助けます。皮膚刺激のある精油も多く、子供や敏感肌の人は禁忌の場合もあるので、注意事項を参考にしてください。

レジン系

樹脂からの精油は、レジノイド（P.13）と呼ばれるヘキサンやアルコールなどで溶剤抽出したもの、水蒸気蒸留したエッセンシャルオイル、また超臨界流体抽出法で採られたエクストラクト（P.13）、それらをミックスしたものなどがあり、香りや質感が多様です。また、乾燥地帯に育つ種と高温多雨の地域に育つ種の樹脂には個性の違いが見られます。

フローラル系
精油 21

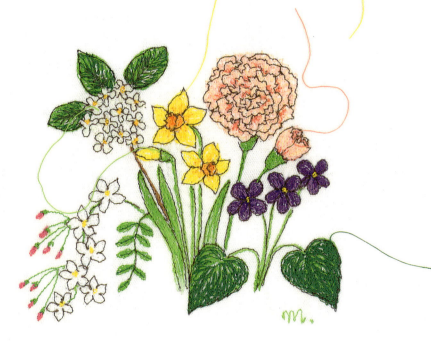

花からの精油、またはフローラル調の香りのする精油を集めました。
このグループの精油は華やかな香りを持つものが多く、
私たちの気持ちを引き立て、自信を高めてくれます。
繊細なものも多く、水蒸気蒸留法では成分が壊れるものもあります。
その場合は高温を使わない溶剤抽出法（P.12）などで抽出します。

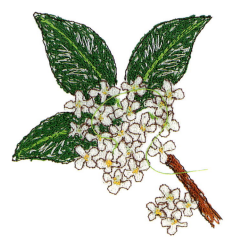

樹高は3m以上にもなる常緑樹で雄株と雌株がある。初秋に房状の白い花をつける

No. 13

オスマンサス
（ギンモクセイ）

Osmanthus

アプリコットのような甘い香り
ロマンチックな気分の演出に

吸入・拡散 / マッサージ・塗布 / 入浴 / 湿布 / うがい / コスメ

Profile

ギリシャ語で「香り高い花」という意味

日本のキンモクセイの変種でギンモクセイ、桂花（ケイファ）、フレグラントオリーブと呼ばれます。中国では旧正月に月餅にナッツ類とともに入れて食べたり、お茶に混ぜて桂花茶にします。天然香料としては最も高価な部類に入り、500gで約3000ドルの値をつけます。ノスタルジックで陶酔するようなフローラル・フルーティーノート。中国や台湾では昔から愛とロマンスの象徴とされ、結婚するときには、真実の愛を意味するこの植物の鉢植えを贈る習わしがあります。

学名：Osmanthus fragrans
科名：モクセイ科
部位：花
抽出法：溶剤抽出法
産地：中国（桂林、重慶）、台湾
主な成分：β-イオノン（～30％）、ジヒドロ-β-イオノン、γ-デカラクトン、リナロール、ゲラニオール、リナロールオキシド、デカン-4-オリデ
作用：抗うつ、抗炎症、昆虫忌避、神経強壮、鎮咳、鎮静、鎮痛
色：茶色
ノート：ミドル
ブレンド指数：3
ブレンド相性：シトラス、フローラル、レジン、ハーバル系の精油と調和します。特にローズオットー、バニラ、スイートオレンジ、サンダルウッドとのブレンドがおすすめです。ノスタルジックでありながら、うっとりと陶酔するようなフローラル・フルーティーノートは香油やコロンに最適です
禁忌・注意：特になし

Effect

心身相関型の問題に

体の冷えを改善し余分な水分を排泄します。呼吸器の炎症を鎮める働きがあり、中医学では広く使用されます。月経痛や胃痛を緩和し、肌や髪のケアにも使われます。心理面では、気持ちを軽やかに明るく保つ働きがあり、その一方で心を鎮めるためにも使うことができます。手首の内側に1滴擦りこみ、深く吸入してみましょう。その香りに幸せな気分になり、心が落ち着いてきます。

適用　月経痛、吹き出もの、スキンケア、冷え、神経性胃炎、不安、いらいら

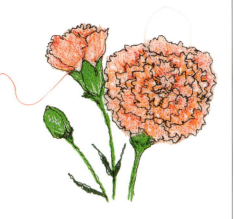

日本名はオランダ石竹。世界中で 2000 年以上も栽培されている。多年草で 80cm の高さに育つ

カーネーション

Carnation

クローブを思わせる深く甘い香り
母親の無条件の愛を象徴

No. 14

 吸入・拡散 マッサージ・塗布 入浴 湿布 うがい コスメ

Profile

ファイン・フレグランスに使われ貴重

フランスでは Oeillet（ウイエ）呼ばれ、日本名はオランダ石竹。学名の"caryophyllus"とは「クローブの香りがする」という意味で、英国ではクローブピンク、ジリフラワーと呼ばれます。日本のカーネーションの花はほとんど香りがありませんが、本来は香りの強い花です。ディオールの「プワゾン」やサンローランの「オピウム」、エルメスの「パルファン・ド・エルメス」などの有名な香水に使われていますが、貴重で高価なため、現在は多くが合成香料になっています。

Effect

気持ちの落ち込みや精神疲労に

はるか昔から花をお茶にして神経過敏、不眠、心臓の障害に使い、エネルギーを回復させてきました。精油もエステル類を多く含有するため、同様の効果が期待できます。更年期の不快な症状や月経痛、皮膚の炎症には、1％までの希釈で局部塗布やマッサージに使用します。肌の調子を整える働きがあり、しわや乾燥肌に効果的。ローズヒップオイルやアルガンオイルにブレンドしトリートメントするとよいでしょう。

適用 月経痛、緊張、不安、しわ

学名：*Dianthus caryophyllus*

科名：ナデシコ科

部位：花

抽出法：溶剤抽出法

産地：エジプト、フランス、イタリア

主な成分：安息香酸ベンジル（～15％）、ペンタコセン、サリチル酸ベンジル、オイゲノール、グアイアコール、リナロール、ゲラニオール、リノール酸メチル

作用：抗うつ、高揚、神経強壮、鎮痙、鎮静、鎮痛、保湿

色：緑がかった薄茶色

ノート：ミドル～ベース

ブレンド指数：3

ブレンド相性：シトラス、フローラル、レジン、ハーバル系の精油と調和します。特にベルガモット、マンダリン、イランイラン、ローズ、ラベンダー、クラリセージ、コリアンダー、ベンゾイン、ミルラと好相性。アンバースパイシーノート（P.210）としてごく少量をブレンドすると深みのある甘さが引き立ちます

禁忌・注意：特になし

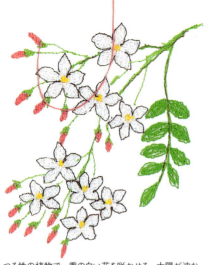

つる性の植物で一重の白い花を咲かせる。太陽が沈むとともに花を咲かせ、芳醇な香りを放つ

ジャスミン
（スペインジャスミン）

Jasmine

豪華な香りを持つ繊細な花
心身を強壮にし高揚させる

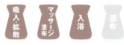

No. 15

Profile

アラビア語で「小さな月光」

J.grandiflorum は J.officinale よりもずっと大きい花をつけます。病気や寒さに強くするためにこの2つを接ぎ木して育てます。高さは子供の手が届くくらいにしか伸びません。月夜の晩にまるで月光のように輝くので、「ヤスミン＝小さな月光」という意味の名前がつけられました。夜中に香り、太陽光が当たると香りが揮発してしまうため、収穫は早朝に行われます。水蒸気蒸留法では香りが失われてしまうために、溶剤抽出法で高温をかけずに精油を抽出します。

Effect

不安を軽減し心を高揚させる

少量で不安感や孤独感を鎮め、ポジティブでリラックスした気分にしてくれます。1%の希釈でホホバオイルなどに混ぜ、胸元や首筋、手首に擦りこみます。また、優れた鎮静作用と並んで強壮作用があるのが特徴です。細胞成長促進作用があるのでスキンケアやヘアケアに使用すると肌、髪の艶がよくなります。皮膚、毛髪、子宮の強壮に用いられます。

適用：肌荒れ、しわ、ヘアケア、疲労、不安、緊張、落ち込み、PMS、パニック、過呼吸、不眠、ストレス、香水（P.51）

学名：*Jasminum grandiflorum*
Jasminum officinale

科名：モクセイ科

部位：花

抽出法：溶剤抽出法

産地：フランス、エジプト、モロッコ

主な成分：酢酸ベンジル（〜30％）、安息香酸ベンジル、ジャスミンラクトン、ベンジルアルコール、ファルネセン、インドール、ジャスモン、オイゲノール、ネロリドール、ファルネソール、リナロール、ゲラニオール（産地と季節により変化する。痕跡成分多数）

作用：強壮、抗うつ、抗炎症、鎮痙、鎮静、鎮痛、通経、分娩促進

色：オレンジ色

ノート：ミドル〜ベース

ブレンド指数：3

ブレンド相性：シトラス、フローラル、レジン、スパイス系の精油と調和します。香りが強く濃縮されているので、少量ずつ使用するとより穏やかでソフトな香りになります

禁忌・注意：妊娠中。香りが強く鎮静作用があるので集中力を低下させる可能性

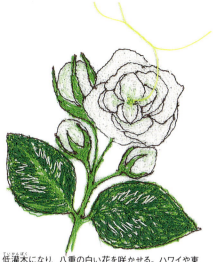

低灌木になり、八重の白い花を咲かせる。ハワイや東南アジアでは花蕾を糸でつなげてレイを作る

No. 16

ジャスミン・サンバック（茉莉花）

Jasmine Sambac

ジャスミンティーにする花
華やかな気分と解放感を演出

吸入拡散／マッサージ・湿布／入浴／湿布／うがい／コスメ

Profile

瞑想にも媚薬にも使われる

茉莉花(マツリカ)とも呼ばれ、深夜に咲く白い可憐な花には陶酔するような甘い香りがあります。8000個もの手摘みの花から1gのアブソリュート(P.12)しか採れません。昔からインドネシアやフィリピンでは客人の歓迎や結婚式に使われ、インドやブータンでは仏教儀式にも使用されてきました。瞑想に使われる神聖な花ですが、媚薬や官能的な香油にも使われます。皮膚にごく少量擦りこむことで、体温とともに香りが立ちます。香油か練香にしてみましょう。

Effect

気持ちを引き立て自信をつける

保湿効果と炎症を鎮める作用があるので、ローションやベースオイルで希釈して少量擦りこみましょう。スキンケアに用いれば肌がしっとりし、肩凝りや筋肉痛に用いれば組織をやわらげてくれます。華やかな香りは心身を解放してくれます。ホホバオイルなどで1%に希釈したブレンドオイルを、浴槽に5～10滴入れてゆっくり入浴すると、疲れが取れ、気分が明るくなります。

適用 肌荒れ、しわ、ヘアケア、肩凝り、筋肉痛、疲労、緊張、落ち込み、ストレス、不眠

学名：*Jasminum sambac*（アラビアンジャスミン、茉莉花）

科名：モクセイ科

部位：花

抽出法：溶剤抽出法

産地：中国、インド、東南アジア

主な成分：酢酸ベンジル（～20%）、安息香酸ヘキセニル、α-ファルネセン、リナロール、アンスラニル酸メチル、安息香酸メチル、2-フェニルエタノール、ベンジルアルコール、パルミチン酸メチル、インドール

作用：強壮、抗うつ、抗炎症、鎮痙、鎮静、鎮痛、通経、分娩促進

色：オレンジ色

ノート：ミドル～ベース

ブレンド指数：3

ブレンド相性：シトラス、フローラル、レジン、スパイス系の精油と調和します。香りが強く濃縮されているので、少量ずつ使用するとより穏やかでソフトな香りになります

禁忌・注意：妊娠中。香りが強く鎮静作用があるので集中力を低下させる可能性

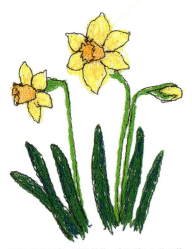

30cmほどの草丈に育つ球根植物。春の訪れと共に花が咲き香りを放ち、細長い多くの葉をつける

ジョンキル
(黄水仙)

Jonquil

水辺の仙人に例えられた花
自信を高め不安を鎮める

Profile

美しい香料植物として愛されてきた

ダフォディル、黄水仙とも呼ばれ、ひとつの茎の先に黄色い花をいくつも一緒に咲かせます。18世紀フランスで香料用に栽培されたのが最初です。ヨーロッパやアラビアの古典にも多く紹介され、医薬、美容、香料などに使用されました。ゴッホやルドゥテの絵画にも描かれています。はちみつのような香りの下に軽い苦みとグリーンノートが隠れています。同じ水仙でも白い花のナーシサス（P.72）とは成分がかなり違います。花の色の違いにより精油成分が変化し、香りに影響が表れます。

学名：Narcissus jonquilla
科名：ヒガンバナ科
部位：花
抽出法：溶剤抽出法
産地：フランス、モロッコ
主な成分：β-オシメン（～35%）、安息香酸メチル、リナロール、桂皮酸メチル、安息香酸ベンジル、安息香酸プレニル、インドール、酢酸ベンジル、アンスラニル酸メチル
作用：抗うつ、鎮痙、鎮静、鎮痛、神経強壮
色：薄茶色～深緑色
ノート：ミドル～ベース
ブレンド指数：3
ブレンド相性：シトラス、フローラル、レジン、ハーバル、ウッディ、スパイス系の様々な精油と調和します。特に相性がよいのはジャスミン、ネロリ、イランイランなどフローラル系の華やかな精油です。ごく少量を使用します
禁忌・注意：精油に毒性はありませんが、植物自体は有毒植物。特に茎の部分に毒性成分が多く含まれます

Effect

痙攣を鎮めるために使用

古代ギリシャの医師、ヒポクラテスは、腫瘍のために用いたと記しています。中世フランスでは痙攣やてんかんのために使われました。ホメオパシーでは気管支炎や咳に使用されます。現在では主に香料として使用されていますが、精油は緊張を解くため、痙攣、痛みを軽減するために使用することができます。その場合も香りを楽しみながら使うことが重要です。香油、リニメント剤での使用がおすすめです。

適用　咳、頭痛、不安、いらいら

No. 18

スパイク
ラベンダー

Spike Lavender

シャープな樟脳のような香り
呼吸器の障害と皮膚の再生に

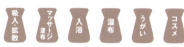
吸入拡散　マッサージ塗布　入浴　湿布　うがい　コスメ

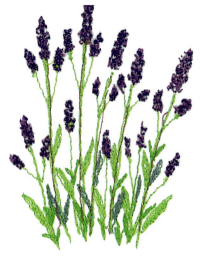

常緑の多年草で高さは80cm。茎の先端に花が咲き、その両側に小さな花穂がスパイク状に伸びる

Profile

真正ラベンダーより低い標高で育つ

標高500～600m以下の陽当たりのよい場所に育ちます。学名の*Latifolia*とはラテン語の「広い葉」の意味で、ベルベットのように柔らかく先端の幅が広い葉を持ちます。真正ラベンダー（P.54）よりも大きな株に育ち、花茎が3つに分かれることにより「スパイク」と呼ばれ、区別されます。一方、標高600m辺りではミツバチによる自然交配もしやすく、交雑してラバンジン（P.79）に変化していく傾向にあります。スパイクラベンダーの目印は1本の花穂が分岐し3本立ちになることです。

Effect

風邪の徴候には蒸気吸入を

伝統的に頭痛やリウマチの痛みに使用されてきました。月経痛や筋肉痛、けがの手当てや傷の治りを早めるためにも使用されます。精油の成分は真正ラベンダーとかなり違い、鎮静よりも刺激活性や頭脳明晰化のために使います。しつこい咳や痰がからむときには特に有用で、蒸気吸入で速やかな効果が期待できます。虫よけにも使用できます。

適用　風邪、咳、筋肉痛、月経痛、火傷（P.234）、けが、虫よけ

学名：*Lavandula latifolia, L.spica*
科名：シソ科
部位：花の咲いた先端部分
抽出法：水蒸気蒸留法
産地：フランス、スペイン、イタリア
主な成分：リナロール（～45%）、1,8-シネオール、ボルネオン、ボルネオール、β-ピネン、α-ビサボロール、α-ピネン、β-カリオフィレン、α-テルピネオール
作用：去痰、抗ウィルス、抗菌、抗真菌、神経強壮、鎮痛、皮膚再生、免疫刺激
色：透明または薄い黄色
ノート：トップ～ミドル
ブレンド指数：6
ブレンド相性：シトラス、ハーバル、レジン系の様々な精油と調和します。ローズマリー、パイン、ブラックスプルース、タイム（CTリナロール）、ユーカリプタス〈ナローリーフ〉などと一緒に使用すると風邪や咳の予防とトリートメントのどちらにも効果的です
禁忌・注意：ケトン類（ボルネオン）含有のため、少量ずつ使用して異常があったら使用中止するなど、注意して使用すること。てんかん、妊婦、乳幼児には避ける方が安全です

No. 19

タジェット
（メキシカン・マリーゴールド）

Tagetes

五大陸に自生する芳香植物
種類が多く数種の精油がある

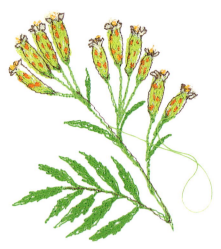

1.5mほどの草丈に育つ1年草。のこぎり状の葉と小さな花をつける。南アメリカ原産で「ワカタイ」との名も

Profile

200種もの"マリーゴールド"が存在

タジェットはマリーゴールドの1種で、メキシカンマリーゴールドとも呼ばれます。近縁種にはポットマリーゴールド（Calendula officinalis）やフレンチマリーゴールド（Tagetes patula, T.erecta）など多数。タジェットとしても多種が存在し、五大陸すべてで生育するという点では類を見ません。日本でも外来種として育ち、シオザキソウと呼ばれます。精油は、タバコノートと呼ばれる天然香料では珍しい香調があります。

Effect

傷薬やカタルに

南アメリカでは昔、儀式に使われ、煙を吸入することで幻覚を見たり、気持ちを落ち着けたといいます。現代では料理の香辛料として使われ、またハーブティーは風邪や腹痛の改善のために飲まれます。植物は昔からハエや害虫などの虫よけのために植えられてきました。抗微生物作用があり、傷薬や感染症のために使われます。頭痛やめまいのためには吸入を、咳や気管支炎、カタル症状のためには蒸気吸入をおすすめします。気管を拡張させて痰の排出を促進します。

適用　咳、気管支炎、カタル、疝痛、めまい、頭痛、傷、虫よけ

学名：Tagetes glandulifera, T.minuta, T. patula

科名：キク科

部位：花の咲いた地上部分

抽出法：水蒸気蒸留法

産地：南アメリカ、オーストラリア、エジプト、モロッコ、フランス、南アフリカ共和国

主な成分：β-オシメン（〜43％）、ジヒドロタゲトン、タゲトン、タゲテノン、リモネン、ゲルマクレンB、クマリン

作用：血圧降下、抗炎症、抗菌、抗微生物、抗不安、昆虫忌避、消毒、神経強壮、鎮静

色：赤茶色

ノート：ミドル

ブレンド指数：3

ブレンド相性：シトラス、フローラル、ハーバル系の様々な精油と調和します。香りが強いので少量のブレンドだけでグリーンの香調を添えられます。クラリーセージ、オレンジ、ベルガモットなどと好相性。低濃度にするとりんごや葉巻のような香りが感じられます

禁忌・注意：妊娠中、乳児。光感作、皮膚刺激があるので1％未満で使用

No. 20

タナセタム

Tanacetum

モロッコに育つブルータンジー
アレルギー性の症状に効果的

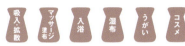

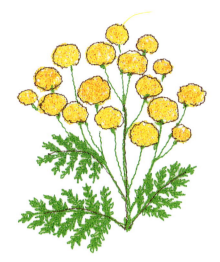

1年草で80cmの草丈に育つ。タンジーの仲間で黄色い花を咲かせ、蒸留すると美しい藍色の精油が採れる

Profile

ジャーマンカモミールと似た効果

別名はブルータンジー、モロッカンカモミールなど。学名の *Tanacetum* はタンジーの種を表すように、外見はカモミールではなくタンジーです。蒸留すると、通常のタンジー（*Tanacetum vulgare*）からは薄黄色の精油が、タナセタムからは濃いブルーの精油が抽出されます。両者は各成分が大きく違うので、学名をよく確認することが大切です。ジャーマンカモミールと同じくアズレンを含みますが、さらに多い含有量なので1本持っていると大変有用です。

Effect

敏感肌、アレルギーに

炎症を鎮めるアズレンという成分を多く含むために、皮膚炎やアレルギー性の症状に際立つ効果を示します。口内炎や歯肉炎のためのうがいに1滴使ったり、綿棒で塗布すると治癒を早めます。ブレンドオイルは、火傷や一般的な傷にも使用すると治りを早めます。ドライスキンや炎症を起こしやすい敏感肌には、10mlのホホバオイルに1～2滴のブレンドオイルで十分です。ラベンダーやヘリクリサムと一緒に使用するとよいです。床ずれやじん麻疹、静脈瘤にも効果的。

適用：皮膚炎、傷、口内炎、スキンケア、かゆみ（P.235）

学名：*Tanacetum annuum*
科名：キク科
部位：花の咲いた地上部分
抽出法：水蒸気蒸留法
産地：モロッコ
主な成分：アズレン（～20％）、β-ミルセン、ボルネオン、サビネン、β-オイデスモール、リナロール、酢酸ゲラニル、α-フェランドレン、ピネン、パラシメン、ボルネオール
作用：血圧降下、血管収れん、抗アレルギー、抗炎症、抗掻痒、静脈強壮、鎮痙、鎮静、鎮痛、皮膚再生
色：深い藍色
ノート：ミドル
ブレンド指数：3
ブレンド相性：シトラス、フローラル、レジン、ハーバル、ウッディ系の精油と調和します。香りを楽しむためではなく、主に薬用として使用されます。ごく少量で効果を示します
禁忌・注意：基本的には安全ですが、ケトン類（ボルネオン）を10％以上含むので少量ずつ使用すること。他のタンジーとは違い、ツヨンは含みません

No. 21

チャンパカ

Champaca

標高の高い地に咲く黄金の花
瞑想に導く崇高な香り

吸入拡散 / マッサージ塗布 / 入浴 / 湿布 / うがい / コスメ

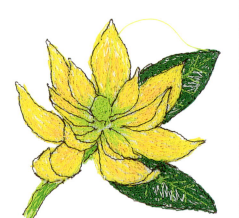

フィリピン、インドネシア原産の木に咲く黄色い花。標高 200〜1600 mに育ち、樹高は 50 mもの高さになる

Profile

南国の花の中でも特に強い香りを持つ

その花はゴールデンチャンパカ、ヒマラヤンチャンパカ、イエロージェイドオーキッド（黄色い翡翠のような蘭）などの別名を持ち、香りがとても強く、インドでは礼拝に使われてきました。女性の髪に飾ったり、水を入れたボウルに浮かべて室内をよい香りで満たします。ガーランドにはイランイランやジャスミンとともに使います。フランスの名香「ジョイ」や「シャネル No.5」にもこの精油が入っており、媚薬的効果があるので香油としても人気があります。

Effect

魅力的な香りの演出と高揚感に

甘く華やかな香りはココナッツオイルなどにブレンドして皮膚に擦りこむと、時間が経つとともに柔らかく香ります。不安感や気持ちの落ちこみを緩和させ、神経疲労による無気力、だるさ、慢性的な筋肉痛、頭痛を改善することが可能です。肩や首の後ろに少量希釈したオイルを塗布してからベッドに入ると、深くよく眠れます。炎症や乾燥気味の人のスキンケアのためには、50mℓのクリーム基剤に3滴ほどアブソリュート（P.12）を加えれば十分作用と香りを楽しめます。

適用：皮膚炎、乾燥肌、不眠、不安感、抑うつ

学名：*Michelia champaca*

科名：モクレン科

部位：花

抽出法：溶剤抽出法

産地：東南アジア、インド、タイ

主な成分：2-フェニルエタノール（〜34％）、リノール酸メチル、アンスラニル酸メチル、インドール、酢酸ベンジル、β-イオノン

作用：抗うつ、抗炎症、抗不安、催眠、鎮痙、鎮静、皮膚再生、保湿

色：薄茶色

ノート：ミドル〜ベース

ブレンド指数：3

ブレンド相性：シトラス、フローラル、レジン、ウッディ、ハーバル、スパイス系の精油と調和します。イランイランやナツメグなどの南国系の精油とブレンドするとエキゾチックな香りを楽しめます。シダーウッドやサンダルウッドとブレンドするとヨガや瞑想用の香油として楽しめます。インドールが含まれるために多く入れすぎるときつい香りに感じる可能性が高いので少量に留めること

禁忌・注意：特になし

No. 22

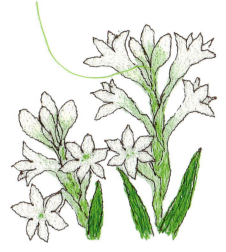

1mほどの草丈で、長い茎を伸ばし先端に数輪の白い花をつける多年草。香料用には一重の花を使う

チュベローズ

Tuberose

夜に花咲き香り立つ月下香
ホワイトフローラルの代表

Profile

大量のつぼみから極少量の精油

チュベローズは名前が似ているローズとはまったく関係のない植物で、小さな花からはクチナシやオレンジフラワーに似た香りがします。南フランスでは今でも限定的に17世紀からのアンフルラージュ法（ガラス板に牛と豚の脂肪を混ぜたものを塗ってその上に花を並べて香りを吸着する方法）で抽出しています。この方法だと1200kgのつぼみから200gのアブソリュート（P.12）しか採れません。溶剤抽出法では3600kgの花から1kgのアブソリュートが抽出できます。

Effect

鎮めて緩め、温めてくれる

重みのある甘い香りは、リラックス作用があり、「官能的で陶酔する」といわれます。このタイプの精油の共通する特徴は、神経系と筋肉に働きかけストレスや緊張を緩めるというものです。気持ちの落ちこみ、怒り、神経性の症状を鎮め、痙攣を伴う咳、筋肉痛、下痢、腹痛を効果的に和らげます。血液循環を穏やかに活性化するので、体は温まり凝った筋肉も心地よく緩みます。反対に、無気力で覇気のない状態には、より創造的になるよう働きます。

適用 疲労、不安、抑うつ、緊張

学名：Polianthes tuberosa
科名：リュウゼツラン科
部位：花
抽出法：溶剤抽出法
産地：フランス、インド、モロッコ、エジプト、中国、メキシコ
主な成分：メチルイソオイゲノール（32％）、サリチル酸メチル、安息香酸ベンジル、安息香酸メチル、ヘキサデカノイン酸、1,8シネオール、オレイン酸、メチルオイゲノール、インドール、アンスラニル酸メチル
作用：抗うつ、抗炎症、抗不安、神経強壮、鎮静、皮膚再生
色：茶色
ノート：ミドル
ブレンド指数：3
ブレンド相性：シトラス、フローラル、レジン、スパイス系の精油と調和します。香料としての使用が主です
禁忌・注意：皮膚刺激作用の可能性（メチルオイゲノール含有のため）。敏感肌、皮膚疾患のある場合、皮膚に傷がある場合、2歳以下の乳幼児には使用しないこと

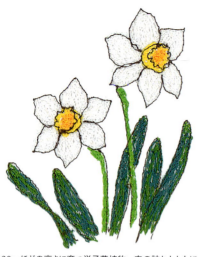

30cmほどの高さに育つ単子葉植物。春の訪れとともに筒状の花が咲き、花の周りに花弁とがくが6枚つく

No. 23

ナーシサス
（水仙）

Narcissus

ギリシャ神話では自己愛の象徴
グリーンフローラルの代表

吸入・拡散 / マッサージ・塗布 / 入浴 / 湿布 / うがい / コスメ

Profile

美少年ナルキッソスを象徴する花

ギリシャ神話ではナルキッソスが泉の水面に映った自分の姿に恋し、衰弱死したという場所に生えたことでこの名前がつきました。花の部分が下を向く様子が水面を覗いているように見えるともいわれます。また、黄泉の国の象徴としても描かれています。古代ローマの博物学者プリニウスや古代ギリシャの医師ヒポクラテスは、腫瘍のために用いたと記しています。同じ使用法が中世のアラビア、中国、中央アメリカの文献などでも多数見られます。

Effect

記憶障害に効果が期待される

球根にはガランタミンというアルカロイド成分を含み、アルツハイマー型認知症の薬として研究が進んでいます。この成分は血液脳関門を通過して中枢神経に働きかけます。花精油にはこの成分がありませんが、香りを吸入すること自体は認知症に効果的です。また、抗炎症作用、鎮痛などの目的で使用することができ、傷や痛みのためのトルコの伝統的な軟膏「ナルシシマム」にも使われています。歴史的に見て、香料と園芸での利用が主なものです。

適用 肌荒れ、不眠、緊張、抑うつ、肩凝り

学名：Narcissus tazzeta, N.poeticus
科名：ヒガンバナ科
部位：花
抽出法：溶剤抽出法
産地：フランス、オランダ、スイス、モロッコ、エジプト
主な成分：γ-テルピネン（～27%）、α-テルピネオール、メチルイソオイゲノール、桂皮酸メチル、リナロール、酢酸ベンジル、安息香酸ベンジル、桂皮酸メチル、ρ-シメン、δ-3-カレン、α-ピネン、桂皮酸エチル
作用：抗うつ、抗炎症、鎮咳、鎮痙、鎮静、鎮痛、神経強壮
色：薄茶色～深緑色
ノート：ミドル～ベース
ブレンド指数：3
ブレンド相性：シトラス、フローラル、レジン、ハーバル、ウッディ、スパイス系の様々な精油と調和します。ごく少量入れることにより特別な調和をとることができます
禁忌・注意：精油には毒性はありませんが、植物自体は有毒植物です。特に茎の部分に毒成分が多く含まれます

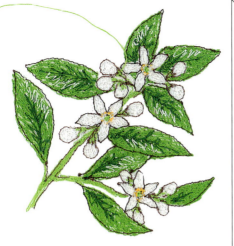

ネロリ

Neroli

白い美しい花は純潔の象徴
抑うつと不安感に第一の選択

高さ4〜5mのビガラディエと呼ばれる常緑樹からは7種の精油、33種の製品ができる

Profile

ビターオレンジの花の精油

ネロリの名前は、17世紀のイタリアのネロラ（Nerola）公国の公妃、ブラッキアーノ公爵夫人が、革の手袋と入浴にこの精油を使ったことによります。香水業界では、ローズ、ジャスミンとともに古くから重用され、最も頻繁に使用されてきました。チュニジアやモロッコのお菓子には、オレンジフラワーウォーターがクッキーなどに頻繁に使われています。また、オリジナルのコーラ飲料の香りの秘密の材料でもあります。

Effect

不安定な心とスキンケアに

不安を鎮め、心を穏やかにするために大変効果的で、神経性〜と名前のつく症状にはすべて使用できます。少し重みのあるベースノートと合わせて香油、ルームスプレー、マッサージなどで香りを楽しみましょう。皮膚細胞の成長を促進する作用があるため、スキンケアにもおすすめです。ストレスが軽減されるとアドレナリンの影響を受けないので、皮膚の血液循環を促進し、炎症を起きにくくします。皮膚刺激も光感作も心配ないので、安心して使用できる精油です。

適用 不安（P.236）、不眠（P.49）、緊張、パニック（P.37）、抑うつ、くすみ、しわ、若返り、妊娠線（P.238）、月経痛（P.43）

学名：Citrus aurantium

科名：ミカン科

部位：花

抽出法：水蒸気蒸留法

産地：フランス、スペイン、イタリア、エジプト、チュニジア、モロッコ、アルジェリア

主な成分：リナロール（〜50%）、β-ピネン、酢酸リナリル、リモネン、ネロリドール、α-テルピネオール、ゲラニオール、酢酸ゲラニル、ファルネソール

作用：血圧降下、抗うつ、抗炎症、消化促進、神経強壮、鎮静、鎮痛、皮膚再生

色：薄い黄色

ノート：ミドル

ブレンド指数：3

ブレンド相性：シトラス、フローラル、レジン、ハーバル、ウッディ、スパイス系の精油と調和します。甘みの強いアブソリュート類との相性がよく、フローラルブーケの華やかな香りを演出します。ローズマリーやパインのような森林調の精油とブレンドするとやさしいニュアンスを出してくれます

禁忌・注意：特になし

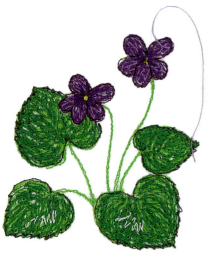

春先に紫色の花を咲かせる多年草。多くの種類があり、この種は5弁花でハート形の葉をつける

| No. 25 |

バイオレットリーフ（ニオイスミレ）
Violet Leaf

ノスタルジックな古典的香料
ニオイスミレの和名がある

吸入拡散／マッサージ塗布／入浴／湿布／うがい／コスメ

Profile

ビクトリア朝時代に人気が出る

古代ギリシャの医師、ガレノスの文献にも記述された植物で、可憐な花が永遠の愛や慈しみのシンボルとされ、カードやパッケージなどの装飾にも利用されてきました。ヨーロッパでは古くから独特の甘い香りが化粧品、飲み物、お菓子に使われ、特に有名なビオラシロップはスコーンやマシュマロを作るときに使われました。花の香気成分と同じものが葉からも採れるので、精油は葉から抽出されます。現在では、ごく少量のみ栽培されています。

Effect

昔から鎮静と咳止めに使われた

現代ではフレーバーや香料の目的が主ですが、古くより薬草として使用されてきました。古代ギリシャでは鎮静の目的で就寝時や怒りを鎮めるために使われました。ヨーロッパでは咳止めや抗炎症の目的で花や葉が利用されています。種子や根茎には神経毒性のあるビオリン、サポニン、グリコサイドなどが含まれるので植物そのものを使用する際は注意すること。

適用　咳、不眠、いらいら、緊張

学名：Viola odorata
科名：スミレ科
部位：葉
抽出法：溶剤抽出法
産地：フランス、イタリア
主な成分：9,12-オクタデカジエノン酸、2,6-ノナジエナール、パルミチン酸、3-ペンタデセナール、1-オクタデセン、2,6,11-トリメチルドデカン
作用：去痰、抗炎症、神経強壮、鎮静、鎮痛
色：濃い緑色
ノート：ミドル
ブレンド指数：3
ブレンド相性：シトラス、フローラル、レジン、ハーバル、ウッディ系の精油と調和します。パウダーのようなやさしい香り。クラシックな雰囲気を出したいときに。古典的な香水はローズ、ネロリ、ジャスミン、バイオレットのいずれかを主体にして作られました
禁忌・注意：特になし。常温では固形

No. 26

パルマローザ

Palmarosa

ローズに似た香りがする草
皮膚感染症への効果が顕著

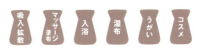

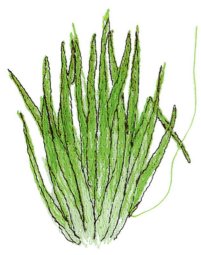

1〜3mの草丈になるイネ科の多年草。美しい薄緑色の葉で、薄いピンク色をした強い茎を持つ

Profile

ローズと共通した成分を持つ

北インド、ネパールの湿地帯に自生します。レモングラスやシトロネーラの近縁種で、変種は var.motia と var.sofia の2つがあり、アロマテラピーには主に高品質な motia を使用します。インディアンゼラニウム、ロシャグラス、ロシャなどの別名があります。sofia の方はジンジャーグラスとも呼ばれ、成分と香りがかなり異なるので代用できません。motia の方は、香りがローズに似ているためトルコ産のローズ精油に加えられました。

Effect

スキンケア全般に広く使用可能

皮膚炎からアンチエイジングまで様々な目的に使用できます。中でも真菌感染症（苔癬、水虫、フケなど）には特効があります。まず1％の希釈で使用してください。フケの場合はヘアトニックがおすすめです。主成分のゲラニオールが特に効果の鍵を握ります。基本的に皮膚刺激は低い精油ですが、敏感な皮膚の状態だと反応を起こすこともあるので、最初は小さな目立たない部位から使用してみましょう。

適用　肌荒れ、しわ、ヘアケア、角質ケア、水虫（P.47）、虫よけ

学名：*Cymbopogon martinii*

科名：イネ科

部位：葉

抽出法：水蒸気蒸留法

産地：インド、スリランカ、ジャワ、ネパール、ベトナム

主な成分：ゲラニオール（〜85％）、酢酸ゲラニル、ファルネソール、リナロール、ネラール、ゲラニアール、シトロネラール

作用：抗ウィルス、抗菌、抗真菌、子宮収縮、収れん、神経強壮、鎮痛、皮膚再生

色：薄い黄色

ノート：ミドル

ブレンド指数：8

ブレンド相性：シトラス、フローラル、レジン、ハーバル、ウッディ、スパイス系の精油と調和します。穏やかな甘みのあるローズ調。軽い香りですが長く続く性質が特徴。イランイラン、ホーリーフ、ガイヤックウッド、コリアンダー、マンダリンなどと特に好相性

禁忌・注意：妊娠中（少量の局部塗布は可）。幼児にも希釈率を1％までにすれば使用することが可能です

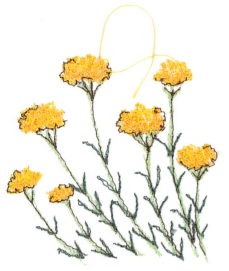

草丈 30～45cm。標高 1200 mまでの乾燥した砂地に生育。栽培もされているが野生種が多い

No. 27

ヘリクリサム
（イモーテル）

Helichrysum

黄色い花は太陽の象徴
打撲とあざに驚くほどの効果

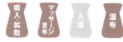
吸入・拡散　マッサージ・塗布　入浴　湿布　うがい　コスメ

Profile

カレーパウダーの香りがする植物

ヘリクリサムの"heli"はギリシャの太陽神ヘリオスの名のもとにあり、黄色の花は太陽を象徴します。暑い乾燥した土地に育ち、カレーの香りがしますが、カレーには一切関係がありません。フランス語のイモーテル、英語のエバーラスティングという呼称は、この植物が乾燥させてもまったく姿が変化しないところから来ています。ヘリクリサムは近縁種や亜種がたくさんあり、成分もばらつきがあります。香料産業ではアブソリュートも使われます。

Effect

打撲と皮膚の障害に

あざや打撲のためには最も効果的な精油です。痛みを緩和し、あざになるのを予防します。すでにできてしまったあざは最短で消してくれます。皮膚にやさしい精油ですが、1％の希釈で十分な効果を示します。皮膚炎や湿疹、治りにくい傷やケロイドに毎日使用するとよく、例外的に続けて数ヶ月使用することができます。精油は決して魅力的な香りではありませんが、一旦この効果を知ると手放せなくなります。

適用　関節痛、打撲、捻挫（P.231）、傷跡（P.241）、床ずれ（P.47）、皮膚炎・かゆみ（P.39）、若返り、くすみ、スキンケア

学名：*Helichrysum italicum*
（別名：*Helichrysum angustifolium*）

科名：キク科

部位：花の咲いた地上部分

抽出法：水蒸気蒸留法、溶剤抽出法

産地：コルシカ（フランス）、イタリア、ボスニア、マケドニア、地中海地方

主な成分：酢酸ネリル（～40％）、クルクメン、リモネン、プロピオン酸ネリル、イタリジオン、ネロール、イタリセン、α-ピネン、リナロール、ロシホリオール

作用：抗炎症、抗凝固、消化促進、神経強壮、鎮痙、鎮静、鎮痛、皮膚再生、粘液溶解

色：薄い黄色

ノート：ミドル

ブレンド指数：4

ブレンド相性：シトラス、フローラル、レジン、ハーバル、ウッディ系の精油と調和します。特にレモンやプチグレンと好相性。水蒸気蒸留法で得られた精油は通常、香料としてではなく薬用に使用します

禁忌・注意：ケトン類のイタリジオンを10％まで含みますが、これは安全なケトンです

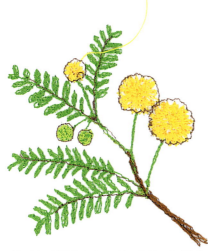

フサアカシアは樹高5〜6m、カシーは30mまで伸びる常緑樹。シダのような羽状の葉と黄色い花が群生

ミモザ
（フサアカシア、カシー）

Mimosa

黄色い玉房状の可憐な花
温かく心休まるやさしい香り

No.28

 吸入拡散 マッサージ塗布 入浴 湿布 うがい コスメ

Profile

オーストラリア原産で世界中に分布

精油を抽出するミモザは可愛らしい黄色い玉房状の花をつけ、スイートバイオレットとフルーツの混ざったような甘い香りが特徴的です。フランスには19世紀の終わりに渡来しました。日本で見られる「ミモザ」は、主に銀葉アカシアかフサアカシア。アカシアはちみつが採れるニセアカシア（*Robinia pseudoacacia*）は、白い花が咲く別種です。よく耳にする「ミモザ」は「オジギソウ」のことを指します。

Effect

パウダリーな香りで心を休める

青いバナナやメロンのような甘いフルーティーなグリーン調の香りを持ちます。皮膚に塗布すると温める効果があり、心を落ち着かせます。ミモザのアブソリュートは、不揮発性の成分が60％含まれ、複雑な香りのニュアンスを添えるため有名な香水によく使われます。収れん効果があるので化粧品にも使用されています。樹皮のエキスはマラリアに効果があり、コロンビアでは薬に使われています。

適用 火傷、不眠、不安、抑うつ、冷え、くすみ、しわ、若返り

学名：〈フサアカシア〉*Acacia dealbata* 〈カシー〉*Acacia farnesiana*

科名：マメ科

部位：花

抽出法：溶剤抽出法

産地：〈フサアカシア〉フランス、モロッコ、インド
〈カシー〉エジプト、メキシコ

主な成分：〈フサアカシア〉ルペノン（〜20％）、ルペオール、(Z)-8-ヘプタデセン、ヘキサデセン、アニスアルデヒド、フェニルアセトアルデヒド、酢酸ベンジル、酢酸エチル、ジャスモン
〈カシー〉オクタデカン酸（〜34％）、パルミチン酸、サリチル酸メチル、ベンジルアルコール、ヘンイコサン、ノナデカン

作用：抗うつ、抗炎症、鎮静、皮膚再生

色：茶褐色

ノート：ミドル

ブレンド指数：3

ブレンド相性：シトラス、フローラル、レジン、ハーバル、ウッディ、スパイス系の精油と調和します。メリッサやクラリセージと好相性

禁忌・注意：特になし

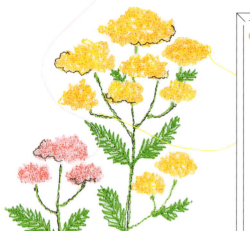

北半球の温帯に広がる草丈60cmほどの多年草。羽状の葉の形態から、和名はセイヨウノコギリソウ

No. 29

ヤロー

Yarrow

コバルトブルー色をした精油
"軍人の薬草"と呼ばれた傷薬

  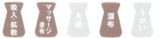

Profile

古代ギリシャ軍の救急薬

フラワーアレンジメントにも使用される白、黄色、ピンクの花が咲く植物。古代ギリシャでは兵士がトロイア戦争で止血のために使ったという伝説があります。そのときの英雄アキレスの名前から学名がつけられました。引き寄せた蜂やてんとう虫が害虫を餌にし、根からは病気を防ぐ成分を分泌するので、コンパニオンプラントとして植えられます。中世では悪魔を祓う魔力があると信じられていたために現在でもエネルギー浄化の目的で使用されます。

Effect

炎症を鎮め皮膚を収れんさせる

傷薬として長く使用され、優れた作用があります。口の開いた傷、打撲、潰瘍などに軟膏またはローションとして使います。また、アズレンが多く含まれる藍色の精油は様々な炎症性の症状や痛みのために局部擦りこみ剤にすると効果的です。冷湿布にすることもできますが、色が強いので最初にアルコールや乳化剤で希釈して（5mlの無水エタノールに5滴）冷水（1ℓ）に入れて使用するとよいでしょう。

適用 関節炎、腱鞘炎、乳腺症、傷、月経障害、静脈瘤、神経痛、捻挫、火傷、皮膚炎、リウマチ痛

学名：*Achillea millefolium*
科名：キク科
部位：花の咲いた地上部分
抽出法：水蒸気蒸留法
産地：フランス、ハンガリー、スロベニア
主な成分：サビネン（〜40％）、アズレン、β-ミルセン、1,8-シネオール、ゲルマクレンD、β-ピネン、パラシメン、ボルネオール
（同名の学名でも亜種が多いのでサンプルによって差が大きい。野生種の蒸留は複数の亜種が混ざることもあり、アズレンを20％近く含むケモタイプも存在する）
作用：抗炎症、抗カタル、収れん、消化促進、神経強壮、鎮静、鎮痛、通経、皮膚再生
色：藍色（薄い黄色の精油もある）
ノート：ミドル
ブレンド指数：3
ブレンド相性：シトラス、ハーバル、ウッディ系の精油と調和します。薬用植物なので香料の目的には使用されません
禁忌・注意：ケトン類（ボルネオン、ツヨン）を含む場合もあるので幼児、妊娠中、ブタクサアレルギーやてんかんを持つ人は避けます。

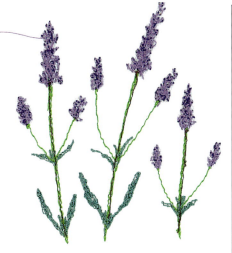

真正ラベンダーより丈も花穂も大きく、採油量も3〜5倍多い。種ができないため挿木で増やす

ラバンジン

Lavandin

真正とスパイクの自然交配種
救急薬として常備するとよい

No. 30

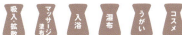

Profile

様々な種類があるハイブリッド種

南フランスでは標高600 m以上には真正ラベンダー（P.54）が、600 m以下にはスパイクラベンダー（P.67）が育ちます。その中間地点では両方を蜜蜂が交配して、ひときわ大きいラバンジンが生まれました。標高の低い土地でも生育して適応力が強く、精油の収量も格段に多いので、栽培農家がラバンジンに転向していきました。クローン種はDNAが親株とまったく同じなのでその畑は揃えたように整然としています。アブリアル、シュペール、グロッソの3種が有名です。

Effect

ラベンダーに似る使用法

2種のラベンダーの両方の作用を受け継いでいます。真正ラベンダーは鎮静作用が強く、スパイクラベンダーはボルネオンを多く含むため呼吸器障害や頭脳明晰化に使用されます。ラバンジンが含むボルネオンはスパイクラベンダーよりも少量なので真正ほど強くは眠気を催さず、鎮痛や抗炎症などの作用はそのまま持っています。価格も安価なので救急薬としてけがや火傷に使いましょう。

適用　感染予防（P.45、57）、けが、火傷、吹き出もの、肩凝り、筋肉痛、虫よけ

学名：Lavandula hybrida
L.burnatii, L.x intermedia
L.angustifolia と L.latifolia の交配種
ラバンジュラ属は約40種が存在する。ラバンジン農家での栽培は80%がシュペール

科名：シソ科

部位：花の咲いた先端部分

抽出法：水蒸気蒸留法

産地：フランス

主な成分：（ラバンジン・シュペール）酢酸リナリル（〜44%）、リナロール、ボルネオン、1,8シネオール、ボルネオール、酢酸ラバンデュリル、β-オシメン

作用：去痰、抗炎症、抗菌、抗真菌、神経強壮、鎮痙、鎮静、鎮痛、皮膚再生

色：薄い黄色

ノート：ミドル

ブレンド指数：10

ブレンド相性：シトラス、フローラル、レジン、ハーバル、ウッディ、スパイス系の精油と調和します。ゼラニウム、ローズマリー、プチグレン、クラリセージなどと好相性

禁忌・注意：特になし

No. 31

リンデン
（西洋ボダイジュ）

Linden

はちみつの香りの西洋ボダイジュ
鎮静と安眠のための伝統薬

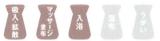

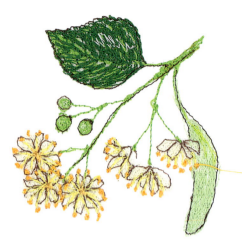

5〜50mの樹高になるヨーロッパ原産の落葉樹。
小さな花は房状になり甘い香りがする

Profile

中世ヨーロッパでは自由の象徴

この木はナツボダイジュとフユボダイジュの交雑種でとても長寿です。英国のグロスターシャーの公園には樹齢2000年の木が、ストックホルムの街路樹には17世紀に植えられた木が1999年まで生育していました。ゲルマン族は、豊穣の神、フレイヤ神の宿る木として崇め平和と幸せを願いました。鎮静効果のある甘い香りのハーブティーはヨーロッパで広く飲まれています。はちみつのような安心感のある甘い香りは人気がありますが、精油は手に入りにくく高価です。

Effect

スキンケアと不安、不眠に

リンデンの花は、昔から咳や風邪のために使われてきました。花の粘液には皮膚をしっとりさせる成分が含まれ、乾燥肌やアンチエイジングなどの目的に使用できます。スキンケアに少量使用すると保湿効果があり炎症や肌荒れを改善します。ローションやクリームに数滴加えて使用するとよいでしょう。花は、細かく砕いて少量の熱湯を加えて浸出液（ジェル）を作り、パックやゴマージュに使います。

適用　風邪、発熱、乾燥肌、しわ、妊娠線（P.238）、ヘアケア、不安、不眠、抑うつ

学名：*Tilia europaea*

科名：シナノキ科

部位：花

抽出法：溶剤抽出法、CO_2抽出法

産地：ヨーロッパ全域（希少なアブソリュートはフランス産のものが多い）

主な成分：〈CO_2抽出法〉ナノコサン（〜33％）N-トリアコタン、ヘプタコサン、ペンタコサン、トリコサン、α-ピネン、β-ピネン、リモネン、2-フェニルエタノール、β-クベベン、ルペオール

作用：血圧降下、抗うつ、収れん、神経強壮、鎮痙、鎮静、鎮痛、皮膚再生

色：薄い黄色

ノート：ミドル

ブレンド指数：4

ブレンド相性：シトラス、フローラル、レジン、ハーバル、ウッディ、スパイス系の精油と調和します。ネロリ、プチグレン、オレンジ、サンダルウッド、イランイランと特に好相性。他を圧倒するほどではないが濃縮された強い甘みがあるので少量ずつ使用するとよいです

禁忌・注意：特になし

No. 32

ローズ

Rose

女性のすべてのニーズに応える
香りと薬効の両方が重要

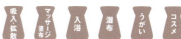
吸入拡散 / マッサージ塗布 / 入浴 / 湿布 / うがい / コスメ

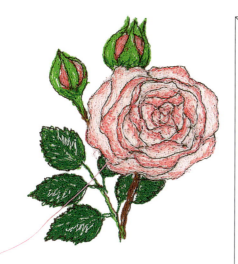

ダマスクローズは高さ2mほどになる落葉性低木。ガリカ種とモスケータ種の交雑種

Profile

金星の支配のもとにある美と愛の象徴

バラと人類の関わりは紀元前3000年頃に粘土板に記述された古代メソポタミアの"ギルガメシュ叙事詩"にさかのぼります。古代ギリシャ、ローマ、エジプト、イスラム世界などローズに関する神話が多く存在し、実際に儀式用、薬用、香粧用に多用されてきました。精油に使われるダマスクローズはイランからトルコ、トルコからブルガリアに伝わりました。栽培種なので野生には存在しません。精油は2000個の花からたった1gしか抽出できません。

Effect

最高のスキンケアと情緒安定に

心と体の両方からアプローチして美容効果を発揮します。心理的に安定することにより皮膚の状態も落ち着き、炎症やアレルギー反応、吹き出ものなどのリスクが軽減します。また昔から肝臓の浄化のために用いられ、病気の回復期や健康維持のために使用されます。肝臓を酷使していると感じるときや、疲れがたまっているときにも有効です。すべてのスキンタイプに使用でき、特に老化やくすみに効果的です。

適用 抑うつ、ストレス、しわ（P.55）、たるみ・くま（P.240）、吹き出もの、皮膚炎、若返り（P.37）、PMS、月経困難

学名：〈ダマスクローズ〉*Rosa damascena* 〈キャベジローズ〉*Rosa centifolia*

科名：バラ科

部位：花

抽出法：水蒸気蒸留法、溶剤抽出法、冷浸法

産地：ブルガリア、トルコ、イラン、フランス、モロッコ

主な成分：〈水蒸気蒸留法〉シトロネロール（～50%）、ゲラニオール、ノナデカン、ネロール、リナロール、ヘンエイコサン、メチルオイゲノール、リナロール、酢酸ゲラニル、酢酸シトロネリル
〈溶剤抽出法〉フェニルエチルアルコール、ゲラニオール、シトロネロール、ノナデカン、ネロール、酢酸ゲラニル

作用：強肝、強壮、抗うつ、抗炎症、抗菌、収れん、鎮痙、鎮静、通経、皮膚再生

色：薄い黄色、濃いオレンジ色

ノート：ミドル

ブレンド指数：3

ブレンド相性：シトラス、フローラル、レジン、スパイス系の精油と調和します

禁忌・注意：特になし

ロータス

Lotus

仏の智慧や慈悲の象徴
エキゾチックな香油に

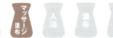

池や川の底の土に根付き、葉は水面に浮くように育つ。
1m以上の草丈になりピンク色の花を咲かせる

Profile

沼地に咲く美しい花は悟りを表す

仏教では、泥水の中から生じ、清浄な美しい花を夜明け前に咲かせる姿が仏の智慧や慈悲の象徴とされてきました。インド、チベット、中国、エジプトでは聖なる花として知られ、中医学やアーユルヴェーダでも使用されます。種子は発芽に適切な状態になるまで長期間待機ができ、アメリカでは1994年に約1300年前の種子の発芽の成功が報告されています。2014年には種子に含まれる成分ネフェリンが肺癌の転移を阻害する可能性も示唆されています。

Effect

♥ 瞑想とリラクゼーションに

中医学では消化器の障害に使用されます。神経性胃炎や過敏性腸症候群などには、インヘイラー（吸入用ボトル）や香油で香りを楽しみながら症状を軽減できます。不安症、抑うつ、神経疲労時にはロータスを0.5%に希釈して、他の精油も入れたブレンドオイルを作り、セルフマッサージをすると芯から和らぎます。瞑想やヨガのときに使えば、より幸福感と心の安定が得られるでしょう。アロマランプやルームスプレーもおすすめです。

適用 神経性胃炎、抑うつ、不安、ストレス、不眠

学名：*Nelumbo nucifera*

科名：ハス科

部位：花

抽出法：溶剤抽出法

産地：インド、ネパール、ベトナム、スリランカ

主な成分：パルミチン酸、サリチル酸ベンジル、リナロール、酢酸ベンジル、ベンジルアルコール、安息香酸ベンジル

作用：抗炎症、抗不安、高揚、神経強壮、鎮痙、鎮静、鎮痛

色：赤褐色

ノート：ミドル〜ベース

ブレンド指数：3

ブレンド相性：シトラス、フローラル、レジン、ウッディ、スパイス系の精油と調和します。甘くアーシーで熟した果物のような深く濃厚な香り。クマリンのような香りが底にある。アンブレット、アミリス、グレープフルーツ、パチュリ、サンダルウッド、スパイクナード、バニラなど好相性

禁忌・注意：香りが濃く精油の粘度も高いため、十分に希釈して使用すること

シトラス系
精油 17

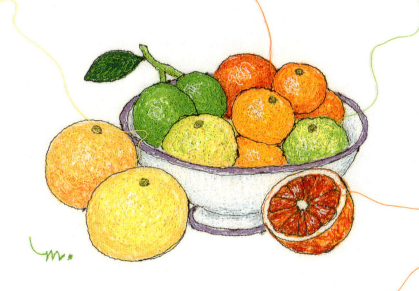

柑橘類からの果皮、
レモン調の香りのする葉や種子からの精油を集めました。
シトラスの香りは明るくポジティブな気持ちにしてくれます。
柑橘類の果皮から圧搾された精油は、
活気に満ちたフレッシュな香りですが、
酸化が早いので18ヶ月以内に使用しましょう。

No. 34

オレンジ

スィートオレンジ
Sweet Orange

小さな太陽を思わせる明るさ
リンパ刺激作用で引き締める

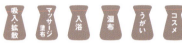
吸入拡散 / マッサージ塗布 / 入浴 / 湿布 / うがい / コスメ

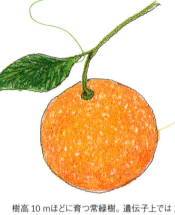

樹高10mほどに育つ常緑樹。遺伝子上では25%がポメロ（ブンタン）で75%がマンダリンだといわれる交雑種

Profile

ポルトガル商人がヨーロッパに紹介

学名の *sinensis* は、原産地である中国南西部に由来します。紀元前4世紀の中国の文献にすでに紹介されていました。ビターオレンジ（P.85）が十字軍によって11世紀にヨーロッパに伝えられる一方、スィートオレンジは16世紀になってようやくポルトガル商人によって地中海地方に伝えられ、すぐに食用として人気が出ました。貴族社会ではオランジェリーという温室でのオレンジ栽培が流行しました。このような経緯からポルトガルオレンジとも呼ばれます。

Effect

冷え解消と心の安定に

消化促進と泌尿器系、リンパ系の活性に役立ちます。むくみや冷えのためのマッサージには、ローズマリーやジンジャーなどとブレンドすると効果的です。腹部に塗布して時計回りに穏やかに擦りこむと、消化不良や便秘のときの助けになります。主成分のリモネンの作用により、気分を明るくし、早く疲労を回復し、緊張の緩和に役立ちます。顔色を明るくする効果もあります。掃除での油汚れ落としにも使われます。

適用 食欲不振、便秘、冷え、むくみ、疲労、神経疲労（P.39）、抑うつ、更年期（P.239）、緊張、オイリースキン、たるみ、掃除

学名：*Citrus sinensis*

科名：ミカン科

部位：果皮

抽出法：圧搾法

産地：アメリカ、ブラジル、スペイン、イタリア、キプロス、イスラエル、ギリシャ、アルジェリア、パキスタン、インド

主な成分：リモネン（〜95％）、β-ミルセン、リナロール、α-ピネン、ネラール、ゲラニアール、オクタナール、デカナール

作用：強肝、去痰、抗不安、高揚、消化促進、消毒、神経強壮、鎮静、鎮痛、リンパ刺激

色：淡い黄色

ノート：トップ

ブレンド指数：8

ブレンド相性：シトラス、フローラル、レジン、ハーバル、ウッディ、スパイス系の精油と調和します。ほとんどすべての精油と好相性。皆が知っている香りなので、作用は必要なのに使いにくい精油にブレンドエンハンサー（P.209）として使用すると、香りが緩和されなじみやすくなります。ルームフレグランスにもよい

禁忌・注意：なし

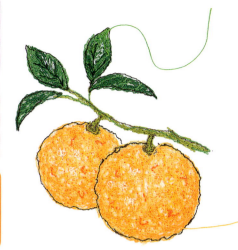

高さ4〜5mのビガラディエと呼ばれる常緑樹。花は初夏に咲き、冬に果実が実る。枝は鋭い棘を持つ

No. 35

 オレンジ

ビターオレンジ

Bitter Orange

マーマレードを作るオレンジ
自律神経を刺激活性

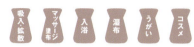

Profile

ポメロ（ブンタン）とマンダリンの交配種

北インドが原産で、アラブ世界を経てヨーロッパに伝わり、セビリアオレンジ、ビガラーデオレンジなどの別名があります。花からはネロリ（P.73）、葉からはプチグレン（P.92）などの精油も抽出される、用途が多く寿命の長い樹木です。果肉は苦みがあるのでマーマレードや香料に、またはグランマニエなどのお酒のフレーバーに使用されます。日本の橙もビターオレンジの種類で、生薬の橙皮（トウヒ：果皮）、枳実（キジツ：未成熟の実）として利用されます。

Effect

喉と胃腸のためと減量に

微量含有するシネフリンという成分には、自律神経に働いて気管を拡張する作用があるので、風邪や咳には蒸気吸入がおすすめです。また、脂肪分解酵素のリパーゼを活性化し、食欲を抑える作用からダイエットのためのサプリメントにも使用されています。ただし、過剰摂取による副作用が研究報告されているので、適量の使用が重要です。漢方では去痰、健胃、緩下の目的に使用されます。

適応　喉の痛み、咳、食欲不振、便秘（P.228）、冷え（P.238）、むくみ

学名：Citrus aurantium
科名：ミカン科
部位：果皮
抽出法：圧搾法
産地：フランス、スペイン、イタリア、チュニジア、モロッコ、アルジェリア、アメリカ、ブラジル、プエルトリコ
主な成分：リモネン（〜90％）、β-ミルセン、リナロール、α-テルピネオール、酢酸リナリル、酢酸ゲラニル、デカナール、ネラール、ゲラニアール、ベルガプテン
作用：強肝、去痰、抗不安、高揚、消化促進、消毒、神経強壮、鎮静、鎮痛、リンパ刺激
色：濃い黄色
ノート：トップ
ブレンド指数：8
ブレンド相性：シトラス、フローラル、レジン、ハーバル、ウッディ、スパイス系の精油と調和します。ほとんどすべての精油と好相性。スィートオレンジと比較して、よりドライで後に残る豊かな香りなので、香料の材料としてもよく用いられます。甘みを抑えたいときや、男性用の香りに向く
禁忌・注意：光感作

No. 36

オレンジ

ブラッド オレンジ
Blood Orange

血液を思わせる深紅の果肉
甘い香りと抗酸化作用が魅力

| 吸入・拡散 | マッサージ・塗布 | 入浴 | 湿布 | うがい | コスメ |

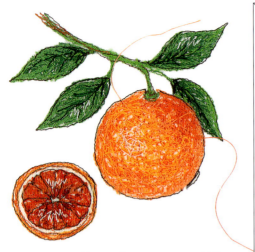

ヨーロッパで人気のある赤いシトラスフルーツ。種類により赤みが強いものと弱いものがある

Profile

3種類のバラエティー

ブラッドオレンジはポメロ（ブンタン）とタンジェリン（P.91）の交雑種と考えられており、地中海地方では18世紀から栽培されています。タロッコ、サングイネロ、モロの3種があり、タロッコは主にイタリア産で味と香りが最もよく、サングイネロはスペイン産でより赤みが強く、モロは主にアメリカ産で赤みが最も深いのが特徴。この赤い色素は抗酸化作用のあるアントシアニンによるもので、果皮にも含まれ、夜間の気温の低い時間に産生されます。

Effect

眠くなりすぎない鎮静作用

アントシアニンによる免疫系のサポート、抗癌作用が期待できます。筋肉の疲労やむくみには末端から付け根へのマッサージが効果的です。また顎関節症への効果も報告されており、ベースオイルに2％のブレンドで、顎関節に円を描くように擦りこみます。気持ちの落ちこみを晴らし、心を明るく安定させてくれます。穏やかな鎮静作用なので、車の運転や仕事中でも使用できます。

適用 筋肉痛、関節痛、便秘、むくみ、疲労、抑うつ、緊張、不安

学名：Citrus sinensis
科名：ミカン科
部位：果皮
抽出法：圧搾法
産地：イタリア（シチリア）、スペイン、アメリカ、南アフリカ共和国
主な成分：リモネン（～92％）、ミルセン、リナロール、α-ピネン、β-フェランドレン、デカノール、オクタナール
作用：強肝、去痰、抗不安、高揚、消化促進、消毒、神経強壮、鎮静、鎮痛、リンパ刺激
色：淡い赤色
ノート：トップ
ブレンド指数：8
ブレンド相性：シトラス、フローラル、レジン、ハーバル、ウッディ、スパイス系の精油と調和します。ほとんどすべての精油と好相性。通常のスィートオレンジと比較するとより甘みが強く酸味は少なく、ラズベリーやストロベリーのニュアンスが入ります。バニラやベンゾインと合わせると香りのよいデザートのようなブレンドができます

禁忌・注意：光感作

No. 37

🍊 グレープフルーツ

ピンクグレープフルーツ

Pink Grapefruit

アメリカで20世紀初頭に栽培
赤みが強くなると甘みが増加

  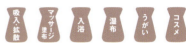
吸入拡散 / マッサージ塗布 / 入浴 / 温布 / うがい / コスメ

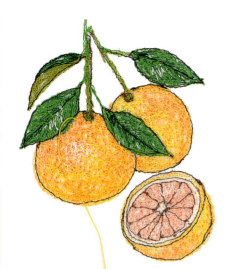

樹高6mほどに育つ常緑樹。通常よりも赤みを帯びた果肉をつける種類が発見され、テキサスで栽培が始まった

Profile

テキサス州のシンボル的フルーツ

18世紀に東南アジアから西インド諸島に渡ってきたと推測されるグレープフルーツの品種で、19世紀の終わりに偶然発見されました。その後、1929年にアメリカ、テキサス州でルビーレッドとして商標登録され、現在では20種ほどの種類があり、赤みの度合いでルビー、スタールビー、リオレッドなどの品種に分けられます。赤みの強さによって甘みの度合いが増加し、苦みは減少します。精油は果皮から抽出されていますが、同じことがいえます。

Effect

食欲を平常化し、精神を安定

食欲中枢に働きかけ、食欲を促進または抑制する作用があり、特定の食品への執着や、食欲に関する精神的なストレスを緩和します。特にパチューリやローズとのブレンドは食欲抑制に働きます。心がそのまま反映される消化器系や循環器系に調整作用があります。心身のデトックスに、ルームスプレーやディフューザーに入れて香りを楽しみましょう。

適用 食欲不振、ダイエット(P.242)、冷え・むくみ(P.41、238)、ボディケア(P.242)、オイリースキン、たるみ、疲労(P.59)、抑うつ、緊張、ストレス(P.37、55)、神経性胃炎(P.229)

学名：Citrus paradisi

科名：ミカン科

部位：果皮

抽出法：圧搾法

産地：アメリカ

主な成分：リモネン(〜90%)、β-ミルセン、α-ピネン、サビネン、オクタナール、デカナール、β-カリオフィレン、β-ピネン、ノナナール、ヌートカトン、ネラール

作用：抗不安、高揚、刺激(消化器、リンパ系)、消毒、食欲調整、鎮静、鎮痛

色：淡いピンク

ノート：トップ

ブレンド指数：8

ブレンド相性：シトラス、フローラル、レジン、ハーバル、ウッディ、スパイス系の精油と調和します。ほとんどすべての精油と好相性。ホワイトグレープフルーツと比較して甘みが強く苦みが弱いので、より柔らかい香りがします。リラックスとリフレッシュ両方の目的のブレンドに向き、ブレンドエンハンサー(P.209)としても香りを心地よくまとめてくれます

禁忌・注意：特になし(光感作の可能性)

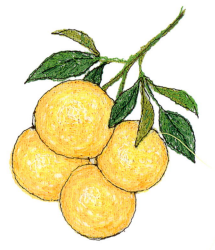

グレープフルーツの名称は、この大きな果実がグレープのように鈴なりに結実することから来ている

グレープフルーツ

ホワイトグレープフルーツ
White Grapefruit

天国のフルーツと呼ばれる
香りによるダイエット効果も

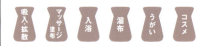

NO. 38

Profile

18世紀にカリブ海の島で発見

このフルーツが最初に発見されたのは、18世紀のバルバドス（カリブ海の島）。ポメロ（ブンタン）とスィートオレンジの自然交配種として確認されました。軽い苦みを伴うフレッシュな甘さは人気が出て最初は「エデンの園」の禁断の果実になぞらえて「禁じられたフルーツ」と呼ばれました。1830年代には「天国のシトラス」という意味の学名がつき、本格的に栽培が始まりました。現在、この香りに減量効果があることが研究報告されており、精油を使ったマッサージと1日1個の果実を食べることが効果的といわれています。

Effect

明るい太陽のような効果

含有するビタミンCとポリフェノールの一種のナリンギンにより、脂肪代謝促進と抗酸化作用が期待できます。また、体内の老廃物を排除する酵素を含みます。英国では、季節性情緒障害（冬場の日照時間の短縮によるうつ症状）にその効果が認められています。一般的な抑うつ症状にも、日々の生活に吸入や入浴やマッサージで用いていけば、気力を回復できます。

適用　ダイエット（P.242）、むくみ（P.41, 238）、ボディケア（P.242）、疲労（P.59）、抑うつ、神経性胃炎（P.229）、ストレス（P.55）

学名：Citrus paradisi

科名：ミカン科

部位：果皮

抽出法：圧搾法, 水蒸気蒸留法

産地：アメリカ、メキシコ、アルゼンチン、イスラエル、ブラジル、南アフリカ共和国

主な成分：リモネン（～90%）、β-ミルセン、α-ピネン、ノナナール、デカナール、オクタナール、ヌートカトン、ベルガプテン
（水蒸気蒸留法で得られたグレープフルーツ精油は、アルデヒド類の含有率が高い）

作用：抗不安、高揚、刺激（消化器, リンパ系）、消毒、神経強壮、鎮静、鎮痛、利尿

色：淡い黄色

ノート：トップ

ブレンド指数：8

ブレンド相性：シトラス、フローラル、レジン、ハーバル、ウッディ、スパイス系の精油と調和します。ほとんどすべての精油と好相性。誰でも知っている香りなので、ブレンドエンハンサー（P.209）として使用すると、なじみやすくなります。ルームフレグランスにも

禁忌・注意：特になし（圧搾法は光感作の可能性）

No. 39

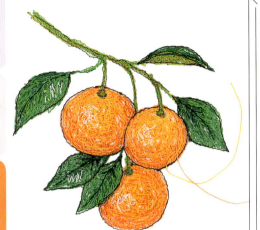

クレメンタイン

Clementine

マンダリンに似た小さい果実
幼児から高齢者まで使用可能

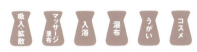

吸入・拡散 / マッサージ・塗布 / 入浴 / 湿布 / うがい / コスメ

樹高8mほどに育つ小ぶりの常緑樹。スィートオレンジと地中海マンダリン（*Citrus deliciosa*）の交雑種

Profile

フランスの神父がアルジェリアで交配

クレモン・ロディエ神父がアルジェリアの孤児院で働いているときに、その果樹園で接ぎ木をして1902年に交配種を生みだしました。濃いオレンジ色をした丸く艶のある薄い外皮を持ち、種はなく甘みが強い品種です。他のシトラスフルーツと比較して、クレメンタインは木も果実も小ぶりです。タンジェリンの近縁種ですが、タンジェリンは酸味が強く、種子があります。アメリカではクリスマス近くに出回るので「クリスマスオレンジ」の別名があります。

Effect

肌のトラブルとリラックスに

妊婦や子供にも安全な精油です。妊娠線の予防のためや、できるだけ目立たなくするためにも使われます。肌荒れや炎症を起こしている皮膚や、オイリースキンなどスキンケアにも効果的。また、妊娠後期には寝苦しい日が続くものですが、そのような時にはエプソムソルト（P.28）に混ぜて入浴すると不眠が緩和できます。心を鎮めるには部屋でディフューザーを使うとよいでしょう。ベッドルームにもおすすめです。

適用 子供の腹痛、便秘、腰痛、妊娠線（P.238）、スキンケア、不眠、抑うつ、緊張

学名：*Citrus clementina*

科名：ミカン科

部位：果皮

抽出法：圧搾法、水蒸気蒸留法

産地：アメリカ、フランス、イタリア

主な成分：リモネン（～95%）、β-ミルセン、テルピネン、α-ピネン、リナロール

作用：去痰、抗炎症、抗不安、高揚、消化促進、消毒、神経強壮、鎮静、鎮痛

色：淡いオレンジ色

ノート：トップ

ブレンド指数：10

ブレンド相性：シトラス、フローラル、レジン、ハーバル、ウッディ、スパイス系の精油と調和します。ほとんどすべての精油と好相性。皆が知っている香りなので、作用は必要なのに使いにくい精油にブレンドエンハンサー（P.209）として使用すると、やさしい甘い香りが鋭い香りやクセのある香りを緩和して、使いやすくしてくれます。刺激しすぎない柔らかな香りは、香りに敏感な人からも好かれます。ルームフレグランスにもおすすめ

禁忌・注意：特になし

No. 40

シトロネーラ

Citronella

虫よけ製品に頻用される
薄めると深い鎮静効果を発揮

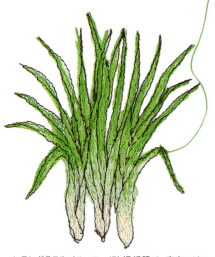

レモングラスやパルマローザと近縁種で、東南アジアの観光地ではレモングラスとして売られていることも

Profile

虫よけやペットの忌避にも有効

セイロンタイプ（*Cymbopogon nardus*）とジャワタイプ（*Cymbopogon winterianus*）があり、いずれもスリランカに自生するマンナグラスと呼ばれる植物から派生したと考えられています。アジアを中心とした熱帯地方で年間4000 t程度産出され、主に洗剤、石鹸、香料に使用されています。また、昆虫忌避作用があるシトロネラールとシトロネロールを含有するため、虫よけ製品にも多く使用されています。ペットの忌避効果もあります。

Effect

痛みと皮膚炎に

鎮痛と抗炎症作用のある成分を多く含むので、肩凝りや筋肉痛、関節痛のためのマッサージオイルやリニメント剤に加えると効果的です。また、虫に刺された後に、3％以下に希釈したオイルを塗ると早く痛みや腫れが治まります。皮膚アレルギーやじん麻疹のときなどは、冷湿布をするか、1％の希釈でジェルベースかオイルに混ぜて塗布するとよいでしょう。

適用　筋肉痛、関節痛、肩凝り、リウマチ、皮膚炎、じんましん、消臭、虫よけ

学名：*Cymbopogon nardus*

科名：イネ科

部位：葉、茎

抽出法：水蒸気蒸留法

産地：スリランカ、インドネシア、中国、グアテマラ、ブラジル、インド、台湾

主な成分：シトロネラール（～15％）、ゲラニオール、シトロネロール、リモネン、メチルイソオイゲノール、カンフェン、酢酸シトロネリル、ボルネオール、エレモール

作用：昆虫忌避（蚊）、抗炎症、抗感染、抗菌、抗真菌、収れん、鎮痙、鎮痛、駆虫（しらみ）

色：淡い黄色

ノート：ミドル

ブレンド指数：3

ブレンド相性：シトラス、ハーバル、ウッディ、スパイス系の精油と調和します。強く主張する鋭いレモン様の草の香り。好き嫌いがある香りなので使用時は確認するとよい

禁忌・注意：皮膚刺激作用。皮膚に刺激が強いので3歳以下の乳幼児には使用しないこと。蚊よけの効果を保つためには、3％希釈で30分おきにスプレーする必要があります

No. 41

タンジェリン

Tangerine

マンダリンのアメリカ変種
ビターオレンジに近い香り

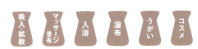

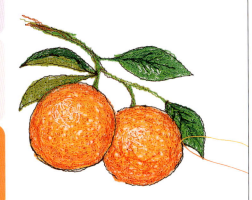

シトラス類の分類は大変複雑。タンジェリンとマンダリンの違いも、2人の学者の間で意見が分かれる

Profile

モロッコからアメリカへ渡来

名前の由来は、インドからヨーロッパに伝わったこの種がモロッコのタンジールに渡り、さらにそこからアメリカに持ち込まれたという経緯によります。ヨーロッパにもタンジェリンはありますが、温州みかんのような楕円体です。一方、アメリカでは球形のものが育ちます。植物学上の分類でシトラス類はスウィングルによる分類と田中によるものが有名ですが、2人の見解が違い、スウィングルはマンダリンと同一種、田中は別種として学名をつけています。

Effect

心身を鎮め代謝を高める

神経系を鎮めることにより体をリラックスさせ、不安感、ストレス、抑うつ、痛みを改善し、消化機能を高めます。老廃物の排出を促し、むくみを軽減します。効果は穏やかに現れるので、高齢者や体力の落ちている人でも安心して使用することができます。痙攣性の咳やこむら返り、月経痛などにも効果を示します。痛みや痙攣のある部位に温湿布をするか、リニメント剤を擦りこみます。

適用 腰痛、胃痛、消化不良、鼓腸、ストレス、緊張、抑うつ、不眠、月経痛、むくみ、スキンケア、咳

学名：Citrus reticulata（Swingle）
Citrus tangerina（Tanaka）

科名：ミカン科

部位：果皮

抽出法：圧搾法

産地：アメリカ（フロリダ、テキサス、カリフォルニア）、イタリア

主な成分：リモネン（～90％）、γ-テルピネン、β-ミルセン、α-ピネン、サビネン、パラメシン、リナロール

作用：強壮（肝臓、胃）、駆風、細胞成長促進、催眠、消化促進、神経調整、鎮痙、鎮静、消毒、収れん、抗うつ

色：オレンジ

ノート：トップ

ブレンド指数：10

ブレンド相性：シトラス、フローラル、レジン、ハーバル、ウッディ、スパイス系の精油と調和します。すべての精油と好相性。香料産業では、マンダリンの香りやフレーバーをタンジェリンで代用することはありません。アンスラニル酸メチルという成分の存在の差と考えられます

禁忌・注意：特になし

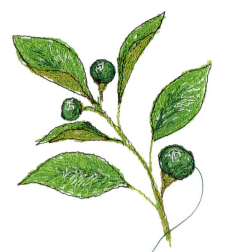

ビガラディエと呼ばれる木からは、ネロリとビターオレンジ、プチグレンと3種類の精油を産出します

No. 42

プチグレン

Petitgrain

ネロリと同じ植物からの精油
鎮静と抗不安作用に優れる

吸入拡散　マッサージ・塗布　入浴　湿布　うがい　コスメ

Profile

すべてのシトラスの木からも抽出

花の終わった木を剪定し、香り高い葉から精油が採れます。一般的にはビターオレンジの葉から抽出され"プチグレン・ビガラディア"と呼ばれますが、ベルガモット、ライム、マンダリン、レモンなどの他の柑橘類の葉からも抽出されます。香りを比較すると、やはりこのビガラディエからのプチグレンが最もよく特別です。オーデコロンの原料として昔から使用されてきました。甘みがないので男性にも好まれます。

Effect

ネロリと同じ目的に使用可能

エステル類とリナロールが多く含まれるので、リラクゼーションのために重宝します。緊張感や不安感が解けないときに役立ちます。ネロリ（P.73）が必要と思われる場面に使うことができ、コストパフォーマンスがよく、効果も秀でています。また、凝った筋肉に湿布や温浴で使用すると楽になります。心理面にはディフューザーや吸入が効果的です。喘息や気管支炎などの痙攣性の症状や痛み全般に使用できます。

[適用] 喘息、風邪・咳（P.226）、筋肉痛（P.41）、肩凝り（P.29、230）、月経痛、不眠（P.39、236）、不安（P.236）、ストレス（P.55）、ボディケア（P.242）、香水（P.51）

学名：Citrus aurantium

科名：ミカン科

部位：葉

抽出法：水蒸気蒸留法

産地：フランス、イタリア、パラグアイ、スペイン、エジプト

主な成分：酢酸リナリル（50%〜）、リナロール、リモネン、α-テルピネオール、酢酸ゲラニル、酢酸ネリル、アンスラニル酸メチル、β-ピネン、オシメン、パラシメン、ゲラニオール、ネロール、β-ミルセン

作用：血圧降下、抗炎症、抗菌、抗不安、収れん、神経強壮、鎮痙、鎮静、鎮痛、皮膚再生

色：淡い黄色

ノート：トップ

ブレンド指数：6

ブレンド相性：シトラス、フローラル、レジン、ハーバル、ウッディ、スパイス系の精油と調和します。ほとんどすべての精油と好相性。ブレンドエンハンサー（P.209）として使用するとよい。シトラス系どうしでブレンドするのも洗練された香りになり、おすすめです

禁忌・注意：特になし

No. 43

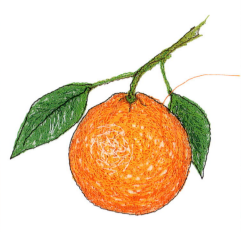

マンダリン

Mandarin

妊婦さんと赤ちゃんの精油
緩和し安心させて眠らせる

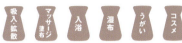

中国では伝統的に豊穣と幸運のシンボルなので、旧正月には飾りや、家族、友人への贈り物に使われる

Profile

成熟度によりグリーンとレッドに

中国南部が原産で、19世紀初頭にヨーロッパに紹介されました。アメリカには19世紀中頃にイタリアから持ち込まれました。ヨーロッパでは楕円形の果実が、アメリカでは中国と同じ球形で、大きさはずっと小さい果実が育ちます。そしてタンジェリン（P.91）と改名されました。収穫の時期の差でグリーンとレッドに分かれますが、これは成熟度によります。グリーンは若くフレッシュな香りが魅力で、レッドは成熟しているので光感作の心配がありません。

Effect

心から雑事をスイッチオフ

心をリラックス、安心させる働きがあります。考えることがたくさんあって眠れないときに使用すると、まるでスイッチを切るように早急に鎮めてくれます。また、妊娠中のあらゆる問題に安全に使用できます。妊娠線の予防には、ホホバやアルガンオイルに1％希釈で、妊娠7ヶ月ぐらいから使い始めましょう。臨月になると深く眠れなくなることも多いですが、入浴時に2～3滴使用するとゆっくり休むことができます。

適用 腰痛、便秘、むくみ、月経痛（P.39）、妊娠線、子供の腹痛（P.229）、不眠（P.39、49、236）、ストレス、緊張（P.237）

学名：Citrus reticulata

科名：ミカン科

部位：果皮

抽出法：圧搾法

産地：中国、ブラジル、スペイン、中近東

主な成分：リモネン（～75％）、γ-テルピネン、α-ピネン、β-ピネン、β-ミルセン、パラメシン、α-ツジェン、テルピネオール、リナロール、アンスラニル酸メチル

作用：強壮（肝臓、胃）、駆風、細胞成長促進、催眠、鎮痙、神経調整、消化促進、消毒、収れん、鎮静

色：オレンジまたはグリーン

ノート：トップ

ブレンド指数：10

ブレンド相性：シトラス、フローラル、レジン、ハーバル、ウッディ、スパイス系の精油と調和します。ほとんどすべての精油と好相性。よく知られている香りなので、作用は必要なのに使いにくい精油に、ブレンドエンハンサー（P.209）として使用すると、香りが緩和されなじみやすくなります。ルームフレグランスにも

禁忌・注意：特になし（グリーンのものは光感作）

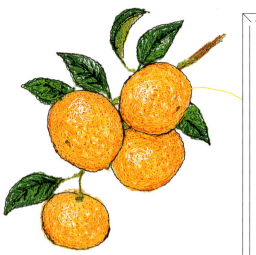

No. 44

ミカン
(サツマ)

Satsuma

日本の代表的な柑橘フルーツ
皮膚に穏やかで光感作なし

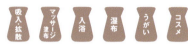

ウンシュウ（温州）ミカンの名前はシトラスフルーツの名産地であった中国浙江省の温州から由来

Profile

温州ではなく鹿児島県原産

マンダリンオレンジの一種。日本原産のシトラスフルーツで、「みかん」という名前は甘い柑橘の呼び名「蜜柑（みっかん）」から派生しています。中国から渡来した柑橘の木が突然変異したと考えられており、どの種が掛け合わされたかは明確ではありません。基本的に不稔性なので種子を作りませんが、別種の花粉と交配した場合に種子を作ることもあります。江戸時代後期までは、種子を生じない性質が縁起が悪いとされ、限定的にしか栽培されていませんでした。

Effect

安心感のある香りと抗酸化作用

精油の成分は大部分がリモネンなので、他のシトラス類と似た働きをします。消化と循環の促進に役立ち、なじみある香りが心を癒します。2013年の韓国の大邱大学校（テグ大学）での研究では温州みかん精油のすぐれた抗酸化作用と抗菌作用を報告しており、食品添加物としての可能性も提案しています。圧搾した精油もフロクマリンを含まないので、光感作の心配がありません。妊娠中、授乳中や幼児にも1％希釈で適切に使用すれば安心です。

適用 不眠、緊張、冷え、スキンケア

学名：*Citrus unshiu*
Citrus reticulata Blanco var.satsuma

科名：ミカン科

部位：果皮

抽出法：圧搾法、水蒸気蒸留法

産地：日本

主な成分：リモネン（～90%）、γ-テルピネン、α-ファルネセン、β-ミルセン、リナロール、フタル酸ジエチル、オシメン

作用：強肝、去痰、抗菌、抗酸化、抗不安、循環促進、消化促進、消毒、神経強壮、鎮静

色：淡い黄色

ノート：トップ

ブレンド指数：10

ブレンド相性：シトラス、フローラル、レジン、ハーバル、ウッディ、スパイス系の精油と調和します。ヒノキ、バージニアシダー、ローズなど、ほとんどすべての精油と好相性。皆が知っている香りなので、作用は必要だけれど使いにくい精油にブレンドエンハンサー（P.209）として使用すると、香りが緩和されなじみやすくなります。ルームフレグランスにもよい

禁忌・注意：特になし

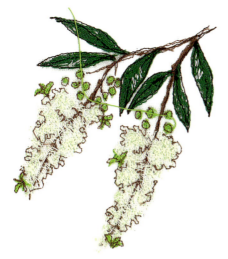

樹高12mほどに育つ常緑樹。アオモジとして日本でも見られる植物で、緑色の枝に若草色の花を咲かせる

メイチャン
（エキゾチック・バーベイン）

May Chang

東南アジア原産のアオモジ
強く甘いレモンの香りが魅力

No. 45

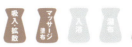

Profile

東アジアの広い範囲で生育

メイチャンの実から抽出される精油には心を明るくする作用があります。日本名はアオモジ、北京標準語で山胡椒（マウンテンペッパー）、台湾先住民語でマカウ（馬告）と呼ばれ、フランスではエキゾチック・バーベインという名前で知られています。1950年代から蒸留されるようになりました。中国では伝統的に果実を消化促進、咳止めの目的で食べたり、葉の煎剤を精神障害のために、台湾では足白癬や皮膚疾患に使いました。インドネシアでは花のお茶を飲みます。

Effect

口唇ヘルペスなどのウィルスに

シトラール（ゲラニアール、ネラールが一緒になったもの）が約70％含まれるので抗ウィルス作用が顕著です。口唇ヘルペスや帯状疱疹のために使用する場合は、ラベンサラ、ティートゥリーと1：1：1でブレンドし、綿棒に原液を1滴つけて患部にやさしく塗布します。また、1％までの希釈で使用すると優れた鎮静作用、抗炎症作用を示します。心理面では抗うつ作用があり、明るく活性化し、低濃度では不安や不眠に使用可。

適用　皮膚炎、花粉症（P.227）、感染予防（P.45）、不眠、抑うつ、虫よけ、デオドラント、掃除（P.244）

学名：Litsea cubeba

科名：クスノキ科

部位：果実

抽出法：水蒸気蒸留法

産地：中国、インドネシア、台湾

主な成分：ゲラニアール（～40％）、ネラール（～30％）、リモネン、メチルヘプテノン、β-ミルセン、リナロール、ゲラニオール、サビネン、酢酸リナリル、ピネン

作用：強壮（心臓、呼吸器系）、血圧降下、抗ウィルス、抗うつ、抗炎症、抗菌、抗真菌、昆虫忌避、収れん、消化促進、鎮痛、鎮静

色：淡い黄色

ノート：ミドル

ブレンド指数：4

ブレンド相性：シトラス、フローラル、レジン、ハーバル、ウッディ、スパイス系の精油と調和します。イランイラン、ゼラニウム、コパイバとのブレンドが好相性でおすすめ。やや強い、甘いバニラが混ざったような濃いレモン様の香り。強く心地よい香りなので、ルームフレグランスやディフューザーに向きます

禁忌・注意：皮膚刺激（1％までで使用）

No. 46

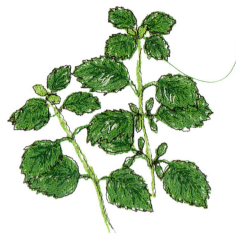

草丈70cmほどの多年草。ビーバームやバームミントなどの別名を持つ。メリッサはギリシャ語で蜜蜂

メリッサ

Melissa

パラケルススの不老不死薬
アレルギーと精神的な危機に

 吸入拡散　 マッサージ塗布　 入浴　 湿布　 うがい　コスメ

Profile

中世には錬金術で重用された

16世紀のスイスの医師パラケルススはメリッサを蒸留し、この精油を「エリクシール」（不老不死の妙薬）と呼びました。11世紀の医師イブン・スィーナは「黒胆汁からくる憂うつを一掃する」と書いています。シソ科の植物で、栽培するのは簡単でよく育ちますが、精油含有率が極端に低く、蒸留すると5tの葉から1ℓの精油しか抽出できません。安価なメリッサ精油や含有製品は、似た香りのレモングラス、シトロネーラなどが使用されているので注意が必要です。

Effect

アレルギーとウィルス性疾患に

アルデヒド類の割合が高いので1％までに希釈して使用することにより、優れた抗アレルギー効果を示します。花粉症には吸入のブレンドに、じん麻疹や皮膚炎には1〜2滴を冷湿布か軟膏に入れて用います。心身相関的な症状やストレス性の不調の改善への使用には、穏やかなトリートメントや入浴がおすすめです。口唇ヘルペスや帯状疱疹への使用はメイチャン（P.95）の項を参考に同様に使います。

適用　皮膚炎、ヘルペス、湿疹、アレルギー、花粉症、月経障害、若返り（P.49）、くすみ（P.59）、不眠、抑うつ、不安、緊張

学名：Melissa officinalis

科名：シソ科

部位：葉

抽出法：水蒸気蒸留法

産地：フランス、ドイツ、地中海地方

主な成分：ゲラニアール（〜25％）、ネラール、シトロネラール、β-カリオフィレン、ゲルマクレンD、カリオフィレンオキシド、リナロール、ゲラニオール、オシメン、酢酸ネリル、酢酸ゲラニル、シトロネロール

作用：血圧降下、抗うつ、抗ウィルス、抗炎症、抗真菌、抗ヒスタミン、子宮強壮、消化促進、神経強壮、鎮静、鎮痛、鎮痙

色：淡い黄色

ノート：ミドル

ブレンド指数：2

ブレンド相性：シトラス、フローラル、レジン、ハーバル、ウッディ、スパイス系の精油と調和します。ほとんどすべての精油と好相性。香りが強く希少で高価な精油で皮膚刺激があり、少量で作用を発揮するため、少量をブレンドすれば十分です

禁忌・注意：皮膚刺激（1％までで使用する）

No. 47

ユズ

Yuzu

日本の風習に根付いた果物
全身のバランス機能を活性化

吸入拡散 / マッサージ塗布 / 入浴 / 湿布 / うがい / コスメ

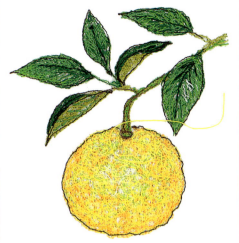

成長が遅く背の低い棘の多い常緑樹。シトラス類の中では耐寒性が強い。日本では四国地方が主な産地

Profile

生産も消費も日本が世界最大

揚子江上流が原産と考えられており、日本では奈良時代から栽培されていた記録もあります。日本では柚子ですが、中国では香橙と呼ばれています。中国で柚子と呼ばれている実は、ポメロ（ブンタン）のことを指します。中医学の生薬の分類では、柚子は上品（じょうほん）の君薬とされています。これはホメオスタシス（生体恒常性）を整え全般的な健康を増進する、日常的に使用できて安全で良質な薬剤という意味です。

Effect

血行促進し温め緩和させる

冷えやこわばりのある場合は、リニメント剤やマッサージオイルに入れて患部によく擦りこみましょう。お風呂には必ず基材で希釈してから3〜4滴入れます。ルームスプレーやアロマランプに使用すると、室内の空気の殺菌に役立ちます。果皮にはリモネンやヘスペリジン（ポリフェノールの一種、水溶性なので精油には含まれない）が豊富に含まれており、血管拡張や循環促進の効果があるので、入浴にハイドロレート（芳香蒸留水、P.19）や柚子湯も取り入れるとよいでしょう。

適用：肩凝り、腰痛（P.230）、冷え、ストレス、不眠

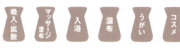

学名：Citrus junos

科名：ミカン科

部位：果皮

抽出法：水蒸気蒸留法、圧搾法

産地：日本、韓国

主な成分：リモネン（〜76%）、γ-テルピネン、β-フェランドレン、β-ミルセン、α-ピネン、リナロール、β-ピネン、α-フェランドレン、α-テルピネオール

作用：強壮、抗うつ、抗炎症、抗感染、抗菌、循環促進、消化促進、神経強壮、鎮静、鎮痛

色：淡い黄色〜グリーン

ノート：トップ

ブレンド指数：5

ブレンド相性：シトラス、フローラル、レジン、ハーバル、ウッディ、スパイス系の精油と調和します。サイプレス、ジュニパー、タイム（CTリナロール）、ブラックスプルース、ローズマリー、マージョラムなどの精油と好相性。水蒸気蒸留の精油は洗練された軽い香りで、圧搾法の精油はより個性が際立った香り

禁忌・注意：光感作（ごく弱い、水蒸気蒸留の精油は光感作なし）、皮膚刺激

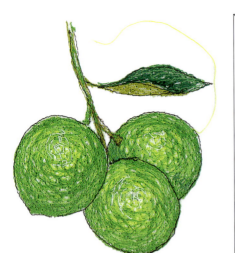

最初に商業的に栽培されたのは古代バビロニア。ペルシアでも栽培された歴史があり、種類も豊富

No. 48

ライム

Lime

スイーツやカクテルの香り
明るく楽しい雰囲気を演出

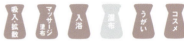

Profile

東南アジアとメキシコで多用される

レモンとライムは同じような目的に使われてきました。東南アジアや南米のメキシコでは、常に料理や飲み物に加えられます。食物の殺菌消毒と爽やかな酸味による消化促進が目的です。市販の菓子類や清涼飲料水、カクテルなどにも頻繁に使用されています。たくさんの種類があり、イランのライム「ルミー」は乾燥させてティーに、タイやラオスの「カフィア（コンバーバ）」は果汁と葉をガランガル（P.182）とともに料理に、「キーライム」はライムパイに使われます。

Effect

遊び心のあるブレンドに

シトラス類の中でも特にキャンディーを始めとする菓子類の香りづけ、コーラなどの飲み物の風味づけに多く使われています。ミントの精油などとブレンドしてマウスウォッシュや消臭スプレーにすると、明るい香りを楽しめます。レモンと同様に風邪の引き始めに吸入で使用すれば、呼吸器の消毒に役立ちます。ティートゥリーやユーカリプタスなどとブレンドすると、薬臭くなりがちな吸入や胸のリニメント剤が、子供にも好まれる香りになります。

適用 咳、風邪、食欲不振（P.228）、デオドラント、掃除（P.244）

学名：*Citrus aurantifolia*
科名：ミカン科
部位：果皮
抽出法：圧搾法、水蒸気蒸留法
産地：東南アジア、メキシコ、インド、カリフォルニア、南米
主な成分：リモネン（〜50%）、β-ピネン、γ-テルピネン、サビネン、α-ピネン、ゲラニアール、ネラール、β-ビサボレン、β-ミルセン、ベルガプテン、β-カリオフィレン
作用：強壮、抗炎症、抗菌、高揚、消化促進、食欲増進、収れん、鎮痙、鎮静
色：淡いグリーン
ノート：ミドル
ブレンド指数：4
ブレンド相性：シトラス、フローラル、レジン、ハーバル、ウッディ、スパイス系の精油と調和します。ローズマリー、クラリセージ、サイプレス、ジンジャーなどほとんどすべての精油と好相性。市販の芳香製品にも多く使われています。特にレモンと合わせた香りは家庭用洗剤の香りを思い出すこともあるので注意
禁忌・注意：光感作

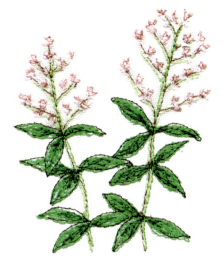

No. 49

レモンバーベナ
Lemon Verbena

南仏では催眠効果のあるお茶
洗練されたレモンハーバル調

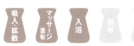

南アメリカ原産の2mほどに育つ低木。レモンの香りのする尖った長細い葉がつき、白い小さな花が咲く

Profile
伝統的なコロンの香り

17世紀にスペイン人により南アメリカからヨーロッパに紹介され、18世紀頃から庭園の装飾に使われました。香料として人気があり、古典的なコロン「オー・デ・ベルベーヌ」が有名です。一時は時代遅れのようにいわれましたが、現在ではレトロ調の香りとして人気が復活しています。南フランスでは、レモンバーベナのティザン（ハーブティー）は不眠症のために就寝前に飲むほか、出産の2週間前から飲むと安産が期待できるといわれています。

Effect
すべての傷を癒す

17世紀の医師ニコラス・カルペパーは「内側と外側のすべての傷を癒す」と書いています。1％以下に希釈して使用することにより、炎症を鎮めて皮膚を滑らかに整えます。ボディローションや石鹸、リキッドソープに使います。心理面では、メリッサと同じように、不安には鎮静効果を示し、抑うつには明るい光のように働きます。副交感神経を優勢にすることにより、気持ちを落ち着けて消化器系の不調を改善します。中世には媚薬にも調合されました。

適用 皮膚炎、抑うつ、不眠、デオドラント

学名：Lippia citriodora
Aloysia triphylla

科名：クマツヅラ科

部位：葉

抽出法：水蒸気蒸留法

産地：フランス、モロッコ、南アメリカ（チリ、アルゼンチン）、インド、レユニオン島

主な成分：ゲラニアール（～40％）、ネラール（～30％）、リモネン、ジンギベレン、ゲルマクレンD、カリオフィレンオキシド、サビネン、β-カリオフィレン、オシメン、クルクメン、スパツレノール、1,8-シネオール

作用：抗うつ、抗炎症、抗不安、子宮強壮、消化促進、鎮静、鎮痛、疲労回復、利尿

色：黄色～オリーブグリーン

ノート：ミドル

ブレンド指数：3

ブレンド相性：フローラル、レジン、ハーバル、ウッディ、スパイス系の精油と調和します。エレミ、イランイラン、ローズマリー、フランキンセンスなどの多くの精油と好相性

禁忌・注意：皮膚刺激（1％までで使用）。敏感肌の人や幼児には使用しないこと

レモングラス

No. 50

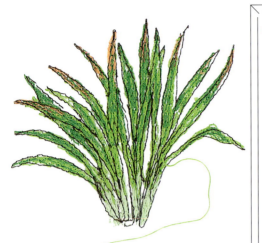

Lemongrass

刺激活性するレモンの香り
優れた抗微生物作用

吸入拡散 / マッサージ塗布 / 入浴 / 湿布 / うがい / コスメ

2mほどに育つ熱帯性の多年草。イネ科の植物なので、まっすぐに伸びた細い葉を持ち、根を深く伸ばす

Profile

生育の早い抗感染のための薬草

レモングラスには2種類あり、通常精油に使用するのは Cymbopogon citratus でスリランカ、マレーシア原産といわれているウェストインディアン・レモングラスです。シトラールの含有量がやや低く、ミルセンが含まれ、土の香りがします。もう一つのカンボジアやインド原産のイーストインディアン・レモングラス（Cymbopogon flexuosus）の方はシトラールが多く、より甘みのある軽い香りがします。香料やフレーバーよりも薬用や洗剤などに多用されます。

Effect

濃度で覚醒と鎮静に使い分ける

シトラール（ゲラニアール、ネラールが一緒になったもの）が70％以上含まれるため、メイチャン（P.95）と同様に抗ウィルス作用が顕著です。原産国のインドでは熱病や様々な感染症に使用されます。虫よけにも効果的で、スプレーやバーナーで使用します。また、数滴を吸入すると頭脳明晰化作用が期待できます。反対にごく薄くして（1％以下）使用すると抗炎症作用と鎮静作用が発揮されます。

適用　眠気覚まし、ヘアケア（P.43）、オイリースキン、虫よけ、デオドラント、殺菌、洗濯（P.244）

学名：*Cymbopogon citratus*
科名：イネ科
部位：葉
抽出法：水蒸気蒸留法
産地：インド、インドネシア、スリランカ、中国、ベトナム、西インド諸島、アフリカ
主な成分：ゲラニアール（〜54％）、ネラール（〜35％）、シトロネラール、リモネン、酢酸ゲラニル、ゲラニオール、β-カリオフィレンオキシド、リナロール、ミルセン
作用：強壮、抗ウィルス、抗炎症、抗菌、抗真菌、血管拡張、昆虫忌避、収れん、消化促進、鎮静、デオドラント
色：淡い黄色〜褐色
ノート：ミドル
ブレンド指数：3
ブレンド相性：シトラス、フローラル、レジン、ハーバル、ウッディ、スパイス系の精油と調和します。ゼラニウム、コリアンダー、クラリセージなどほとんどの精油と好相性。強い干し草調にレモンを加えた香り。ルームフレグランスやディフューザーに
禁忌・注意：皮膚刺激（1％までで使用）

ハーバル系
精油 41

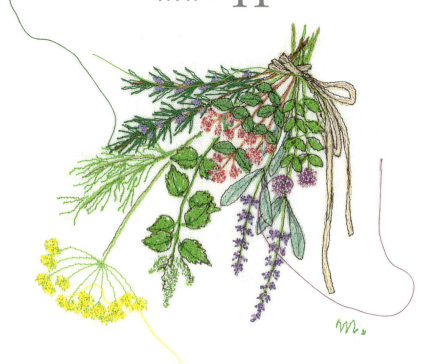

世界各地に生育する薬草から採れたものを集めました。
鎮静するものから活性化するものまで、バラエティーに富みます。
葉だけでなく種子や根から採れたものもあります。
また、生薬として使われるものもあります。
レモンの香りの薬草から抽出される精油はシトラス系に入れました。

No. 51

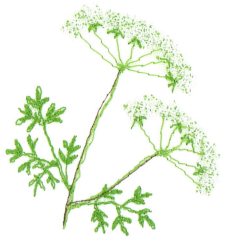

セリ科の他の植物と同じく、繊細な羽状の葉と白い散形花序を持ち、90cmほどの背丈に育つ

アニスシード

Anise Seed

伝統医薬とお菓子に使われる
女性特有の症状とストレスに

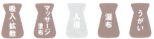

Profile

中近東原産の生活に根付いた薬草

アニスフレーバーのお酒は世界中にあります。トルコの「ラク」、ギリシャの「ウゾ」、フランスの「アニゼット」、プロヴァンスの「パスティス」、イタリアの「サンブーカ」などです。経験的にアニス酒を飲むとストレスを発散できるとわかっていたのでしょう。実際、含有するアネトールは人間の作り出すセロトニンやノルアドレナリンなどの抗ストレスホルモンの化学構成に酷似しています。食品や歯磨き、消化器や呼吸器の医薬品にも使用されます。

Effect

女性特有の問題のため

女性ホルモンのエストロゲンと似た作用を示すエストロゲン様作用がある精油の代表的なものは、アニスとフェンネルです。主成分 trans- アネトールにエストロゲン様作用があり、月経障害や更年期症状の改善や、神経を和らげるのにも有効です。中近東ではアニスシードを熱湯に入れて作った浸剤をヤンスーンと呼び、授乳中の母親に飲ませる伝統があります。皮膚感作や極端な鎮静作用の可能性があるので、少量ずつ使用しましょう。

適用　不眠、緊張 (P.237)、消化不良、月経痛、鼓腸 (P.229)

学名：*Pimpinella anisum*

科名：セリ科

部位：種子

抽出法：水蒸気蒸留法

産地：フランス、イタリア、北アフリカ

主な成分：*trans*- アネトール (〜 90%)、メチルカビコール、アニソール、リナロール、α-テルピネオール、アニスアルデヒド、γ-ヒマカレン、ウンベリフェロン、フェンコン

作用：引赤、エストロゲン様、去痰、駆風、催乳、消化促進、神経強壮、鎮痙、鎮静

色：淡い黄色

ノート：ミドル

ブレンド指数：4

ブレンド相性：シトラス、フローラル、レジン、ハーバル、ウッディ系の精油と調和します。プチグレン、カモミール、ゼラニウム、ラベンダーなどの精油と好相性

禁忌・注意：妊娠中、エストロゲンにより悪化する症状（子宮筋腫、乳腺炎など）。皮膚感作の恐れと鎮静作用が強いので多量に、または頻繁には使用しないこと。10歳以下の乳幼児、小児に使用しないこと

No. 52

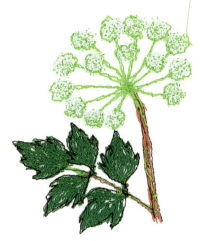

アンジェリカ
（ヨーロッパ当帰）

Angelica

大天使の加護のもとにある薬草
修道院の薬用酒に必須の材料

   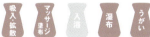

2年草でセリ科の他の植物と同じく白い散形花序を持ち、葉は鋸歯状で2mほどの草丈に育つ

Profile

中世の黒死病の特効薬として有名

名前の由来は、ギリシャ語の"arkhangelos"で"大天使"を意味します。大天使のミカエルがこの草を薬用に使うように告げたという神話によるものです。黒死病が流行した英国では17世紀に政府が"アンジェリカ水"を予防や治療のための薬として推奨しました。魔除けのために家の床や外にもアンジェリカを撒き、どんな呪いも解くと信じられていました。また、アクアビット、シャルトルーズ、ベネディクティンなどのお酒に加えられています。

Effect

消化器と血液循環の障害に

ヨーロッパでは民間薬として長い歴史があり、消化器障害やリウマチ、循環不良のために使用されてきました。副交感神経を優勢にし、鎮痙作用に優れるので胃痛、月経痛、過敏性腸症候群などに使用できます。ハーブティーと併用するとさらに効果的です。また、末梢の血流を促進するので、四肢のマッサージや足浴で使用しましょう。呼吸器障害には、マートルやサイプレスなどと一緒に蒸気吸入すると咳を緩和し炎症を鎮め、痰を切る効果があります。

適用 咳、消化不良、胃痛、月経痛、冷え、むくみ

学名：Angelica archangelica
科名：セリ科
部位：種子または根
抽出法：水蒸気蒸留法
産地：フランス、ベルギー、ドイツ
主な成分：〈種子〉β-フェランドレン（〜70%）、リモネン、α-ピネン、δ-3-カレン、α-フェランドレン、インペラトリン
〈根〉フェランドレン（〜45%）、α-ピネン、β-ピネン、リモネン、β-ミルセン、酢酸ボルニル、trans-酢酸ベルベニル、ウンベリフェロン、アンゲリシン、ベルガプテン
作用：強肝、去痰、駆風、抗凝血、抗菌、子宮強壮、消化促進、消毒、鎮静、鎮痛、利尿
色：淡い黄色
ノート：〈種子〉ミドル 〈根〉ベース
ブレンド指数：3
ブレンド相性：シトラス、フローラル、レジン、ハーバル、ウッディ系の精油と調和します。薬草臭が強いですが、薄めると種子はムスク調（P.210）に。根はアーシー（P.210）な香り
禁忌・注意：光感作。多量に使用しすぎると神経系を興奮させる可能性

No. 53

アンジェリカ
（唐当帰）

Dong quai, Chinese angelica

女性の高麗人参として知られる
モラセスや黒糖を思わせる香り

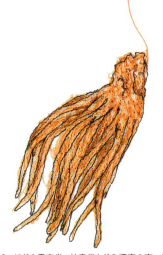

草丈2mほどの雲南省、甘粛省などの標高の高い場所で育つ中国固有種。日本産当帰は学名が異なる

| 吸入拡散 | マッサージ塗布 | 入浴 | 湿布 | うがい | コスメ |

Profile

中国伝統医学の主要な生薬

中国ではすでに紀元前5世紀頃から婦人科系疾患に用いられていました。日本の漢方の当帰という名前は、体を温め代謝を高めることから、実家に帰った嫁が体調を整えて夫のもとに「まさ（当）に帰る」という由来があります。ヨーロッパでは19世紀から、中国や日本と同様にPMSや更年期などの月経周期に関わる症状に使用されてきました。チンキ剤やサプリメント、煎じ薬が主ですが、有効成分を多く含む精油も注目されています。

Effect

冷えやすい体を温め強壮にする

中国では伝統的に女性の強壮剤として使われてきました。月経不順、月経痛、PMS（月経前症候群）、ほてりや皮膚の乾燥、疲労感、気分の落ちこみなどの更年期の各種症状、循環器の障害、関節炎のために使います。香りを吸入するだけで血行促進が感じられるほど、体を温める効果は強力です。エストロゲン様作用もあるといわれています。軟膏にすると乾燥肌や皮膚炎に使用することができます。

適用 筋肉痛、肩凝り、疲労、いらいら、冷え、月経痛、ドライスキン、皮膚炎

学名：Angelica sinensis

科名：セリ科

部位：根茎

抽出法：水蒸気蒸留法、CO_2抽出法

産地：中国

主な成分：ブチリデンフタライド（～20%）、リグスチライド（～20%）、3-メチルオクトジエン、カンフェン、β-ピネン、β-フェランドレン、β-カリオフィレンオキシド、ベルガプテン、ウンベリフェロン、スコポレチン

作用：抗炎症、抗感染、強肝、去痰、子宮強壮、循環促進、浄化、鎮痙、鎮痛、利尿

色：茶色

ノート：ベース

ブレンド指数：1

ブレンド相性：シトラス、ハーバル、ウッディ、スパイス系の精油と調和します。ブレンドすることにより効果的に使用することができます。ゼラニウム、マージョラム、ローズマリー、サイプレス、マンダリンと好相性

禁忌・注意：妊娠中、授乳中、小児。光感作（1%までで使用し、塗布した場合、12時間日光を避ける）

NO. 54

アンブレット シード

Ambrette Seed

エストロゲン分泌促進効果
ムスクに似た香りから命名

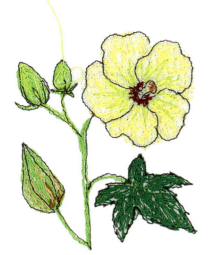

インド原産の2年草。草丈2m、花は黄色で中心が深紅。細長い鞘に黒い種子が実る。オクラの近縁種

Profile

伝統医学の薬剤で貴重な香料

インドの伝統医学アーユルヴェーダでは、この植物の根、葉など様々な部位を使用します。カパ（水：冷えやむくみ）とヴァータ（風：乾燥や落ち着きのなさ）を癒します。若葉や青い鞘はスープに入れて食べたり、種子は香りづけのためにお酒やコーヒーに入れて使われました。媚薬として使用されていた歴史もあります。また、希少な動物性香料のムスクに香りが似ているので香料産業では代替品として注目され、華やかで妖艶な香りの演出ができます。

Effect

香りを吸入して魅力をアップ

化粧品会社での研究では、アンブレットシードの香りを吸入することで唾液中のエストロゲン濃度が20%ほど上昇することを確認しました。エストロゲンは女性らしさを支配し、皮膚の潤いや滑らかさ、豊かな髪や骨密度などに影響します。フローラル系のネロリ（P.73）やローズ（P.81）などとブレンドしてマッサージや香油に使用すると、神経の緊張を鎮め、不安感や抑うつを改善し、リラックスさせてくれます。体にこもった熱をとり、むくみを改善して強壮にします。

適用：緊張、抑うつ、不安感、むくみ、スキンケア、ほてり

学名：Abelmoschus moschatus / Hibiscus abelmoschus

科名：アオイ科

部位：種子

抽出法：水蒸気蒸留法、溶剤抽出法、CO_2抽出法

産地：西アフリカ、エクアドル、中国、マダガスカル、マルティニク、セイシェル

主な成分：酢酸ファルネシル（〜70%）、ファルネソール、アンブレットライド、酢酸デシル、酢酸デシル、ネロリドール

作用：強心、強壮、解熱、抗菌、刺激、消化促進、神経強壮、鎮痙、デオドラント、利尿

色：淡い黄色

ノート：トップ〜ミドル

ブレンド指数：3

ブレンド相性：シトラス、フローラル、レジン、ハーバル、ウッディ、スパイス系の精油と調和し、クラリセージ、フランキンセンス、サンダルウッド、ローズなどの精油と好相性。洗練された香水にブレンドされており、動物性香料を思わせるフローラルムスク調（P.210）

禁忌・注意：特になし

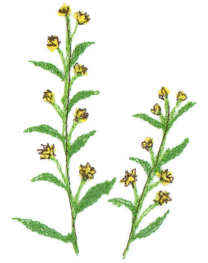

イニュラの近縁種は約90種もあり、混同しないこと。
地中海沿岸原産の1年草。薄黄色の花を咲かせる

No. 55

イニュラ

Inula

地中海沿岸に育つ雑草
安全で効果的な呼吸器の精油

Profile

地中海沿岸から世界中に広がる

窒素が多く含まれる日光のよく当たる土壌に育ちます。地中海沿岸から北アフリカ、北インド、オーストラリア、カリフォルニアまで生育地を広げており、侵害種として考えられている地方もあります。栽培はされておらず、毎年、自然の草を集めて蒸留します。コルシカ島産の精油が効果が高く希少です。ギリシャ、イランなどでも蒸留されていますが、成分が異なるため、産地をよく確認してから求め使用しましょう。

Effect

5mlで家族4人ひと冬安泰

日本ではあまりなじみがないかもしれませんが、主にフランスで使用されており、最も強力な去痰作用と粘液溶解作用があり、ごく少量で効果があります。子供にも安全に使用できます。マートル (P.178) またはフランキンセンス (P.48) と1:1でブレンドして胸に擦りこみます。サトルアロマテラピー (P.11) では、美しいグリーンの色に惹かれる人も多く呼吸法や瞑想、喉のチャクラオイルとして使用されます。この色は銅の蒸留器で蒸留したときに成分と反応して発色します。

適用 咳、風邪、喘息、カタル症状

学名：Inula graveolens
科名：キク科
部位：花の咲いた地上部分
抽出法：水蒸気蒸留法
産地：フランス、ギリシャ
主な成分：酢酸ボルニル (〜60%)、ボルネオール、カジノール、カンフェン、2,3-デヒドロ-1,8-シネオール、trans-β-ファルネセン、アラントラクトン、カリオフィレンオキシド
作用：強心、去痰、抗カタル、抗菌、抗痙攣、循環促進、鎮咳、鎮静、粘液溶解
色：淡い黄色またはエメラルドグリーン
ノート：トップ
ブレンド指数：3
ブレンド相性：シトラス、フローラル、レジン、ハーバル、ウッディ系の精油と調和しますが、この精油は主に薬用として使用します。樟脳のような香りが少ししますが、マイルドなので、目的に合わせてブレンドします
禁忌・注意：毒性は低いですが、急激な去痰作用の効果が出る場合があるので少量ずつ使用します。キク科アレルギーのある人はパッチテストをしてから使用すること

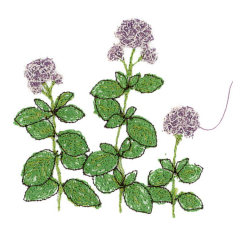

No. 56

オレガノ
（ワイルドマージョラム）

Oregano

殺菌消毒と抗感染力は No.1
刺激的できつい薬品の香り

 吸入拡散　マッサージ塗布　入浴　湿布　うがい　コスメ

草丈80cmほどに育つ多年草。ワイルドマージョラムとも呼ばれ、淡紫色の花とスペード形の葉を持つ

Profile

古代エジプトでは毒消しとして使用

オレガノは地中海沿岸地方原産の植物で、古代エジプトでも使われていました。名前はギリシャ語のOros Ganos（山の喜び）に由来します。古代ギリシャの医師、ヒポクラテスは、殺菌と胃の障害、呼吸器障害に使用しました。精油成分の中で最も殺菌力が強いフェノール類を主成分とし、精油の抗菌活性を測るアロマトグラムテストでも広範囲の微生物類に突出した結果を示します。調味料としてイタリア、ギリシア、メキシコ料理で欠かせません。

Effect

感染症の治療の補助と予防に

バクテリアの繁殖を阻止し、ウィルスを抑える作用があるため、感染症を予防することができます。必ず他の穏やかな精油とブレンドしてディフューザーや蒸気吸入で使用します。たとえばユーカリプタス（P.52）、オレガノ、ベルガモット（P.50）を2：1：1でブレンドします。風邪やインフルエンザのときでも、免疫促進や強壮作用があるのでリニメント剤やサプリメント、ディフューザーで使用できます。長期使用は肝臓に負担がかかるので、急性症状にのみ使用すること。

適用　咳、インフルエンザ、消化不良、冷え

学名：Origanum vulgare
科名：シソ科
部位：花の咲いた地上部分
抽出法：水蒸気蒸留法
産地：モロッコ、フランス、トルコ
主な成分：カルバクロール（〜80％）、パラシメン、γ-テルピネン、チモール、β-カリオフィレン、α-ピネン、β-ミルセン
作用：寄生虫駆除、去痰、駆風、健胃、抗ウィルス、抗感染、殺菌、消毒、鎮痙、鎮痛
色：淡い黄色
ノート：トップ〜ミドル
ブレンド指数：2
ブレンド相性：シトラス、ハーバル、ウッディ系の精油と調和します。フェノールの刺激臭が強いため、薬用目的の使用が主です。ラベンダー、タイム（CTリナロール）、ゼラニウムなどとブレンドすると使いやすくなります
禁忌・注意：強烈な皮膚刺激。妊娠中、授乳中、乳幼児、敏感肌。皮膚に使用するときは十分希釈すること。サプリメントを使用の場合も、使用量と使用頻度の指示に従い、胃の調子と気分の変化に十分注意をはらうこと

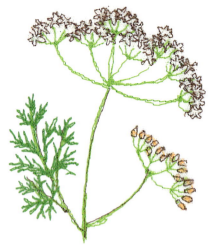

和名はヒメウイキョウ。草丈60cmほどの2年草でセリ科特有の散形花序を持ち、三日月形の種子ができる

キャラウェイ

Caraway

No. 57

薬用酒や消化促進に使われる
食欲をそそるスパイシーな香り

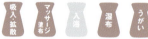

Profile

ドイツ料理に欠かせない三日月形の種子

原産地は小アジアで、フェニキア人によってヨーロッパに広められたといわれます。香辛料としてドイツやオーストリアの料理に多用され、キュンメルやカンパリなどのリキュールのフレーバーとしても欠かせません。ジャン・バルネ博士は冬場に体を温め、消化を促進するために、キャラウェイ、アニス、コリアンダー、フェンネルの種子を同量ずつブレンドして煮出したお茶の飲用をすすめています。精油はリニメント剤にして腹部に擦りこむとよいでしょう。

Effect

消化器の不調全般に

ヨーロッパでは民間薬として長い歴史があり、消化促進や胃のもたれや疝痛を始めとする消化器系の障害全般に使用しました。効果が速やかで、清涼感のある心地よい香りも効果を高めます。呼吸器に対しては去痰作用と鎮痙作用があるために、咳や気管支炎、喘息に対して吸入やリニメント剤として胸部に擦りこんで使用します。また、中枢神経を刺激活性します。主成分のd-カルボンとd-リモネンは抗癌作用の研究が進んでいます。

適用 神経性胃炎、食欲不振（P.228）、鼓腸、消化不良

学名：Carum carvi

科名：セリ科

部位：種子（果実）

抽出法：水蒸気蒸留法、CO_2抽出法

産地：ドイツ、オランダ、スカンジナビア、ハンガリー、エジプト

主な成分：d-カルボン（〜60％）、d-リモネン、$β$-ミルセン、$α$-テルピネオール、ジヒドロカルベオール、フェランドレン

作用：去痰、駆風、駆虫、健胃、抗菌、催乳、刺激、消化促進、食欲増進、鎮痙、利尿

色：淡い黄色

ノート：ミドル

ブレンド指数：4

ブレンド相性：シトラス、ハーバル、ウッディ、スパイス系の精油と調和します。セリ科の風味に独特のスパイシーな香りが加わります。食品または医薬品のイメージが強いです

禁忌・注意：乳幼児、妊娠中、授乳中、てんかん。やや皮膚にきついので皮膚刺激に注意して十分希釈して使用すること（d-カルボンはケトン類でも神経系への強い毒性は報告されていない）

No. 58

キャロットシード

Carrot Seed

セリ科の香りに花と土を加味
肝臓と腎臓の浄化と美肌作用

吸入・拡散／マッサージ・塗布／入浴／湿布／うがい／コスメ

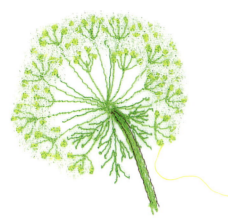

2年草で60cmほどの草丈に育ち、花はセリ科特有の散形花序で白く、中央に赤味がある。葉はレース状

Profile

ビショップ（司教）のレース

ワイルドキャロットとも呼ばれるこの植物は別名が多く、美しい白い花がレース状に見えるので「アン女王のレース」「司教のレース」などの呼び名があります。ヨーロッパ、北アメリカ、南西アジアに自生。野山に育つ質素な薬草は、素晴らしい特別な薬効を持っています。ただ、見分けるのは難しいほどよく似たドクニンジン（*Conium maculatum*）があります。日本にも北海道などに生育しており、不快な匂いが特徴なので、採取時は注意しなければなりません。

Effect

肝臓と腎臓の特別な浄化作用

ヨーロッパでは民間薬として中世から消化器系の障害に使用されてきました。蠕動運動を順調にし、便秘や下痢を改善します。肝臓の浄化作用に優れ、抗癌剤使用後の肝臓のケアにも用いられています。他のセリ科の植物と同じく腎臓の浄化作用があり、むくみを軽減します。また、甲状腺機能の調整、神経衰弱、湿疹、低血圧、膀胱炎などにも役立ちます。スキンケアでは乾燥や老化、くすみやしわなどに使用され、顔色を明るくし皮膚を引き締めます。

適用　便秘、消化不良、湿疹、しわ、むくみ、若返り

学名：*Daucus carota*

科名：セリ科

部位：種子

抽出法：水蒸気蒸留法

産地：フランス、エジプト、インド

主な成分：カロトール（〜73％）、α-ピネン、ダウカ-4,8-ジエン、β-カリオフィレン、酢酸ゲラニル、β-ビサボレン、ファルネセン、サビネン、カリオフィレンオキシド、β-ミルセン、β-ピネン、ベルガモティン

作用：肝細胞再生、強肝、強壮、駆風、浄化（肝臓と腎臓）、神経強壮、通経、皮膚再生

色：淡い黄色

ノート：ミドル

ブレンド指数：4

ブレンド相性：シトラス、レジン、ハーバル、ウッディ、スパイス系の精油と調和します。人参特有の薬草臭が強いですが、薄めるとフローラル調に。オレンジ、レモン、ローズマリー、ジュニパーベリー、シダー、ベティバーなどと好相性

禁忌・注意：妊娠中、授乳中。受胎を阻害する可能性（ラットでの実験結果による）。伝統的に避妊に使用されました

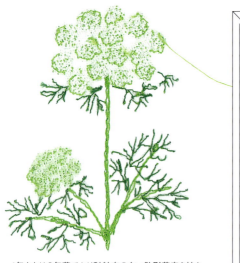

1年または2年草でセリ科特有の白い散形花序を持ち、直根性で80cmほどの草丈になる

クエラ

Khella

北アフリカの民間治療薬
呼吸器の痙攣を鎮める

No. 59

Profile

結石の治療薬として有名

北アフリカ、ヨーロッパ、アジアに自生。エジプトでは種子からのハーブティーは、結石の治療薬として飲まれてきました。また乾燥させて楊枝として使われたので"toothpick plant"（楊枝草）とも呼ばれます。チンキ剤（P.31）やエクストラクト（P.13）も使用され、含有するケリンという成分は利尿作用が特徴ですが、めまいなどの副作用や毒性もあるので注意が必要です。精油にはケリンは含まれていません。

Effect

呼吸器と泌尿器の障害に

特異なエステル類が多く含まれており、鎮咳作用が顕著です。気管支喘息やアレルギー性の咳を鎮めます。蒸気吸入か乾式吸入（ティッシュやタオルに数滴精油を落として吸入する）で使用します。他のセリ科の植物と同じように利尿作用があり、腎結石の形成を妨げる効果が研究報告されています。乾癬などの皮膚疾患にも効果がある他、白斑にも効果があることがわかっています。

適用　咳、花粉症、歯磨き、むくみ

学名：*Ammi visnaga*

科名：セリ科

部位：種子（果実）

抽出法：水蒸気蒸留法

産地：モロッコ

主な成分：リナロール（〜35％）、イソアミル-2-メチルブチレート、アミルイソブチレート、ゲラニルリナロール、イソ吉草酸イソアミル、プレゴン、リモネン、オシメン

作用：去痰、血圧降下、抗ウィルス、抗炎症、抗凝血、抗菌、抗不安、神経強壮、鎮咳、鎮痙、鎮静、鎮痛、免疫調整、利尿

色：淡い黄色

ノート：ミドル

ブレンド指数：4

ブレンド相性：シトラス、レジン、ハーバル、ウッディ系の精油と調和します。少しクセがありますが、エステル類を多く含む甘みのある穏やかな香り。ただ、この香りを好まない人も多く、主に薬用の目的で使用。シダー、サンダルウッド、コパイバ、ヒソップ・デキュンベンス、ベンゾインなどと好相性

禁忌・注意：光感作

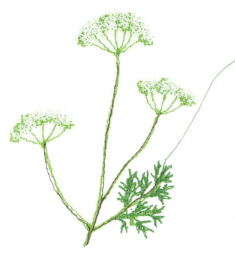

クミン

Cumin

数千年前から使われる香辛料 消化器障害に素晴らしい効果

  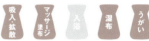
吸入・拡散　マッサージ塗布　入浴　湿布　うがい　コスメ

地中海東部原産の草丈30～50cmほどの小ぶりな植物。1年草で散形花序を持ち、葉は細く羽状に並ぶ

Profile

紀元前16世紀の書物に記載

原産地エリアのキプロス、レバノン、モロッコ、トルコ、イランの料理によく使用され、カレーパウダーやモロッコのクスクス、メキシコのチリには必ず入っています。その歴史は大変古く、古代エジプトの医学書「エーベレス・パピルス」にすでに記載があり、ジュニパー、フランキンセンスと一緒に頭痛に処方され、さらにミイラを作るときには保存料として使用されました。旧約聖書のイザヤ書にもクミンの挽き方が記述されています。

Effect

 消化器障害と強壮剤として

中近東では消化器系の民間薬として、そして性的強壮剤としても使われています。料理に用いるとエキゾチックな風味を加え、食欲を刺激してくれます。精油は、消化不良などの不調時にブレンドして腹部に擦りこむと非常に早く効果が表れます。ただし強いクミンの香りが体に残るので、塗布後20分おいたらシャワーで洗い流すとよいでしょう。香りへの反応は文化的背景によって異なります。

適用：便秘、下痢、消化不良、鼓腸、疝痛

学名：*Cuminum cyminum*

科名：セリ科

部位：種子（果実）

抽出法：水蒸気蒸留法

産地：インド、エジプト、イラン

主な成分：γ-テルピネン（～30%）、クミンアルデヒド、β-ピネン、パラシメン、p-メンタ-1,3-ジエン-7-アール、p-メンタ-1,4-ジエン-7-アール、β-ミルセン、α-フェランドレン、クミニルアルコール、スコポレチン

作用：強壮、駆風、健胃、抗炎症、抗菌、催淫、消化促進、食欲増進、鎮痙、鎮痛

色：淡い黄色～濃い黄色

ノート：トップ～ミドル

ブレンド指数：3

ブレンド相性：シトラス、レジン、ハーバル、スパイス系の精油と調和します。特徴ある強い香りで、体臭のように感じることも。シャープではないけれど、ブレンドされると必ず気づく個性が強い香り。ごく少量ブレンドしてあるコロンもあります。

禁忌・注意：光感作、皮膚刺激（2%までに希釈すること）

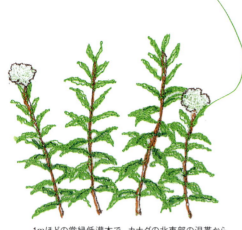

1mほどの常緑低灌木で、カナダの北東部の温帯からツンドラ地帯に自生し、白い花を咲かせる。成長は遅い

No. 61

グリーンランドモス（ラブラドールティー）

Greenland Moss

アメリカ先住民が使った薬草
腎臓と肝臓の解毒と機能促進

吸入・拡散　マッサージ・塗布　入浴　湿布　うがい　コスメ

Profile

寒冷地に育つアメリカ先住民のお茶

ラブラドールティーとも呼ばれる植物で、カナダの北東部、アメリカ各地、スコットランドなどの湿地帯や海岸線に自生しています。ときには高山の斜面に生育することもあります。ラブラドールティーは、もともとはイヌイット族などのアメリカ先住民が3種の近縁種の植物を合わせて飲んだハーブティーの名前でした。18世紀のドイツでは、ビールの酔いを強めるためにこの植物を入れたことがありますが、攻撃性が出るということで禁止されました。

Effect

肝臓と腎臓の浄化のために

肝臓、腎臓の浄化、機能促進のために使用され、一般的なデトックスに役立ちます。病院での治療後の肝臓、腎臓の浄化にも使用できます。化学療法を受けている間の悪心、吐き気にも効果的です。必要な細胞死を促し、抗腫瘍作用を示します。またタイム（CTリナロール）(P.44)、ラベンダー(P.54)と1滴ずつブレンドし、肝臓の部位に塗布する方法もあります。オイルやローションベースで希釈して塗布してもいいでしょう。腎炎のための補助や前立腺炎のためにも用いられます。

適用：消化不良、鼓腸、疲労、むくみ、アレルギー

学名：Rhododendron groenlandicum / Ledum groenlandicum

科名：ツツジ科

部位：葉、枝

抽出法：水蒸気蒸留法

産地：カナダ、北アメリカ

主な成分：サビネン（〜16%）、テルピネン-4-オール、β-セリネン、ミルテナール、酢酸ボルニル、γ-エレメン、γ-テルピネン、ピネン、ピノカルボン、パラシメン

作用：うっ血除去、肝細胞再生、肝臓浄化、強肝、駆風、解毒、健胃、抗アレルギー、抗炎症、抗腫瘍、消化促進、消毒、鎮静、鎮痛

色：淡い黄色

ノート：トップ〜ミドル

ブレンド指数：5

ブレンド相性：シトラス、フローラル、しぶき、ハーバル、ウッディ系の精油と調和します。揮発性の高い軽い香りなので、単品でも使用できます。薬用での使用が主なので、目的に合った精油とブレンドします

禁忌・注意：特になし

No. 62

コリアンダー

Coriander

心身を強壮にして活動的に
種子は華やかな甘い香り

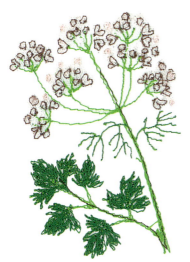

草丈50cmほどの1年草。薄いピンク色の散形花序を持ち、葉は根元に近くなるほど広くなる。種子は球形

Profile

ツタンカーメンの墓からも出土

古代ギリシャでは紀元前2000年頃から栽培されており、ツタンカーメンの墓からは1/2ℓ分のコリアンダーシードが見つかりました。エジプトではこの植物は野生ではないので、すでに栽培が行われていたと考えられ、学名の *sativum* も「栽培された」という意味です。広く分布しており、インド、アラブ、中国、メキシコなどの料理に使われます。スペインではシラントロ、インドではダニア、中国では香菜、タイではパクチーと呼ばれます。

Effect

消化器障害と神経強壮に

消化不良など胃腸の問題全般に使用できます。腹部に2%ほどに希釈したオイルを塗布したり、精油の香りを吸入します。神経を刺激し強壮にし、免疫力を高めて活動的にします。疲労時や無気力な時にはオレンジやベイローレルとのブレンドオイルで全身マッサージを受けると効果的です。睡眠障害があるときはラベンダーやプチグレンとブレンドしてバスオイルとして使用するか、アロマランプなどで使用するといいでしょう。関節の痛みにも使用できます。

適用 鼓腸、消化不良、食欲不振（P.228）、疲労（P.59）

学名：*Coriandrum sativum*

科名：セリ科

部位：種子（果実）、葉

抽出法：水蒸気蒸留法

産地：ロシア、エジプト、ベトナム

主な成分：〈種子〉d-リナロール（〜70％）、α-ピネン、γ-テルピネン、ボルネオン、リモネン、酢酸ゲラニル、ゲラニオール、酢酸リナリル、テルピネン-4-オール、ミルセン
〈葉〉ドデカナール（〜35％）、デカナール、リナロール、9-テトラデカナール、オクタナール、トリデカナール、ウンデカナール

作用：強肝、駆風、健胃、抗炎症、抗菌、刺激（心臓、循環）、消化促進、神経強壮、鎮痛

色：淡い黄色

ノート：トップ〜ミドル

ブレンド指数：4

ブレンド相性：シトラス、フローラル、レジン、ハーバル、ウッディ、スパイス系の精油と調和します。種子はシトラスの香りを伴った華やかなスパイス調、葉はクセのある、主張する香りで好き嫌いがあるので注意

禁忌・注意：特になし

No. 63

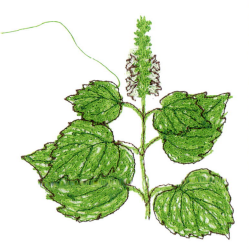

シソ

Perilla

日本の日常使いの薬草
疲労回復と抗酸化が顕著

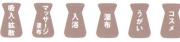

1年草で30cm〜1mほどの草丈に育ち、淡紫の花を多く咲かせる。青じそと赤じそは変種で学名は同じ

Profile

中国の名医、華佗の薬

名前の由来は、中国の名医である華佗（かだ）が腹痛に苦しみ死にかけていた若者に赤じそを入れた煎じ薬を与えて救ったので、紫蘇と呼ばれるようになりました。原産地は中国南西部とインドの山岳地帯で日本には8〜9世紀の奈良、平安時代に伝わりました。紫蘇油は16世紀の戦国時代までランプのオイルとして使用されていました。現在まで毒消しとして生ものに使用されますが、その防腐効果や食中毒の原因菌の抑制効果は食材の5％以上の塩との併用が必要です。

Effect

気の停滞と精神安定に

漢方医学ではエネルギーの停滞を改善するために理気薬として使用されます。精油も同じように全身マッサージやバス、ディフューザーに使用することで、刺激沽性を期待できます。皮膚にはやや刺激が強いので必ず1％までの希釈を守り、皮膚の弱い人はパッチテストをしてから使用しましょう。去痰、鎮咳の目的にはユーカリプタス〈ナローリーフ〉やラベンサラ、タイム（CTリナロール）などの皮膚粘膜に比較的穏やかな精油と組み合わせると安心です。

適用　咳、風邪、疲労、食欲不振、消化不良、鼓腸

学名：*Perilla frutescens*

科名：シソ科

部位：葉

抽出法：水蒸気蒸留法

産地：日本

主な成分：ペリルアルデヒド（〜55％）、リモネン、ペリルアルコール、α-ファルネセン、β-カリオフィレン、リナロール、α-ピネン、β-ピネン、α-フムレン、α-テルピネオール

作用：去痰、強心、強壮、駆風、健胃、抗アレルギー、抗炎症、抗菌、抗酸化、子宮強壮、消化促進、消毒、鎮咳、鎮痙

色：淡い黄色

ノート：トップ

ブレンド指数：4

ブレンド相性：シトラス、フローラル、レジン、ハーバル、ウッディ系の精油と調和します。ユズ、レモン、マンダリン、ライム、ラベンダー、バジル、マージョラム、パルマローザ、コリアンダーなどと好相性

禁忌・注意：皮膚感作。まれにペリラケトンまたはエゴマケトンを含むケモタイプ（P.20）があり、呼吸器に影響を与えることがあります

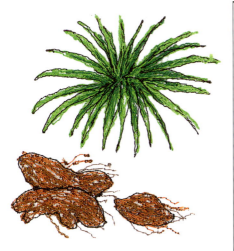

No. 64

シプリオール
（ナガルモタ）

Cypriol

インドではサリーの香りづけに
解毒し生命力を高める

吸入・拡散　マッサージ・塗布　入浴　湿布　うがい　コスメ

パピルスの近縁種で草丈1mほどになる多年草。茎は1本立ちし、繊維質の根茎は先端に塊を形成する

Profile

インドのシプリオールとして知られる

インドのマディヤ・プラデーシュ州で育つ植物の根で、英語ではシプリオール、サイペラス、ヒンズー語でナガルモタと呼ばれます。日本語では香附子（ハマスゲ：*Cyperus rotundus*）です。アーユルベーダの古典「Charak Samhita」の処方にも入っている植物です。この植物を使ったオイルでアビヤンガ（マッサージ）を施せば体と魂に数えきれない恩恵があるとされています。香油、インセンス、ソープ、ヘアトリートメント、タバコの香りづけに使われます。

Effect

熱をとり、引き締め、解毒する

インドの伝統医学アーユルベーダでは、熱をとる働きがあるので熱病や炎症や消化器系の障害に使用します。浮腫や引き締めにも効果的で、皮膚には、かゆみを鎮める効果と収れん作用があります。ヘアケアにも使用され、育毛の目的で頭皮マッサージをします。B型肝炎やその他のウィルス性肝炎への効果も研究報告されています。ポリフェノールを含み抗酸化作用もあり変性疾患に適用されています。

適用　発熱、消化不良、瞑想、むくみ、スキンケア、ヘアケア

学名：*Cyperus scarious*

科名：カヤツリグサ科

部位：根茎

抽出法：水蒸気蒸留法

産地：インド

主な成分：サイペレン（〜25％）、イソパチュレノン、コリムボロン、パチュレノン、イソパチュール -3- エン、ロツンドン、ロツンデン、パチュリアルコール、α - コパエン、β - セリネン、アガロール、パチュラノール

作用：育毛、去痰、血圧降下、解熱、健胃、抗炎症、刺激活性、収れん、鎮痛、通経、利尿

色：褐色

ノート：ベース

ブレンド指数：2

ブレンド相性：シトラス、フローラル、レジン、ハーバル、ウッディ、スパイス系の精油と調和します。香りは温かくウッディ、アーシー（P.210）で、やや沈香（オウド）やベティバーに似ています。重く長続きする香りなので、揮発しやすいトップノートの多いブレンドの香りを長く持たせる保留剤として使用できます

禁忌・注意：妊娠中

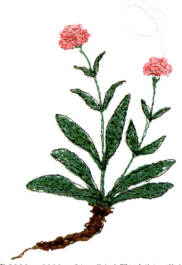

標高3000〜5000mのヒマラヤ山脈に自生し、草丈1mほどに育つ高山植物。ピンクの花を咲かせる

スパイクナード

Spikenard

薫香の「甘松香」で知られる優れた鎮静効果と痛み緩和に

No. 65

Profile

薫香や香料、生薬として尊ばれた

スパイクナードはナルデ、ナード、ナルディン、ムスクルート、甘松香など多くの別名があります。ヘブライ人、エジプト人、ローマ人、インド人、中国人たちが古代より使用してきました。新約聖書には、最後の晩餐の前、マグダラのマリアがスパイクナードの香油をキリストの足に擦りこみ、自分の髪の毛でぬぐいました。その香油は農民の1年分の収入に値したといわれます。チベット仏教の薫香の主要な材料でもあり、日本でも古くから使用されています。

Effect

ターミナルケアや心身の痛みに

ヒマラヤの高地で育ち、古代より精神的な利用法が多かったことから、瞑想のためや肉体的、精神的につらいとき、ターミナルケア（終末期医療）などに使用されています。鎮静作用で有名なバレリアン（P.129）の近縁種なので、同じく鎮静と鎮痛に効果があります。発痛部位と太陽神経叢（みぞおち）に擦りこみます。ブチグレン、クラリセージ、マージョラム、カモミールとブレンドして5%の希釈でリニメント剤を作ります。基剤はセントジョンズワートオイルやアロエベラがおすすめです。

適用　肩凝り、腰痛、かゆみ、緊張

学名：*Nardostachys jatamansi*

科名：オミナエシ科

部位：根茎

抽出法：水蒸気蒸留法

産地：ブータン、ネパール、チベット、インド北部、中国

主な成分：β-カラレン（〜30%）、パチュロール、β-カリオフィレン、セイチュレン、バレンセン、ピネン、バレリアノール

作用：抗炎症、抗真菌、抗てんかん、消毒、静脈強壮、神経強壮、鎮静、鎮痛

色：褐色

ノート：ベース

ブレンド指数：1

ブレンド相性：シトラス、フローラル、レジン、ハーバル、ウッディ、スパイス系の精油と調和します。バレリアンの近縁種なので独特のきつい刺激的な香りがありますが、ごく少量ブレンドすることにより、落ち着いた心地よいムスク調の香りに変化します。レモングラス、サイプレス、コリアンダー、ジャスミン・サンバック、シダー、ヒノキ、ジンジャーなどと好相性

禁忌・注意：特になし

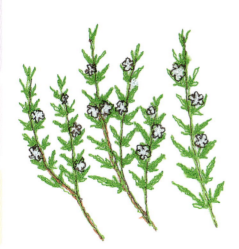

草丈40cmほどの多年草で白い花を咲かせる。南ヨーロッパから地中海沿岸にかけて温暖な気候に育つ

セイボリー

Winter Savory

疲労困ぱい時の強力な後押し
フェノールの刺激的な香り

No. 66

Profile

精力剤としてのバックグラウンド

学名のSaturejaは、ギリシャ神話に出てくる半身半獣のサテュロスのことで、この好色な精霊の性質を持つ精力剤の意があります。そのため修道院での栽培は禁止されていました。古代より消化促進、解毒作用のためにリキュールや料理、治療薬に使われ、フランスではセイボリーの煎じ液とワインを混ぜて口腔内の潰瘍に使用しました。近縁種のサマーセイボリー（Satureja hortensis）は、ウィンターセイボリーに比べ効果が劣ります。

Effect

抗生物質的な作用が期待できる

精神疲労、精力減退時の強い味方になります。にんにくや高麗人参と同じように考えると理解しやすいでしょう。免疫をサポートし感染症から守ります。風邪をひいたときに用いれば早急に回復させてくれます。リニメント剤として使用するのには、セイボリーの希釈度が1％までにし、必ず穏やかな精油と一緒に基剤にブレンドします。皮膚刺激があるので入浴での使用は避けます。神経性胃炎など胃腸の問題全般にもリニメント剤やハイドロレート（P.12）で使用できます。

適用　鼓腸、消化不良、疲労、風邪、咳、カタル

学名：Satureja montana

科名：シソ科

部位：花の咲いた地上部分

抽出法：水蒸気蒸留法

産地：フランス

主な成分：カルバクロール（〜50％）、γ-テルピネン、パラメシン、β-カリオフィレン、チモール、リモネン、酢酸ボルニル、α-テルピネオール、テルピネン-4-オール、サビネン、シトロネロール、酢酸リナリル、α-ピネン

作用：去痰、駆風、抗菌、抗真菌、刺激（循環、副腎皮質）消化促進、神経強壮、鎮痙

色：淡い黄色

ノート：ミドル

ブレンド指数：3

ブレンド相性：シトラス、レジン、ハーバル、ウッディ系の精油と調和します。皮膚に刺激が強いので必ず比較的穏やかな精油（ラベンダー、サイプレス、ゼラニウム、プチグレン、パイン、ニアウリなど）とブレンドして使用すること。吸入やディフューザーでも要注意

禁忌・注意：強い皮膚刺激、小児には使用しないこと。敏感肌の人は皮膚に使用しない

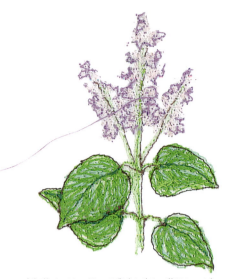

多年草で160cmくらいの背丈に育ち、花は2cmで白、ピンク、ライラック、ブルーの美しい集散花序をとる

No. 67

 セージ

クラリセージ

Clary Sage

女性ホルモンと心の均衡を保つ
アンバーとマスカットの香り

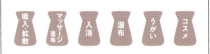
吸入・拡散／マッサージ・塗布／入浴／湿布／うがい／コスメ

Profile

マスカットに似た香り

古代ギリシャのテオフラストスやディオスコリデスの文献にも効用が紹介されています。ドイツでは良質なラインワインに特徴的なマスカット調の香りを、エルダーフラワーとクラリセージを加えて模倣するそうです。そのためクラリセージはマスカットセージとも呼ばれます。ホップの代用でビールに用いられ、これにより気分がよくなり酔いが回りやすくなるといわれています。軽い酩酊状態、幸福感を引き出す作用があります。

Effect

女性の障害とストレスのために

クラリセージの重要な成分であるスクラレオールはエストロゲン様作用があり、月経障害や更年期に役立ちますが、エストロゲンの多い状態で悪化する症状を持つ場合が禁忌です。使いすぎにも注意が必要です。月経が重い場合は、使用すると一時的に悪化させる可能性があります。スクラレオールは高分子のため、品質の劣る精油にはあまり含まれません。5％以上の含有が望ましいです。

適用 疲労、肩凝り（P.55）、不安（P.236）、ストレス、緊張、抑うつ、不眠、更年期（P.239）、若返り、ヘアケア（P.59、240）

学名：*Salvia sclarea*

科名：シソ科

部位：花の咲いた先端部分、葉

抽出法：水蒸気蒸留法

産地：フランス、モロッコ、ロシア

主な成分：酢酸リナリル（〜 67％）、リナロール、ゲルマクレン D、スクラレオール、β - カリオフィレン、酢酸シトロネリル、酢酸ネリル、酢酸ゲラニル、α - テルピネオール、ゲラニオール、1,8- シネオール、リナロールオキシド、カリオフィレンオキシド

作用：エストロゲン様、血圧降下、抗炎症、抗てんかん、抗不安、神経強壮、鎮痙、鎮静、通経

色：淡い黄色

ノート：ミドル

ブレンド指数：4

ブレンド相性：シトラス、フローラル、レジン、ハーバル、ウッディ、スパイス系の精油と広く調和します。動物性香料のような香り

禁忌・注意：妊娠中、エストロゲンにより悪化する症状（子宮筋腫、乳腺炎など）。鎮静作用が強いので運転前の使用も避ける。アルコールとの併用は悪酔いや頭痛を招く可能性

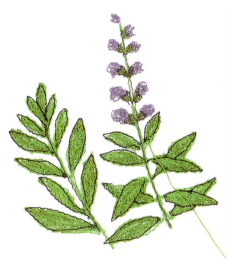

No. 68

セージ
スパニッシュ セージ
Spanish Sage

頭脳明晰化と記憶力を伸ばす
活性化する清涼感のある香り

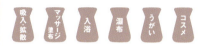
吸入・拡散／マッサージ・塗布／入浴／湿布／うがい／コスメ

草丈 30cmほどのスペインや南フランスのマキ（岩場）に育つ小さな多年草。薄い紫色の散形花序を持つ

Profile

ラベンダーの葉を持つセージ

学名は「ラベンダーの葉」という意味で、スペインでは伝統的に「万能薬」と呼ばれます。感染症と闘い、リウマチや神経痛を癒し、長寿を約束するハーブといわれています。2004年の研究で健康な若い成人の被験者に単語を覚えるテストをしたところ、スパニッシュセージ精油を吸入した場合に記憶力が伸びたという報告があります。これは使用済みの神経伝達物質を分解するアセチルコリンエステラーゼ抑制効果のためで、認知症への効果も期待されています。

Effect

呼吸器障害と疲労回復に

副鼻腔炎、気管支炎などに吸入すると、早急に不快感を緩和します。200mlの水に精油を3滴加えて混ぜ、うがいに使用します。この方法は、歯肉炎にも有効です。鼻炎や風邪にはディフューザーを使うとよいでしょう。神経痛や疲労には入浴やマッサージに使用します。ローズマリーやブラックスプルースと合わせると効果的です。他に月経不順や無月経改善、発毛促進、ヘアパックやヘアトニック、頭皮ケアにもおすすめです。

適用 風邪、咳、疲労（P.57）、月経不順、歯肉炎

学名：*Salvia lavandulifolia*

科名：シソ科

部位：花の咲いた地上部分

抽出法：水蒸気蒸留法

産地：スペイン、南フランス

主な成分：1,8-シネオール（〜40％）、ボルネオン、酢酸α-テルピニル、リナロール、カンフェン、α-ピネン、β-ピネン、酢酸サビニル、ボルネオール、酢酸リナリル、リモネン、β-ミルセン、酢酸ボルニル

作用：強壮、抗炎症、抗カタル、抗感染、殺菌、消毒、頭脳明晰化、鎮痛、通経

色：淡い黄色

ノート：ミドル

ブレンド指数：6

ブレンド相性：シトラス、フローラル、レジン、ハーバル、ウッディ、スパイス系の精油と調和します。1,8シネオールとボルネオンが多く含まれるので樟脳やユーカリ、パインのようなフレッシュな香りがし、甘みが少ない。ラベンダー、ラバンジン、ベルガモット、レモン、ローズマリー、シダーなどと好相性

禁忌・注意：妊娠中、授乳中

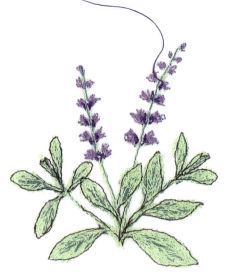

草丈60cmほどに育つ常緑の多年草。茎は木質化し、葉は楕円形で灰緑色。鮮やかな紫色の花をつける

セージ

ダルマチアンセージ

Dalmatian Sage

ローマ人は「聖なる草」と呼んだ
神経強壮と更年期障害に

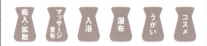

Profile

サルビアは救済者、セージは賢人

学名の"*Salvia*"は「救済」という意味で、病気からの治癒を意味します。古代文明でも悪魔を追い払い、ヘビに噛まれたときの薬として使用されました。中世に黒死病が流行ったとき、4人の盗賊が病気にかからずに盗みを働けたのは、セージを始めクローブ、アンジェリカなどの薬草のビネガーを塗っていたからという記録も残っています。この時代は病気は悪魔によるものと信じられ魔除けとして使われたのですが、実際は殺菌消毒効果によるものでした。

学名：*Salvia officinalis*

科名：シソ科

部位：花の咲いた地上部分

抽出法：水蒸気蒸留法

産地：フランス、スペイン、スロベニア

主な成分：α-ツヨン（〜48%）、ボルネオン、1,8-シネオール、ボルネオール、β-カリオフィレン、β-ツヨン、α-ピネン、カンフェン、ビリジフロロール、β-ピネン、サルビオール

作用：エストロゲン様、抗ウイルス、抗カタル、抗菌、刺激、収れん、浄化、消化促進、消毒、神経強壮、通経、皮膚再生

色：淡い黄色

ノート：トップ

ブレンド指数：3

ブレンド相性：シトラス、レジン、ハーバル、ウッディ、スパイス系の精油と調和します。ヨモギを思わせるクセのある香り。オレンジ、ラベンダー、ホーリーフ（CTリナロール）、ゼラニウム、サイプレスなどと好相性

禁忌・注意：妊娠中、授乳中、エストロゲンにより悪化する症状（子宮筋腫、乳腺炎など）、乳幼児、てんかん、長期使用

Effect

必要最少量で短期間使用

精油に含まれるケトン類は大量に使用すると神経毒性があるので、少量を短期間に留めます。解毒や活力増進の効果は素晴らしいので、適切な体質と症状を選んで使用することが大切です。エストロゲン様作用があるので更年期や月経障害に使用でき、発汗促進のためにも使用できます。循環器系障害や静脈瘤のためにはサイプレスやローズマリーと、神経疲労にはプチグレンやマージョラムと、傷の治癒を早めるためにはヘリクリサムとブレンドして使用します。

適　月経障害、ヘアケア（P.37）、疲労、冷え、静脈瘤、けが

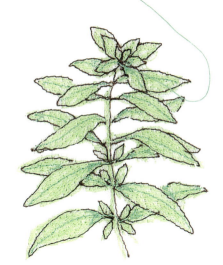

草丈 80cmほどの多年草。シルバーカラーのなめし革のような美しい葉を持ち、花は純白でやさしい雰囲気を持つ

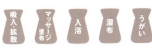

セージ

ホワイトセージ

White Sage

米国先住民の儀式用のハーブ
心身と場の浄化に

Profile

エネルギーに働きかける精油

ネイティブアメリカンが儀式や場の浄化のために使用するので有名なこの植物は、一般的なセージよりずっと背が高く、大きなシルバーカラーの厚みのある葉で乾燥させても十分厚く、火をつけてもお香のようにゆっくりと燃えます。生の葉を蒸留した精油と、乾燥させた葉を蒸留した精油では香りが違います。生の葉からの精油は、乾燥葉からの精油と比べてフルーティーなやさしい香りで、乾燥葉の精油はホワイトセージのスマッジの香りそのものです。

Effect

呼吸と精神的な修養のために

生の葉からの精油は 1,8-シネオールが 60％以上を占めており、スッキリした香りが主ですが底の方にはセージの深みのある穏やかな香りがあります。成分だけ見ればユーカリ〈ガリーガム〉(P.52)とよく似ていますが、香りとして感じるものはまったく違います。植物には、育った地域、歴史、地形、気候など生育環境のすべてが反映されています。自分のエネルギーをよい状態に保ちたいときや、場や気の浄化をしたいときには手のひらに 1 滴を落として、直接ゆっくりと吸入します。

適応 咳、疲労、抑うつ、瞑想、場の浄化

学名：*Salvia apiana*
科名：シソ科
部位：葉
抽出法：水蒸気蒸留法
産地：アメリカ
主な成分：1,8-シネオール（〜61%）、α-ピネン、β-ピネン、δ-3-カレン、β-ミルセン、リモネン、β-カリオフィレン、ボルネオン
作用：強壮、去痰、抗ウィルス、抗カタル、抗菌、神経強壮、鎮痛、免疫調整
色：淡い黄色
ノート：ミドル
ブレンド指数：4
ブレンド相性：シトラス、レジン、ハーバル、ウッディ、スパイス系の精油と調和します。この植物の使用目的を考えると単品で使用することが多いと思われますが、ルームスプレーを作るときなどはベルガモット、コリアンダー、エレミ、バージニアシダー、クローブ、ブラックスプルースなどとブレンドするとよいでしょう
禁忌・注意：1,8-シネオールが多く含まれており、吸入するのには刺激が強いので、小児には使用しない

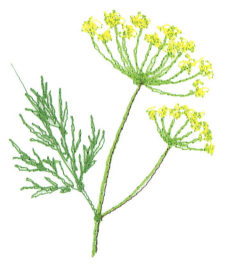

草丈60cmほどに育つ1年草で、散形花序の黄色い花を咲かせる。地中海沿岸地方や南ロシアで野生に育つ

No. 71

ディル

Dill

ノルウェー語で「なだめる」
胃腸障害を鎮め不快感を緩和

Profile

ヨーロッパや中近東で料理に多用

ロシアではボルシチに入れられ、ケフィア(ヨーグルト)の飲み物にもディルの葉を混ぜました。ポーランドではサワークリームに混ぜてドレッシングを作り、きゅうりのピクルスやサラダにも葉を入れます。消化の助けになり、胃腸の調子を整えます。ギリシャの剣闘士たちの食事は、勇気を高めるためにディルの葉がたくさん使われました。中世では魔女の呪いから身を守ると信じられ、乾燥したディルの束を、お守りとして家のあちこちに下げたり、身につけたりしました。

Effect

消化器障害とカタル症状に

古代ギリシャのアスリートたちは、ディルのエキスを筋肉の動きを高めるために体全体に塗り広げました。イギリスでは伝統医薬に使われ、頭痛、黄疸、吹き出もの、胸焼け、吐き気、肝臓障害などに処方されました。消化器の不調に幅広く使用でき、1%ほどに希釈したオイルを腹部に塗布し、精油の香りも吸入します。呼吸器の障害には、蒸気吸入するか、ラバンジン、パイン、ファー、ユーカリなどとブレンドして胸部に擦りこみます。

適用 鼓腸、消化不良、便秘(P.228)、疲労、頭痛

学名:Anethum graveolens

科名:セリ科

部位:種子(果実)、葉

抽出法:水蒸気蒸留法

産地:フランス、ハンガリー、イギリス

主な成分:〈種子〉d-リモネン(〜68%)、d-カルボン(〜50%)、ジヒドロカルボン、α-フェランドレン、ミリスチン
〈葉〉d-カルボン(〜42%)、α-フェランドレン、d-リモネン、アネトフラン、β-フェランドレン、ジヒドロカルボン、パラシメン

作用:強肝、去痰、駆風、健胃、抗ウィルス、抗菌、刺激、消化促進、神経強壮

色:淡い黄色

ノート:トップ

ブレンド指数:4

ブレンド相性:シトラス、レジン、ハーバル、ウッディ、スパイス系の精油と調和します。種子からの精油は温かみのあるスパイシーなハーバルで、鋭さがない香り。葉からの精油は甘みがあるペッパーのような香りで、エレミやナツメグを思わせます

禁忌・注意:皮膚刺激(1%までに希釈)

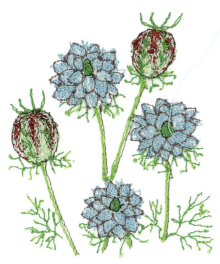

南アジア原産の30cmほどの草丈に育つ1年草。美しい青い花を咲かせ、多数の黒い種を持つ蒴果をつける

ニゲラ
（ブラックシード）

Nigella

すべての病を癒す種子
刺激的なスパイシーな香り

No. 72

Profile

インドと中近東で愛用される

紀元前20世紀のトルコの遺跡では土器の中に種子が残っており、古代エジプトではクレオパトラや歴代ファラオたちに愛用されたといわれています。『預言者ムハンマドの言行録』には「カロンジ（ニゲラ）は死以外のすべての病気のための治療薬である」と書かれています。インドや中近東の料理にはスパイスとして使用されます。オレガノとブラックペッパーを混ぜたような香りと苦みがあります。インドのベンガル地方ではナンに混ぜて消化促進のために使われます。

Effect

痛みと抗腫瘍作用に期待

ディオスコリデス（P.17）やイブン・スィーナ（P.16）の書物にも薬効が紹介されている植物です。種子に含まれるチモキノンが強力な鎮痛作用、鎮痙作用、抗炎症作用を示すことが科学的に証明されています。免疫強化、抗ヒスタミン効果、発毛促進、抗酸化作用などが顕著です。精油は手に入りにくいのですが、圧搾油は比較的手に入りやすく1%の精油を含むので、リニメント剤としてもマッサージオイルとしても使用できます。圧搾油のサプリメントもあります。

適用　消化不良、疲労、あらゆる痛み、ヘアケア

学名：Nigella sativa
科名：キンポウゲ科
部位：種子
抽出法：水蒸気蒸留法
産地：インド、エジプト、イラン
主な成分：チモキノン（〜54%）、パラシメン、ロンギフォレン、α-ツジェン、カルバクロール、α-クベベン、ピネン、リモネン
作用：健胃、抗炎症、抗腫瘍、抗ヒスタミン、鎮痙、鎮痛、消化促進、神経強壮、免疫促進
色：淡い黄色
ノート：トップ
ブレンド指数：4
ブレンド相性：シトラス、ハーバル、ウッディ、スパイス系の精油と調和します。フェノールの刺激的な香りがするので、薬用としての使用に限ります。その場合でもより心地よい香りにするために、レモン、ラベンダー、マージョラム、ローズマリー、ヒマラヤンシダーなどとのブレンドが好相性です
禁忌・注意：妊娠中、授乳中。皮膚刺激があるので幼児や敏感肌の人には使用しないこと。フェノール類を含むので長期使用は避ける

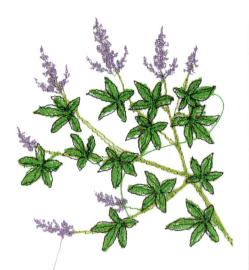

2〜3mの高さになり、幅も同じくらいの美しい落葉樹で、枝先に美しい紫の円錐花序をつける

No. 73

バイテックス
（チェストツリー）

Vitex

更年期と月経障害に「修道士の胡椒」という別名

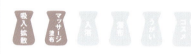

Profile

修道士が使った貞操のための植物

日本ではイタリアニンジンボク、ドイツではモンクスペッパー（修道士の胡椒）、英語圏ではチェストツリー（貞操木）と呼ばれます。葉と種子は薬用として古代より使用されてきました。葉の長さは約10cmで、5枚かそれ以上が手の平を広げたような形で、高麗人参の葉と似ていることから日本名はつきました。ギリシャ語で *agnus-castus* は貞操という意味で、古代ギリシャの博物学者、プリニウスは制淫のために使用すると記述し、修道院でも使用されていました。

Effect

女性の障害と脳下垂体の調整に

月経不順やPMSの場合には約2〜3ヶ月間（月経周期2〜3回）続けることで効果が表れます。これはホルモン様作用ではなく、脳下垂体に働きかけて黄体を刺激し、プロゲステロンを分泌させることでホルモン調整するため、危険性が低くゆっくりと穏やかに効果を示します。1日朝1回、1滴を両手首に擦りこみます。更年期の不快な症状にも効果的ですが、精油の使用と併せてバランスのよい食生活と適度な運動にも配慮するとさらに効果があがります。

適用　いらいら、月経痛、月経不順、むくみ、更年期

学名：*Vitex agnus-castus*
科名：クマツヅラ科
部位：葉、種子
抽出法：水蒸気蒸留法
産地：ドイツ、トルコ
主な成分：〈葉〉1,8 シネオール（〜35%）、サビネン、α-ピネン、α-テルピネオール、γ-エレメン、β-サリネン、β-カリオフィレン、β-ファルネセン、酢酸シトロネリル
〈種子〉サビネン（〜44%）、1,8-シネオール、α-ピネン、γ-エレメン、β-ファルネセン、β-カリオフィレン、酢酸テルピニル
作用：駆風、解熱、子宮強壮、鎮痛、通経、発汗、ホルモン調整、利尿
色：淡い黄色
ノート：トップ
ブレンド指数：6
ブレンド相性：シトラス、レジン、ハーバル、ウッディ系の精油と調和します。ヨウシュヤマゴボウの実やフランキンセンス様の懐かしい、染み通るような香り。薬用として使用
禁忌・注意：特になし（避妊ピル使用時にはバイテックスの効果はなくなります）

No. 74

🌿 バジル

スィートバジル

Sweet Basil

世界中で料理に使われる
使用量で鎮静にも覚醒にも

吸入・拡散 / マッサージ・塗布 / 入浴 / 湿布 / うがい / コスメ

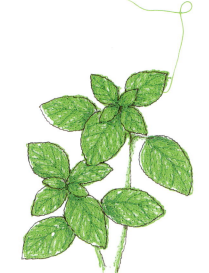

インド原産の60cmほどの背丈に育つ1年草。滑らかな表面の葉を持ち、花はシソ科には珍しい総状花序

Profile

5000年以上前から栽培される

語源はギリシャ語のbasileusで、王を表します。古代ギリシャの医師ディオスコリデスも、ヘビに噛まれたときの薬としてバジルを紹介しています。17世紀の医師ニコラス・カルペパーは「さそり座の元、火星の支配を受けるのでバジリコンと呼ばれる」と記述しています（バジリコンとは見られるだけで死に至る伝説上の爬虫類）。イタリアや東南アジアの料理には欠かせないハーブで、160種もの近縁種や変種があり、アジア種がより刺激が強いです。

Effect

💕 神経疲労とストレスに

CTメチルカビコールは熱帯種でエキゾチックバジルと呼び、香りはアニス調で甘く魅力的です。メチルカビコールはノルアドレナリンと化学構造が似ているため、ストレス時に使用すると助けになります。CTリナロールはヨーロッパ種で皮膚にも穏やかです。いずれも心理的な問題に広く使われ、抑うつや不安症を始め、神経疲労時、時差ぼけ、神経性の胃腸炎、集中力を高めたいときなどに吸入すると効果的です。

適用 神経性胃炎（P.229）、食欲不振（P.228）、疲労、咳、不眠、不安（P.51、236）

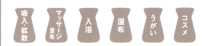

学名：*Ocimum basilicum*
ケモタイプ（CT）（P.20）がある。2種を紹介

科名：シソ科

部位：花の咲いた先端部分、葉

抽出法：水蒸気蒸留法

産地：〈CTリナロール〉フランス、エジプト
〈CTメチルカビコール〉インド、マダガスカル

主な成分：〈CTリナロール〉リナロール(52%)、1,8 シネオール、オイゲノール、α-ベルガモテン、ゲルマクレンD、α-セリネン、δ-カジネン、メチルカビコール、カジノール
〈CTメチルカビコール〉メチルカビコール(85%)、メチルオイゲノール、リナロール、1,8-シネオール、オイゲノール

作用：鬱血除去、強肝、健胃、抗ウィルス、抗うつ、抗炎症、抗感染、抗菌、刺激、消化促進、神経強壮、頭脳明晰化、鎮痙、鎮痛

色：淡い黄色

ノート：トップ〜ミドル

ブレンド指数：4

ブレンド相性：シトラス、レジン、ハーバル、ウッディ、スパイス系の精油と調和します

禁忌・注意：〈CTメチルカビコール〉使用過多は肝毒性を示すので注意。皮膚刺激

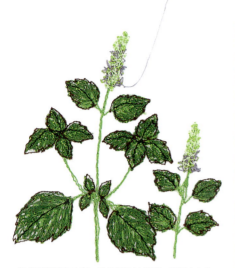

インド半島原産で60cmほどの背丈に育ち、葉は小さめで縁は鋸歯状。紫色の総状花序を咲かせる

バジル

ホーリーバジル

Holy Basil（Tulsi）

シバ神の宿る植物
アーユルベーダの重要なハーブ

No. 75

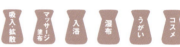

Profile

富と繁栄の神、シバ神が宿る

ヒンズー教寺院や信者の家には必ずある植物で、シバ神が宿るハーブといわれています。葉が緑色の種類をラクシュミー・ツルシー、葉が紫色の種類をクリシュナ・ツルシーと呼びます。アーユルベーダ医学では、アダプトゲンと考えられ、全身の機能均衡を図り、ストレスに適応する助けをします。古典文書には、世界を維持する神、ビシュヌ神が海から現れ、手に持っていたアムリタ（不老不死の薬）からツルシーが生まれたと記されています。解毒作用のあるハーブとしても人気があります。

Effect

抗酸化作用と抗腫瘍作用

オイゲノールの含有量が高いために皮膚刺激が懸念されますが、鎮痛剤としての優れた機能を持ちます。口腔における強力な癌予防作用も研究報告されています。サプリメントは放射線防御作用や白内障了防にも用いられます。風邪、頭痛、喉の痛みには蒸気吸入やディフューザーでの使用を。胃腸の障害や疲労時にはリニメント剤による局部塗布を。インドではクリームに入れて抗菌と皮膚再生作用のために使います。

適用 風邪、喉の痛み、頭痛、腰痛、疲労、若返り

学名：Ocimum tenuiflorum
Ocimum sanctum

科名：シソ科

部位：花の咲いた先端部分、葉

抽出法：水蒸気蒸留法

産地：インド

主な成分：オイゲノール（〜50%）、1,8-シネオール、メチルカビコール、β-ビサボレン、α-ビサボロール、α-オシメン、カビコール、カリオフィレン、カンフェン、β-ピネン、ゲルマクレンD、カンフェン、α-ベルガモテン

作用：強壮、抗ウィルス、抗菌、刺激、神経強壮、鎮痙、鎮痛、通経、免疫刺激

色：淡い黄色

ノート：ミドル

ブレンド指数：4

ブレンド相性：シトラス、レジン、ハーバル、ウッディ、スパイス系の精油と広く調和します。オイゲノールが多く含まれているのでクローブとバジルの香りが融合したような印象です。ラベンダー、レモン、レモングラス、ゼラニウム、パチュリと好相性

禁忌・注意：皮膚刺激（1%希釈までで使用）

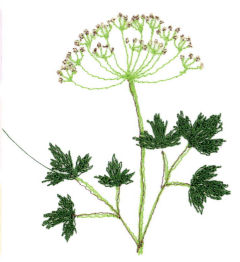

2年草で30cmほどの背丈に育ち、黄色い花は散形花序で根は直根性。葉が縮れる種類がモスカール種

No. 76 パセリシード

Parsley Seed（モスカール種）

地中海地方の薬効豊かな薬草
腎臓を刺激し解毒する

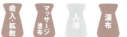

吸入拡散／マッサージ湿布／入浴／湿布／うがい／コスメ

Profile

ディオスコリデスが命名

地中海地方の東側が原産で、2000年以上も使われてきたハーブです。ディオスコリデス（P.17）が名づけた学名の *Petroselinum* は「岩のセロリ」を意味し、岩場に生えていたからとも、結石を排出させる作用からともいわれています。古代ギリシャ、ローマ人たちはパセリを食用にはせず、薬用と軍馬の飼い葉用としていました。北ヨーロッパには13世紀頃に伝わり、精油が蒸留されるようになったのは20世紀に入ってからで、主にフレーバー産業のためでした。

Effect

デトックスを効果的に

優れた解毒作用で、体内から老廃物を効果的に排出させます。ドイツでは腎臓結石の治療薬として認められています。ただし精油の経口摂取は、含有するアピオール（堕胎作用）やミリスチシン（めまい、幻覚）の含有のためにすすめられません。生のパセリを食べると、フラボノイド、ルテオリン、アピゲニンなどの抗酸化作用がある成分が損なわれずに摂取できます。スキンケアではしみやそばかすを消すためにローションに入れて使用しますが光感作には注意。

適用　消化不良、むくみ、月経不順、関節痛、発毛促進

学名：*Petroselinum crispum*
科名：セリ科
部位：種子、葉
抽出法：水蒸気蒸留法
産地：フランス、ハンガリー、ドイツ
主な成分：〈種子〉パセリアピオール（〜67%）、ミリスチシン、アリルテトラメソキシベンゼン、ピネン、エレミシン、d-リモネン〈葉〉ρ-メンタ-1,3,8-トリエン（〜45%）、β-ミルセン、フェランドレン、ミリスチシン
作用：強壮、駆風、血圧降下、解毒、抗菌、収れん、循環促進、消化促進、神経強壮、鎮痙、鎮静、通経、利尿
色：淡い茶色
ノート：ミドル
ブレンド指数：4
ブレンド相性：シトラス、レジン、ハーバル、ウッディ、スパイス系の精油と調和します。多くの用途は薬用ですが、男性用コロンにはまれに使用されます。スパイシーウッド調の香り
禁忌・注意：妊娠中、授乳中、光感作。累積的な毒性も報告されているので、長期使用は避ける。内用はしないこと

No. 77

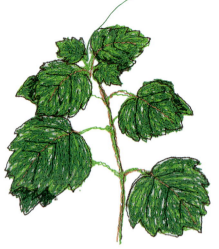

パチューリ

Patchouli

墨やお香の香りづけに使用
若返りのためのスキンケアに

インド原産の多年草で60〜90cmほどの草丈に育ちます。冬に白い花を咲かせる。生の葉は香りが薄い

Profile

ヒッピーも愛したインドの香り

インドのタミール語で緑の葉を意味し、インドでは古くから使われました。18世紀のシルクロード交易の際には虫よけのために絹製品とともに梱包され、19世紀のビクトリア朝時代のカシミア交易の際にも同様に使われました。ヨーロッパでは豪華な香りとイメージされ、インドのエキゾチックな文化や思想を象徴する香りでもありました。1960年代にはヒッピーの間で大変人気になり「フラワーチルドレンの香り」と呼ばれました。

Effect

スキンケアと循環障害のために

スキンケアに大変有用です。ドライスキンや肌の老化が気になる人は、フランキンセンス、ローズ、メリッサ、サンダルウッドなどと一緒にクリームやローションにして使うとよいでしょう。高い保湿、収れん効果で肌を柔らかく滑らかに整えます。湿疹や吹き出ものには化粧水やクレイパックで使うと効果的です。静脈瘤やむくみのためにはレモン、レモングラス、グレープフルーツ、ローズマリーなどとブレンドして使用します。

適用 しわ (P.240)、くすみ (P.59)、角質ケア、スキンケア、皮膚炎、真菌感染症、静脈瘤、むくみ、若返り (P.49)

学名：Pogostemon cablin
科名：シソ科
部位：全草
抽出法：水蒸気蒸留法
産地：インド、マレーシア、インドネシア
主な成分：パチュロール（〜40%）、α-ブルネセン、β-ブルネセン、α-ガイネン、セイチュレン、アロマデンドレン、β-パチュレン、α-パチュレン、β-カリオフィレン、ポゴストール、ノルパチュレノール、ポゴストン
作用：鬱血除去、強壮、健胃、抗炎症、抗菌、抗真菌、刺激、収れん、静脈強壮、鎮静
色：淡い褐色〜褐色
ノート：ベース
ブレンド指数：1
ブレンド相性：シトラス、フローラル、レジン、ハーバル、ウッディ、スパイス系の精油と広く調和します。甘い花の香りと好相性。墨や濡れた土のような重い香り。葉を発酵させてできる個性的な香りなので、慣れないと不快と感じる場合もあるため少量ずつ使用するとよいです。熟成させると香りがよりよくなります
禁忌・注意：特になし

No. 78

バレリアン

Valerian

ハーバル・トランキライザー
猫が大好きな強い匂い

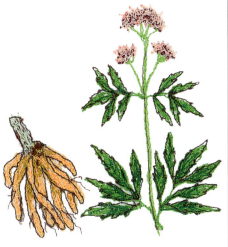

ヨーロッパ原産の多年草で1〜1.5mほどの草丈に育ち、夏に甘い香りのするピンクや白い花を咲かせる

Profile

修道院でも栽培された

古代ギリシャ、ローマ時代から薬用植物として使用され、ギリシャの医師、ガレノスは不眠症の薬として処方しました。中世ではバレリアンの根は万病に効くとされ、修道院で多く栽培されました。日本名ではセイヨウカノコソウや吉草と呼ばれます。本書ではヨーロッパ種の精油をとりあげていますが、ケモタイプ（P.20）や近縁種が多くあります。中国種、インド種、和種は学名や成分が異なるので混同しないようにしましょう。

学名：*Valeriana officinalis*
科名：オミナエシ科
部位：根茎
抽出法：水蒸気蒸留法
産地：ロシア、ベルギー、フランス、ドイツ
主な成分：バレリアノール（〜34％）、酢酸ボルニル（〜30％）、バレラノン、バレラナール、カンフェン、α-ピネン、d-リモネン、β-テルピネン、1,8-シネオール、β-ピネン、吉草酸、ボルネオール
作用：解熱、抗炎症、抗菌、鎮痙、鎮静
色：グリーンがかった茶色
ノート：ベース
ブレンド指数：1
ブレンド相性：シトラス、フローラル、レジン、ハーバル、ウッディ、スパイス系の精油と広く調和します。甘い花の香りと好相性。樹脂様で土臭く、やや樟脳や動物性香料を思わせる。粘度が高く、強力で消えにくく、鼻につく匂いなので少量ずつブレンドすること。ラベンダー、パイン、パチュリ、シダーなどと好相性。薬用に多く使用されます
禁忌・注意：特になし

Effect

鎮静とスローダウンのために

強力な鎮静と催眠作用があります。慢性的な肩凝りや関節の痛みにも使用できます。0.5〜1％の希釈で十分な効果を示します。クラリセージ、メリッサ、イランイラン、少量のメイチャンやレモングラスなどとブレンドして使用すると、特徴のある強い香りが緩和され目的にも合い、使いやすくなります。気持ちが落ち着かないときや、眠れないとき、動悸や不整脈のあるときも使用できます。ただ香りが強いので1回の使用には1滴だけを守りましょう。

適用　筋肉痛、肩凝り、不眠、動悸

NO. 79

ヒソップ・デキュンベンス
Hyssop Decumbens

子どもにも使える免疫刺激剤
甘みのある爽やかな薬草の香り

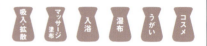

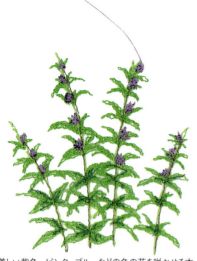

美しい紫色、ピンク、ブルーなどの色の花を咲かせる木質化する多年草で、60cmほどの高さに育つ

Profile
聖なる植物で健康維持のために使用

ヘブライ人の聖なる植物で、旧約聖書にはダビデの言葉として「汝エゾブ（Ezov）をもて我を清めたまへさらば我は清まらん」と罪を清める方法として書かれており、エゾブはヒソップの語源と考えられています。今でもヒソップの枝は、カトリック教会の礼拝時に聖水を撒くために使用されています。修道院でつくられてきたベネディクティン、シャルトルーズなどのリキュールには、ヒソップが配合されており強壮や健胃のために飲まれました。

Effect
子供の呼吸器障害のために

一般的なヒソップはケトン類（ピノカンフォン、イソピノカンフォン）が60%ほど含まれるため、呼吸器に効果的（抗カタル、粘液溶解作用）ですが神経毒性があるために子供や妊婦、てんかんのある人には禁忌です。一方、このヒソップ・デキュンベンスという種類は、ケトン類はほとんど含まれないため、子供にも安全に使用できます。鎮静作用があるので、夜の入眠前の使用も適切です。去痰、抗カタル作用があるため、呼吸器の不調時にも使用します。

適用 咳、花粉症、風邪、不眠

学名：*Hyssopus officinalis var.decumbens*
科名：シソ科
部位：全草
抽出法：水蒸気蒸留法
産地：フランス、イタリア、東ヨーロッパ
主な成分：リナロール（～60%）、1,8-シネオール、リモネン、γ-ピネン、カリオフィレンオキシド、α-ピネン、カンフェン、β-ミルセン、コパエン、イソピノカンフォン
作用：強壮、去痰、抗ウィルス、抗炎症、抗カタル、治癒、鎮静、免疫刺激
色：淡い黄緑色
ノート：トップ～ミドル
ブレンド指数：6
ブレンド相性：シトラス、フローラル、レジン、ハーバル、ウッディ系の精油と広く調和します。薬用での使用が主なので、ブレンド精油は作用で選びます。ラベンダー、マージョラム、マンダリン、マートル、ラベンサラなどと好相性
禁忌・注意：特になし。幼児にも使用可。別のケモタイプ（P.20）のヒソップ CT ピノカンフォンは、ケトン類が60%ほど含まれ神経毒性があるので小児や妊娠中、てんかんを持つ人には禁忌

No. 80

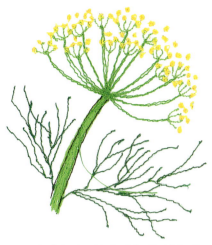

フェンネル
（スィートフェンネル、茴香）

Sweet Fennel

ノスタルジックな漢方薬の香り
ダイエットや胃腸の健康に

吸入・拡散　マッサージ・塗布　入浴　湿布　うがい　コスメ

2.5mほどの草丈に育つ多年草。黄色い散形花序の花を咲かせ、鳥の羽状の葉は40cmくらいまで伸びる

Profile

古代より風味や消化促進のために使用

エジプト、ローマ、中国で古代から、解毒、健胃、食欲調整などの効果が知られ、料理や薬用に用いられる一方で、悪霊祓いなど浄化のためにも使われていました。種子はイタリアンソーセージから、中国の五香粉、インドのムクワス（食後に噛む砂糖菓子）まで世界中で使用されます。生薬では茴香として胃腸薬にも配合されています。17世紀のイギリスの医師、カルペパーは「この葉、根、種子をスープに入れると引き締める効果がある」と記述しています。

Effect

セルライトや吹き出物に

フェンネルが属するセリ科（アニスシード、キャラウェイ、クミン、ディル、コリアンダーなど）は、薬用植物が多く属し、どれも消化器や呼吸器の症状を改善する作用を持ちます。フェンネルは特にエストロゲン様作用に秀で、月経障害に役立ちますが、子宮筋腫などの禁忌にも注意する必要があります。デトックスや更年期症状には種子のティーとの併用が効果的。呼吸器の症状には吸入や胸への擦りこみ剤が役立ちます。

適用　吹き出もの、咳、疝痛、月経障害、更年期、神経性胃炎（P.229）、ダイエット（P.242）

学名：Foeniculum vulgare var.dulce
科名：セリ科
部位：種子
抽出法：水蒸気蒸留法
産地：インド、中国、エジプト、フランス
主な成分：trans-アネトール（〜70%）、リモネン、α-フェランドレン、メチルカビコール、1,8-シネオール、フェンコン、α-ピネン、フェンコール、ボルネオン、アニケトン、アニスアルデヒド、ウンベリフェロン、ベルガプテン
作用：エストロゲン様、強心、強壮（呼吸器、神経）、駆風、健胃、催乳、殺菌、刺激、消化促進、食欲調整、鎮痙、鎮痛、通経、利尿
色：淡い黄色
ノート：ミドル
ブレンド指数：1
ブレンド相性：シトラス、レジン、ハーバル、ウッディ、スパイス系の精油と調和します。甘く強力でノスタルジックな漢方薬の香り
禁忌・注意：てんかん、乳幼児、小児、妊娠中、長期使用、乳腺症や子宮筋腫などエストロゲン様作用により助長される障害のある場合

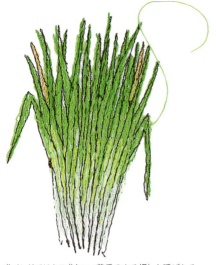

北インドではクス（khus：芳香のある根）と呼ばれる。
2mの草丈で、1年で根が2〜4mの深さにも到達する

ベティバー

Vetiver

皮膚の保湿作用に優れる
スモーキーな土の香り

No. 81

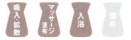

Profile

圧力釜で水蒸気蒸留して精油を抽出

マダガスカルでは生育18〜24ヶ月の根を掘り、洗って乾かし、細かく刻み2気圧で約24時間水中蒸留します。産地によって抽出の方法は多少異なります。有名なのがレユニオン島産（ブルボンベティバー）で、希少です。ハイチ産もフローラルな香りで人気があります。香料の代表的な保留剤で、様々なコロンに使われています。ベティバーは時間が経つとさらに熟成されよい香りになる精油です。ごく少量ブレンドすることで洗練された香りが楽しめます。

Effect

 強壮のためやスキンケアに

主要な高分子成分が免疫系を刺激し、内分泌腺と血液循環を活性化します。ストレスの度合いが高くなり風邪をひきやすくなったり、疲れが抜けにくいと感じるときに最適です。30mℓのベースに1滴で十分です。スキンケアには大変有用で保湿作用に優れ、ドライスキンとしわを改善します。精神的に不安定なときや、頭の中で考えがとめどもなく続いて頭痛やめまいがするようなときには、ベティバーを数滴だけ香油、ボディオイル、足浴で使用するとよいでしょう。

適用 冷え、月経不順、しわ、ドライスキン、疲労、不安

学名：Vetiveria zizanioides
Chrysopogon zizanioides

科名：イネ科

部位：根

抽出法：水蒸気蒸留法

産地：ハイチ、インドネシア（西ジャワ）、インド、マダガスカル、レユニオン島、中国

主な成分：クジモール（〜14%）ベチセリネノール、ビシクロベチベロール、トリシクロベチベノール、α—カジノール、α—ベチボン、β‐ベチベネン、β‐オイデスモール、クゼニック酸、β‐ベチスピレン、ベチベノン、ベチベン、酢酸ベチベリル、ベチベン酸

作用：強壮（循環器）、抗感染、鎮静、通経、保湿、免疫刺激

色：赤茶色

ノート：ベース

ブレンド指数：1

ブレンド相性：シトラス、フローラル、レジン、ハーバル、ウッディ、スパイス系の精油と調和します。揮発率は低いですが濃縮された強い香りなので、入れすぎないこと

禁忌・注意：特になし

ホップ

No. 82

Hop

ビールの発酵と風味に重要
苦みのあるスパイシーな香り

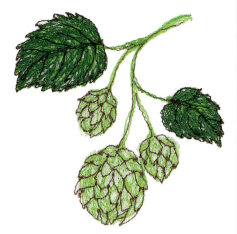

12mにも伸びるつる性の多年草。雌雄異株で雌株に花（毬花）が咲く。ビールの苦みの原料

Profile

原産地はカフカス地方

紀元前6世紀頃からバビロニア王国ではホップを入れたビールを醸造していました。古代エジプトでは、ホップはビールには入れずに主に薬用に用いていました。ヨーロッパでは14世紀頃からオランダでビールに使われ、16世紀にはドイツのミュンヘンで「ビール純粋令」が定められました。これはビール製法にはホップ、水、大麦のみを使用するという法律で、現在でも効力を持っています。ホップはビールに独特の苦みと気持ちよい酔い心地を与えます。

Effect

更年期障害緩和と認知症予防

中医学では啤酒花（ひしゅか）という生薬で、鎮痛、健胃、更年期のために使用されます。睡眠障害やストレス性の心身症に効果的です。また、エストロゲン様作用があるので適度な使用によって月経不順や更年期障害の緩和が可能です。最新の研究では、ホップエキスのアルツハイマー病への効果も報告されています。ガルシニエリプトンHCというホップの成分が、脳の神経細胞死に関する酵素を抑制することを発見しました。

適用 食欲不振、肩凝り、不眠、更年期

学名：Humulus lupulus

科名：アサ科

部位：毬花

抽出法：水蒸気蒸留法

産地：ドイツ、フランス、イギリス

主な成分：α-カリオフィレン（～37%）、β-ミルセン、β-カリオフィレン、カジネン、α-ムウロレン、α-コパエン、ゲラニオール、サビネン、セリネン、リナロール、オシメン

作用：エストロゲン様、健胃、抗炎症、抗菌、催眠、鎮痙、鎮静、利尿

色：淡い黄色～赤茶色

ノート：ベース

ブレンド指数：2

ブレンド相性：シトラス、フローラル、レジン、ハーバル、ウッディ、スパイス系の精油と広く調和します。酸化すると香りがバレリアンのようになり、精油の色が濃くなって樹脂化します。太陽光線を避け低温で保存すること。ベルガモット、クラリセージ、サイプレス、ゼラニウム、アンジェリカと好相性

禁忌・注意：妊娠中、エストロゲンにより助長される障害のある場合（乳腺症や子宮筋腫など）

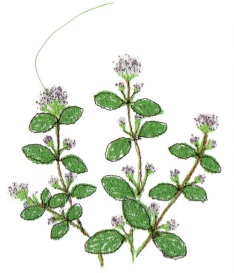

No. 83

マージョラム

スィートマージョラム
Sweet Marjoram

甘くスパイシーな薬草の香り
副交感神経を優勢にする

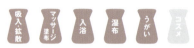

吸入・拡散 / マッサージ・塗布 / 入浴 / 湿布 / うがい / コスメ

寒さに弱い地中海地方の多年草で、60cmほどの草丈に育つ。マージョラムには近縁種が30種もある

Profile

古代ギリシャでは喜びの象徴

ポットマージョラム、ノッテドマージョラムなどの別名もある、地中海沿岸の東部地方原産の植物です。古くから料理や、鎮静のためのハーブティーとして使われてきました。中世ヨーロッパでは悪臭と病気感染を防止する魔除けの小さな花束タッジーマッジーに入れて持ち歩きました。フランスでは歌手が喉を守るためにマージョラムの浸剤にはちみつを入れたものを飲み、修道院では心を落ち着けて静かに過ごすために香りを吸入しました。

Effect

心身を温めて和らげる

古典の記述では、ディオスコリデス(P.17)は神経強壮、プリニウスは消化不良、カルペパーは関節や筋肉、腱を温め和らげる効果をあげています。このようにマージョラムには心身のこわばりを温めて緩和する効果があります。慢性の腰痛や肩凝りを軽減し、孤独感やストレス、憤りなどで閉じた心を和らげます。痙攣性の症状にもよく、咳、気管支炎、呼吸器の感染症を緩和します。蒸気吸入が効果的です。

適用 疲労、緊張 (P.237)、月経痛 (P.39、43)、冷え、咳 (P.226)、歯痛 (P.233)、肩凝り (P.29)

学名：Origanum majorana
Majorana hortensis

科名：シソ科

部位：花の咲いた先端部分

抽出法：水蒸気蒸留法

産地：フランス、エジプト、モロッコ、チュニジア、スペイン、イタリア、ブルガリア

主な成分：テルピネン-4-オール(〜25%)、γ-テルピネン、cis-ツヤノール、サビネン、α-テルピネン、テルピノレン、パラシメン、リナロール、β-カリオフィレン、δ-ガジネン、酢酸リナリル、酢酸ゲラニル

作用：鬱血除去、血圧降下、血管拡張、抗炎症、抗菌、催眠、消化促進、自律神経調整、神経強壮、鎮咳、鎮痙、鎮静、鎮痛、通経

色：淡い黄色

ノート：ミドル

ブレンド指数：6

ブレンド相性：シトラス、フローラル、レジン、ハーバル、ウッディ、スパイス系の精油と調和します。マンダリン、ネロリ、バジル、ゼラニウム、フランキンセンスと好相性

禁忌・注意：低血圧、眠気を催す可能性

No. 84

🌿 マージョラム

スパニッシュ マージョラム
Spanish Marjoram

呼吸を楽にして高揚させる
爽やかなハーバルノート

吸入拡散 / マッサージ塗布 / 入浴 / 湿布 / うがい / コスメ

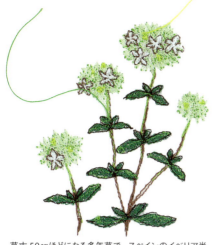

草丈50cmほどになる多年草で、スペインのイベリア半島固有種。乾燥に耐え、初夏に白い花を咲かせる

Profile

スィートマージョラムとは関係なし

この植物は長年かなり混乱して理解されており、オレガノ、コモンタイム、スィートマージョラムとは違う植物で、エッセンシャルオイルの成分も異なります。芳香成分も1,8シネオールが主要で、ユーカリプタスに甘みのあるシトラス調を付加したような香りです。産地のスペインでは1960年代に年間20t程度を抽出していましたが、過去20年間にわたりほとんど抽出されませんでしたが、スペインの経済危機後、再び抽出が行われています。

Effect

🧠 ❤️ リフレッシュと呼吸器障害に

リラックスやリフレッシュのどちらの目的にも使いやすく、ブレンドする精油や量により様々な目的に使用できます。主要な化学成分は右記の通りですが、これ以外に含まれる多くの少量成分によって、やさしく心地よい香りがします。ルームスプレーやコロンにもおすすめです。優れた抗菌、抗ウィルス作用があるので、感染症予防のためにディフューザーで使用するとよいでしょう。全身マッサージには、疲労回復のためや強い香りが苦手な人にもおすすめです。

適用 咳、カタル、喉の痛み、月経痛（P.39、43）

学名：*Thymus mastichina*
科名：シソ科
部位：花の咲いた先端部分
抽出法：水蒸気蒸留法
産地：スペイン
主な成分：1,8-シネオール（〜60%）、ボルネオン、α-ピネン、カンフェン、ボルネオール、β-ピネン、α-テルピネオール、リナロール、サビネン、テルピネン-4-オール
作用：鬱血除去、去痰、抗ウィルス、抗炎症、抗カタル、抗菌、鎮咳、鎮静、免疫調整
色：淡いオレンジ色
ノート：トップ〜ミドル
ブレンド指数：6
ブレンド相性：シトラス、フローラル、レジン、ハーバル、ウッディ、スパイス系の精油と調和します。ラベンダー、プチグレン、ネロリ、バジル、フランキンセンスと好相性。皮膚にも比較的穏やかで、安全に使えて香りもよいのでブレンドエンハンサー（P.209）として使用できます。心地よい爽やかな香りです
禁忌・注意：乳幼児には刺激が強いので使用しないこと

No. 85

🌿 ミント

コーンミント

Cornmint

強力な冷却作用に注意
メントールの刺激的な香り

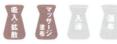

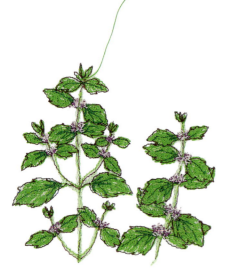

ヨーロッパ、アジア、北アメリカの北部地方に育つ多年草で、60cmほどの草丈に育つ

Profile

メントールを抽出するために生産

花が咲く寸前に収穫し、乾燥させてから蒸留します。蒸留、冷却して、クリスタル状になったメントールを50％ほど抽出するため、残った精油のメントールの含有が40％ほどになります。メントール除去されていないコーンミント精油はほとんど市販されていませんが、メントールは成人でも長時間吸入すると急性毒性の危険性があり、皮膚に広範囲に塗布すると低体温症になる可能性があります。メントールは身近ですが、危険性をはらんでいると認識しておきましょう。

Effect

冷却作用と殺微生物作用

ペパーミントよりもメントールの含有が多く刺激が強いので、十分希釈して局部使用します。呼吸器の感染症や咳にはアロエベラジェルに3〜5％の希釈で胸に擦りこみます。蒸気吸入は強すぎるので使用しません。ディフューザーで、他の穏やかな精油とブレンドして使用しましょう。体に使用する際には冷却作用が強いので、部分的に短期間の使用に。口腔衛生や、殺菌、かゆみ止め、関節痛や頭痛の緩和にも。

適用 歯磨き、口臭（P.232）、捻挫、肩凝り、頭痛、鼓腸

学名：Mentha arvensis

科名：シソ科

部位：花の咲いた先端部分

抽出法：水蒸気蒸留法

産地：中国、インド、日本、ブラジル、北米

主な成分：メントール（〜90％）、メントン、イソメントン、d-リモネン、β-ピネン、α-ピネン、ネオメントール、ピペリトン、酢酸メンチル、3-オクタノール、β-ミルセン（コーンミント精油は通常、脱メントール処理をされておりメントールの含有は40％程）

作用：強肝、解熱、健胃、駆風、抗ウィルス、抗カタル、抗寄生虫、抗真菌、昆虫忌避、殺菌、刺激、消化促進、神経強壮、頭脳明晰化、鎮掻痒、鎮痛、皮膚再生、免疫調整、冷却

色：淡い黄色

ノート：トップ

ブレンド指数：3

ブレンド相性：シトラス、フローラル、ハーバル、ウッディ系の精油と調和します

禁忌・注意：妊娠中、授乳中。幼児は吸入で痙攣を起こすことがあるので避けます。一般の人も局部使用に限り広範囲に使用しないこと

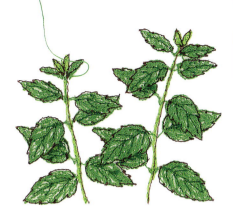

草丈1mほどになる薄紫色の花を咲かせる多年草で、スペア（槍）の語源は葉先が尖っているから

No. 86

🌿 ミント

スペアミント

Spearmint

活性にも鎮静にも使える
甘く清涼感のある楽しい香り

吸入拡散　マッサージ塗布　入浴　湿布　うがい　コスメ

Profile
アメリカで大人気
古代ギリシャ人が強壮剤として使用したハーブ。ヨーロッパ原産ですが香料産業では成功せず、アメリカで大成功しました。精油産出国はアメリカが最大ですが、近年は中国やインドも多く生産しています。メントールはほとんど含まれておらず（1％未満）、ペパーミントと比べて穏やかで甘く、ガムや歯磨きペースト、キャンディーなどのフレーバーに多く使われます。ペパーミントとブレンドして「ダブルミント」というフレーバーにしている製品もあります。

Effect
💗🧍 心を明るく軽快にする
すっきりとした香りは頭をクリアにして集中力を高めてくれます。カルボンはケトン類ですが無毒性ともいわれ、中枢神経刺激作用があるので心身を活性化してくれます。一方、皮膚への刺激度はペパーミントよりずっと穏やかです。風邪、カタル症状、気管支炎、呼吸器感染症などの症状には蒸気吸入が効果的。鼓腸、消化不良、食欲不振、ストレス、精神疲労には局部にリニメント剤にして擦りこみます。乗り物酔い、抑うつには香りの吸入をするとよいでしょう。

適用　風邪、花粉症（P.227）、神経性胃炎、口臭、掃除（P.244）

学名：Mentha spicata
Mentha viridis
科名：シソ科
部位：花の咲いた先端部分、葉
抽出法：水蒸気蒸留法
産地：アメリカ（中西部）、インド、中国
主な成分：カルボン（～60％）、リモネン、酢酸ジヒドロ酢酸カルビル、酢酸ネオイソジヒドロカルビル、テルピネン-4-オール、メントン、β-ミルセン、cis-酢酸カルビル、β-カリオフィレン、1,8-シネオール、メントール、ピネン、酢酸メンチル、リナロール
作用：去痰、駆風、抗炎症、抗カタル、抗菌、高揚、刺激、消化促進、鎮痙、発汗
色：淡いグリーン～淡い黄色
ノート：トップ
ブレンド指数：6
ブレンド相性：シトラス、フローラル、ハーバル、ウッディ系の精油と調和します。オレンジ、ラベンダー、レモンバーベナ、カルダモンと好相性。スイーツのイメージが強い
禁忌・注意：カルボンが多く含まれるので幼児、妊婦はごく少量ずつ使用し、連用しないこと（危険性は低い）

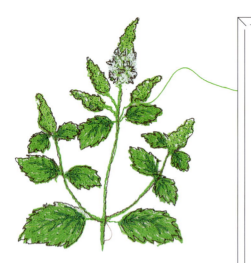

30cmくらいの草丈に育つモロッコで栽培されるスペアミントの栽培種。"nana" は「小さい」という意味

No. 87

ミント

ナナミント

Nana Mint

スペアミントの栽培種
子供に使用できる安全な精油

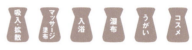

Profile

モロッカンミントティーにも使われる

ナナミントはスペアンミントの栽培種ですが、比較すると葉の表面に細かい腺毛が少ない品種で、小規模に栽培されています。精油はメントールが入っていないので、ペパーミントと比べて穏やかで甘くやさしい香りです。ナナミントの葉とガンパウダーグリーンティー（珠茶）をブレンドしたお茶はモロッカンミントティー（マグレビティー）と呼ばれ、特にムスリム諸国で愛飲されています。長めに浸出し、砂糖を多めに入れて、強壮のために飲みます。

Effect

爽やかにやさしく鎮静する

ナナミントはスペアミントよりもさらに穏やかで、皮膚にも比較的やさしく作用します。ペパーミントやスペアミントを使用したいが覚醒したくない、皮膚が弱い、子供に使うというようなときに向いています。一般的な風邪、呼吸器の不快な症状にはラベンダー、ラベンサラ、グリーンマートル、ヒソップ・デキュンベンスなどのうち、一つか二つとブレンドし、十分希釈して胸の上部に擦りこみ、消化不良や精神疲労のためには太陽神経叢（みぞおち）に少量擦りこみます。

適用　花粉症、風邪、消化不良、緊張、PMS (P.43)

学名：*Mentha viridis "nana"*
科名：シソ科
部位：花の咲いた先端部分
抽出法：水蒸気蒸留法
産地：フランス、モロッコ、ドイツ
主な成分：カルボン（〜60%）、リモネン、*trans*-カルベオール、β-カリオフィレン、*cis*-ジヒドロカルボン、1,8-シネオール、ミルセン、β-ピネン、*cis*-酢酸カルビル、β-ブルボネン、ゲルマクレンD
作用：去痰、駆風、抗炎症、抗カタル、抗菌、刺激、消化促進、鎮痙、鎮静
色：淡いグリーン〜淡い黄色
ノート：トップ
ブレンド指数：6
ブレンド相性：シトラス、フローラル、ハーバル、ウッディ系の精油と調和します。オレンジ、マンダリン、メリッサ、プチグレン、ラベンダー、ゼラニウム、カモミール、クラリーセージ、カルダモン、バニラと好相性
禁忌・注意：カルボンが多く含まれるので幼児、妊娠中は1%を守り注意しながらであれば使用可能（危険性は低い）

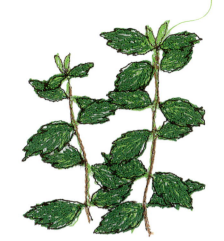

ヨーロッパ、アジア原産の多年草で、80cmほどの草丈に育つ。近縁種、交配種、品種が無限にある

No. 88

ミント

ペパーミント

Peppermint

ひんやりとした刺激と清涼感
日用品や食品に広く使用

吸入・拡散　マッサージ・塗布　入浴　湿布　うがい　コスメ

Profile

イギリスのミッチャム地方から世界へ

ペパーミントは古代エジプト人、ギリシャ人、ローマ人たちが愛用していました。エジプト人が薫香として使用した有名なブレンド「キフィ」にも含まれています。ギリシャ神話にあるミントの物語は、プルート（冥王星の象徴神）に愛されたメンタというニンフが、嫉妬した妃のペルセポネーにより殺され、プルートはメンタの亡きがらを背の低い植物に変え、香りを与えたとされています。18世紀にイギリスのミッチャム地方で栽培が始まり、世界各地に紹介されました。

Effect

冷却作用と殺微生物作用

メントールが主成分で刺激が強く、適度に局部使用することで咳、気管支炎、呼吸器の感染症を効果的に緩和します。蒸気吸入が効果的です。清涼感が強く、ガムやキャンディーでなじみがありますが、冷却作用が強いので局部的に使用しましょう。強い清涼感はリフレッシュするだけでなく、殺菌、かゆみ止め、痛みの緩和、炎症の軽減、呼吸器の障害の改善、吐き気止めなどの用途があります。

適用　咳、発熱(P.226)、感染予防(P.57)、捻挫、肩凝り、頭痛(P.231)、口内炎(P.232)、日焼け(P.234)、かゆみ(P.235)

学名：Mentha piperita
科名：シソ科
部位：花の咲いた地上部分
抽出法：水蒸気蒸留法
産地：イギリス、フランス、アメリカ、中国
主な成分：メントール（〜46%）、メントン、イソメントン、酢酸メンチル、1,8-シネオール、メントフラン、ピペリトン、イソメントール、ピペリトール、リナロール、プレゴン、ピネン、リモネン、メンテン、サビネン
作用：強肝、去痰、駆風、解熱、健胃、抗炎症、抗ウィルス、抗カタル、抗寄生虫、抗真菌、昆虫忌避、殺菌、刺激、収れん、消化促進、神経強壮、頭脳明晰化、制乳、鎮痙、鎮掻痒、鎮痛、通経、皮膚再生、免疫調整、冷却
色：淡い黄色
ノート：トップ
ブレンド指数：3
ブレンド相性：シトラス、フローラル、ハーバル、ウッディ系の精油と調和します
禁忌・注意：妊娠中、授乳中。幼児は吸入で痙攣を起こすことがあるので避けます。成人でも局部塗布に限り、広く塗布しないこと

No. 89

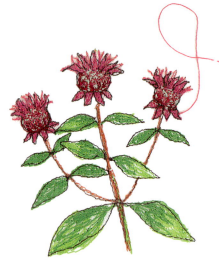

モナルダ
（タイマツバナ）

Monarda

アメリカ先住民の薬草
フレッシュでソフトな甘み

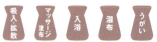
吸入拡散 / マッサージ・湿布 / 入浴 / 湿布 / うがい / コスメ

北アメリカ東岸が原産の多年草で 1.5 m ほどの草丈。原種は 30 個ほどの赤いチューブ状の花が一房に咲く

Profile

オスウェゴ族が入植者に紹介

アメリカ大陸の植物相をヨーロッパに最初に紹介した、16 世紀の医師で植物学者のニコラス・モナルデスから命名されました。シトラスのベルガモットに花と葉の香りが似ているのでベルガモットとも呼ばれます。18 世紀にアメリカ先住民オスウェゴ族が入植者にお茶の代わりとして利用法を教えたのが最初で、以後はオスウェゴティーとして親しまれてきました。原種は緋色の花を咲かせますが、多くの園芸種があり赤からピンクの濃淡まで様々な色の花があります。

Effect

殺菌消毒と炎症を鎮めるために

アメリカ先住民たちはモナルダを傷の手当てに使いました。特に殺菌力が優れ、皮膚には穏やかです。クレイを使用したパックや傷薬に入れるとよいでしょう。歯肉炎のためにはマウスウォッシュや歯磨きペーストに混ぜて使用します。消化器の障害、刺激活性、関節炎やリウマチ痛のためにはリニメント剤にして擦りこむと効果的です。鎮静のためにはマッサージオイルに入れて使用し、循環促進のための入浴にはエプソムソルト（P.28）などと一緒に使います。

適用：傷、歯肉炎、冷え、むくみ、消化不良、疝痛

学名：Monarda didyma

科名：シソ科

部位：花の咲いた地上部分

抽出法：水蒸気蒸留法

産地：北アメリカ、フランス、ドイツ

主な成分：リナロール（〜75%）、パラシメン、酢酸ボルニル、ゲルマクレン D、γ-テルピネン、サビネン、1-オクテン -3- オール

作用：去痰、駆風、抗炎症、抗菌、刺激、循環促進、神経強壮、鎮痙、鎮静、鎮痛、利尿

色：淡い黄色

ノート：ミドル

ブレンド指数：7

ブレンド相性：シトラス、フローラル、レジン、ハーバル、ウッディ、スパイス系の精油と調和します。穏やかな香りなので目的に合わせて様々な精油とブレンドできます。神経強壮や活性化のためには、オレンジ、グレープフルーツ、スペアミント、ローズマリーと好相性。鎮静の目的ではラベンダー、マンダリン、プチグレン、クラリセージ、フランキンセンス、ネロリなどとブレンドするとよい

禁忌・注意：特になし

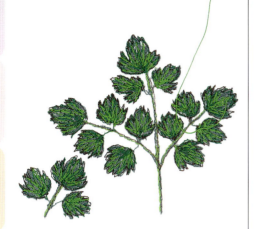

草丈2mほどの多年草で、淡い黄色の散形花序をつける。葉は放射状に広がり大きなものは70cmほどになる

No. 90

ロベージ

Lovage

パワフルな肝臓浄化作用
セロリを濃縮したような香り

Profile

ゲルマン語で「愛の杖」

原産地ははっきりせず、イランやアフガニスタン、ヨーロッパなど様々な説があります。各国での呼び名がそれぞれあり、フィンランドでは「牧師の襟」、ポーランドでは「愛の薬草」と呼ばれます。この呼び名でもわかるように、媚薬として使われていた歴史を持ちます。中世には頻繁に修道院で栽培されました。スープやサラダに入れて食べたり、アルコール飲料の香りづけやタバコのフレーバーに、また強壮剤としても使用されました。

Effect

感染症と疲れた肝臓のために

消化器系の障害とデトックスの目的に使用します。泌尿器系にも効果があり、むくみの改善と結石排出作用も期待できます。血液の浄化作用のためには、ロベージのティーを飲むことです。カップ1杯の熱湯に小さじ1杯の葉を入れて8分待ち、1日に3杯飲みます。肝臓、腎臓の障害を改善するためには、リンシードオイルまたはキャスターオイル大さじ1をベースにロベージを6滴入れたリニメント剤(2%希釈)を、必要な部位に1日2回擦りこみます。

適用 消化不良、むくみ、関節炎、湿疹、吐き気

学名：*Levisticum officinale*

科名：セリ科

部位：根

抽出法：水蒸気蒸留法

産地：フランス、ドイツ、ベルギー、チェコ

主な成分：*cis*-リグスチリド(〜67%)、ペンチルシクロヘキサジエン、β-フェランドレン、β-ピネン、α-ピネン、ミリスチン、テルピノレン、*cis*-ブチリデンフタリド

作用：強肝、強壮、抗ウィルス、抗炎症、抗寄生虫、抗菌、神経強壮、鎮静、利尿

色：茶色

ノート：ベース

ブレンド指数：3

ブレンド相性：シトラス、フローラル、ハーバル、ウッディ、スパイス系の精油と調和します。作用が第一ですが、調和のとれたブレンドを考えるなら、香りの濃い精油なので入れすぎないように気をつけます。レモン、レモングラス、ブラックペッパー、ローズマリー、ラベンダー、シダー、コリアンダーと好相性

禁忌・注意：皮膚刺激、長期使用は肝臓と腎臓に負担がかかる可能性

No. 91 ワームウッド
（アルモワーズ）

Wormwood

聖書に出てくる天使の名前
ヨモギとツヨンの独特の香り

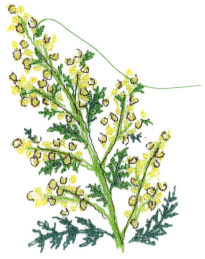

草丈 40cmほどの低灌木になる多年草で、地中海沿岸地方の乾燥したステップ気候のもとに育つ

Profile

多くの種類が存在するので注意

ワームウッドと呼ばれる植物は多数あり、そのほとんどが危険な精油に属します。薬効のあるヨモギ属の植物でお灸に使われる種類 *Artemisia vulgaris* もその1つ。中毒性のある有名な酒、アブサンは *Artemisia absinthium* という種でつくられました。聖書ではワームウッドはアルモワーズを指し、偉大なる星、天使の名前として使われ、常に苦みを象徴しています。精油はフランスで100年以上にわたり香料、フレーバーとして使われてきました。

Effect

ハイドロレート（芳香蒸留水）を使用

自然療法では、浄化作用や腸内寄生虫の駆除のためには、水差しにワームウッドの一枝を入れ、少量成分を浸出させた水を飲みます。また、ワームウッドのハイドロレート（P.12）大さじ1を500mlのミネラルウォーターに入れて飲み、デトックスダイエットの補助にします。月経不順や更年期障害の改善には12週間続けます。ハイドロレートも妊娠中、授乳中は禁忌。カナダのホッケー選手たちは風邪予防に鼻の下にこの精油を1滴つけて寒いスケートリンクで練習するそうです。

適用：風邪予防、月経不順、デトックス、虫よけ

学名：*Artemisia herba-alba*

科名：キク科

部位：花の咲いた先端部分、葉

抽出法：水蒸気蒸留法

産地：モロッコ、チュニジア、スペイン

主な成分：ボルネオン（〜55%）、α-ツヨン（〜37%）、β-ツヨン、カンフェン、1,8-シネオール、ピノカルボン、酢酸サントリニル、アルテミジアアルコール、ヨモギアルコール、

作用：去痰、駆虫、抗炎症、抗カタル、抗菌、消毒、刺激、鎮痙、通経

色：暗いグリーン

ノート：ミドル

ブレンド指数：1

ブレンド相性：シトラス、フローラル、ハーバル、ウッディ系の精油と調和します。ベルガモット、パイン、ラベンダーと好相性

禁忌・注意：幼児、妊娠中、授乳中。神経毒性の可能性。ツヨンとボルネオンはケトン類に属し、その中でも毒性が高い方の成分なので多用しないこと。近縁種が多く、同じ学名でもケモタイプ（P.20）が多種類で使用できる精油は限られています。IFA（国際アロマセラピスト連盟）では使用を禁止しています

ウッディ系
精油 37

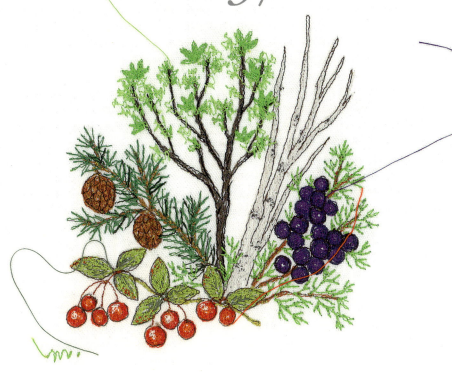

樹木の木部、葉、針葉、枝、液果からの精油を集めました。
ウッディ系の精油は私たちの免疫機能を促進し、
地に足をつけて安定させるグラウンディング能力を高めてくれます。
種類が多く、針葉樹、広葉樹、常緑樹、落葉樹などがあり、
生育地も熱帯ジャングルからツンドラ地帯まで様々です。

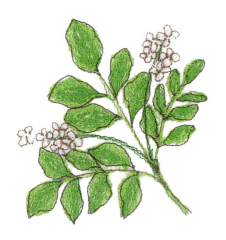

西インド諸島からフロリダにかけて育つ樹高2〜3mの低灌木で、精油を産生するのに30年かかる

アミリス

Amyris

西インド諸島のサンダルウッド
甘く樹脂様の低揮発性の香り

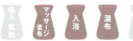

Profile

精油分豊富で松明に使われた

アミリスの名前は、香り高いという意味のギリシャ語「アミロン」に由来します。西インド諸島、特にハイチに自生しており、木部は精油分が豊富でよく燃える性質があるため明かりに使われたこともありました。そのためトーチウッド（松明木）とも呼ばれています。近年、サンダルウッドが絶滅危惧種となり、オーストラリアンサンダルウッドの価格がはね上がっている中で、アロマテラピーではよい代用精油となるのがアミリスです。ミルラとサンダルウッドを混ぜたような香りです。

Effect

鎮静作用とドライスキンに

主成分のバレリアノールは中枢神経を鎮める作用があるため、痛みや不眠に対する効果が期待できます。これはバレリアンの精油にも多く入っている成分で、鎮静作用に優れています。アミリスはバレリアンよりも香りが受け入れやすいので、より広く使用できます。また、皮膚を若返らせ、炎症を鎮めるため、ドライスキンの日々のケアにクリームやローションに用いることができます。同様の効果があるベティバーやパチューリをブレンドしてもよいでしょう。

適用 筋肉痛、不眠、若返り（P.243）、皮膚炎、ドライスキン

学名：Amyris balsamifera

科名：ミカン科

部位：木部

抽出法：水蒸気蒸留法

産地：ハイチ、ドミニカ、ベネズエラ

主な成分：バレリアノール（〜22％）、オイデスモール、エレモール、β-セスキフェランドレン、α-ジンギベレン、アモルファ-4,11-ジエン、ドリメノール、クルクメン

作用：去痰、血圧降下、抗炎症、抗菌、神経強壮、鎮痙、鎮静

色：淡い黄色〜茶色

ノート：ベース

ブレンド指数：3

ブレンド相性：シトラス、フローラル、ハーバル、ウッディ、スパイス系の精油と調和します。イランイラン、ローズ、ジャスミン、クラリセージ、ラベンダー、オークモスなどと好相性。サンダルウッドやバージニアシダー、ハイチベティバーの偽和（P.11）に使用されていた歴史があります。主成分はセスキテルペノールなので保留剤としても使用できます

禁忌・注意：特になし

No. 93

ウィンターグリーン
Wintergreen

呼吸器障害と痛みに
清涼感抜群の湿布薬の香り

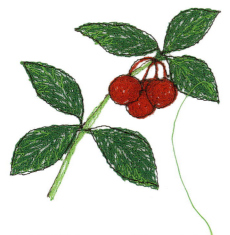

小さな常緑低灌木で15cmほどの樹高。ベル形の花が咲き、冬場に赤い実がなり、地下茎で増える

Profile
アメリカでは食品と飲料に使われる

北アメリカの東部で多く育ち、野生動物の冬の食料になっています。アメリカ先住民が頭痛やリウマチのためにお茶として飲んでいたので「ティーベリー」という俗名もあります。お湯にしばらく浸けると酵素により成分が形成されます。清涼感のあるフレーバーが好まれ、チューインガム、歯磨きペーストなどに使われます。アメリカでは子どもが大好きなルートビアに入れられています。香りがなじみ深いものなので、子どもの誤飲事故がときどきあります。

Effect
スーッと痛みがひく心地よさ

成分の大部分を占めるサリチル酸メチルは、体内代謝によりサリチル酸、アセチルサリチル酸になり、アスピリンと同じ働きを示します。鎮痛や解熱に効果的ですが、使用過多になると毒性を示します。外用でも同様で、多量に使用すると腎障害を起こす可能性があるので、短期間だけ適量の使用にしましょう。局部リニメント剤としては、痛みや炎症に即効性があり、いわゆる"湿布の匂い"で清涼感に優れます。ラベンダーやシダーとブレンドするとよいでしょう。

適用　咳、肩凝り、腰痛、リウマチ、関節炎、筋肉痛（P.230）

学名：Gaultheria procumbens
Gaultheria fragrantissima
科名：ツツジ科
部位：葉
抽出法：水蒸気蒸留法
産地：カナダ、中国、北アメリカ（東部）
主な成分：サリチル酸メチル（〜95％）、α-ピネン、ミルセン、δ-3-カレン、リモネン、3,7-グアイアジエン、δ-カジネン
作用：強肝、血圧降下、解熱、抗ウィルス、抗炎症、殺菌、刺激、鎮咳、鎮痛、利尿
色：淡い黄色〜ピンク色
ノート：トップ
ブレンド指数：3
ブレンド相性：シトラス、ハーバル、ウッディ系の精油と調和します。薬用の目的が第一なので、目的に合った精油とブレンドします。レモン、レモングラス、ローズマリー、ラベンダー、ヒマラヤンシダーなどと好相性
禁忌・注意：皮膚刺激。アスピリンアレルギーの人は、喘息やアレルギー反応が起こることがあるので避けます。誤飲は命に関わるので、小児の手の届かないところに保存。外用も多量、長期使用は腎臓に負担がかかります

NO. 94

ウェストインディアンベイ
West Indian Bay

殺菌消毒と頭皮の刺激活性に
スパイシーなベイラムの香り

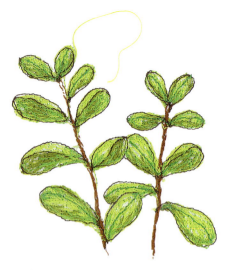

カリブ地方原産で樹高12mほどになり、綿あめのような白い花を咲かせ、黒い実をつける

吸入・拡散 / マッサージ塗布 / 入浴 / 湿布 / うがい / コスメ

Profile
カリブ海の島々で豊富に育つ植物

西インド諸島原産の植物で、20世紀の初頭からベイラムという男性用のアフターシェイブローションやコロンに香料として添加されています。CTオイゲノール、CTシトラール、CTエストラゴールなどのケモタイプ（P.20）が多く存在しますが、商業的に生産されているのはここで紹介しているオイゲノールタイプのみです。ベイローレルやピメント（オールスパイス）とも混同しやすいので学名を確かめましょう。原産地の島々では料理のスパイスとしても使われています。

Effect
刺激的な香りで殺菌し活性化

強い消毒作用を示し、呼吸器には特効があります。ディフューザーにラバンジン、ベルガモット、ラベンサラなどの穏やかで殺菌作用に優れた精油と一緒に入れて使います。消化器と皮膚の障害にも少量をブレンドして使用します。筋肉痛、肩凝り、疲労感には1％までの希釈でジェルベースのリーメント剤にします。フケや脂漏性の頭皮、発毛促進のためには無水エタノール10mlに10滴加えてよく溶かし30mlの精製水を加えてから使用します。

適用：咳、消化不良、肩凝り、筋肉痛、疲労、頭皮ケア

学名：*Pimenta racemosa*
科名：フトモモ科
部位：葉
抽出法：水蒸気蒸留法
産地：ドミニカ、バージン諸島
主な成分：オイゲノール（〜56％）、β-ミルセン、カビコール、リナロール、リモネン、1-オクタン-3-オール、1,8-シネオール、メチルオイゲノール、オシメン、3-オクタノン
作用：強壮、駆風、抗ウィルス、抗菌、刺激、収れん、循環促進、消化促進、食欲増進、消毒、神経強壮、通経、発汗、発毛促進
色：茶色
ノート：ミドル
ブレンド指数：4
ブレンド相性：シトラス、フローラル、ハーバル、ウッディ、スパイス系の精油と調和します。クローブのような香りでエキゾチックなブレンドに使用するとよい。ベルガモット、プチグレン、ラベンダー、ローズマリー、マージョラム、ガルバナム、エレミと好相性
禁忌・注意：皮膚刺激、長期使用は肝臓と腎臓に負担がかかる可能性

No. 95

ガイヤックウッド
（ユソウボク）

Guaiacwood

生命の木「リグナムバイタ」
瞑想やストレス緩和のために

吸入拡散　マッサージ塗布　入浴　湿布　うがい　コスメ

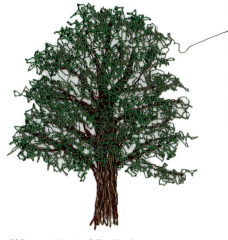

樹高 10m ほどになる成長の遅い木で、アルゼンチンとパラグアイにわたるグランチャコ地域に自生

Profile

宗教儀式から建材、薬用に使用

リグナムバイタやパロサントとも呼ばれます。宗教儀式や家庭で場を浄化するために使われていました。1930 年代後半から精油の蒸留が始まりますが、木材は船舶の部品や建築にも使用され、一時は絶滅危惧種にリストされたこともありますが、現在では管理下のもとに栽培されています。数種がガイヤックウッドと呼ばれ、バハマ諸島産の *Guaiacum officinale* は、1930 年代までは薬として利用されましたが、現在は香料産業で使用されます。

Effect

鎮静と落ち着きを与える

緊張やストレスのレベルが高いときに、入浴やマッサージで使用すると、肩の荷が下りたような気分になります。独特の落ち着いた香りは、瞑想や入眠時に、深いリラクゼーションを誘います。発汗、利尿作用があるのでむくみがあるときなどはホホバオイルかジェルをベースにしたリニメント剤を、特に下肢を中心によく擦りこみます。ジュニパーベリー、ローズマリー、グレープフルーツなどと一緒にブレンドすると、さらに効果的です。

適用　喉の痛み、不眠、ストレス、緊張、むくみ、関節炎

学名：〈パラグアイ〉*Bulnesia sarmienti*
〈バハマ諸島〉*Guaiacum officinale*
Guaiacum sanctum

科名：ハマビシ科

部位：木部

抽出法：水蒸気蒸留法

産地：アルゼンチン、パラグアイ、バハマ

主な成分：〈*Bulnesia sarmienti*〉ブルネソール（～ 40%）、グアイオール、10-*epi*-γ-オイデスモール、エレモール

作用：強肝、強壮、抗ウィルス、抗炎症、抗菌、収れん、神経強壮、鎮静、発汗、利尿

色：黄色

ノート：ミドル

ブレンド指数：4

ブレンド相性：シトラス、フローラル、ハーバル、ウッディ、スパイス系の精油と調和します。ティーローズのような香りを持つスモーキーなウッドノート。以前はローズオットーを偽和（P.11）するために使用されました。保留剤として使え、ゼラニウム、ネロリ、ベルガモット、フランキンセンス、イランイランなどと好相性

禁忌・注意：特になし

No. 96

カチャファイ

Katrafay

マダガスカルの固有種
グリーン調の濃い樹木の香り

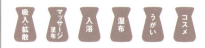
吸入拡散 / マッサージ湿布 / 入浴 / 湿布 / うがい / コスメ

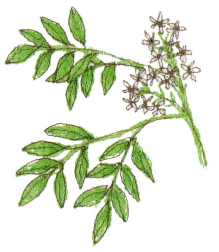

5mから大きいものは15mにもなる樹木。マダガスカルの東岸を除いた標高100～500mの領域に育つ

Profile

マダガスカルの生活に根付いた植物

マダガスカルの国土は日本の2倍ほどあり、数々の動植物の固有種に恵まれます。カチャファイもその1つで、人々は建材として使用したり、樹皮を丸くまとめてオブジェのようにしてお土産として売ったり、出産やスキンケアなど日常の症状のために使っています。商業的に栽培されておらず、豊かな原生林から収穫して蒸留します。プタエロクシロン科はアフリカ南部固有種で2つの属しかないので、通常はより大きなグループのミカン科に入ります。

Effect

脳関門を通過し中枢神経に効果

精油はセスキテルペン類が約68％を占め、吸入や外用をすると中枢神経に働きかけて、鎮痛、鎮静効果を示します。頭痛、神経痛、筋肉痛、精神疲労時にはマッサージオイルに入れて使用します。クラリセージ、ゼラニウム、プチグレン、ナツメグ、イランイランなどとよく合います。また、呼吸器全般に有用で、蒸気吸入で使用しても無刺激性です。産地マダガスカルでは、大きな問題となっているマラリアへの対処や、発熱、産後のケアに使用されます。

適用 筋肉痛、疲労、頭痛、むくみ、関節炎、神経痛、虫よけ

学名：*Cedrelopsis grevei*
科名：プタエロクシロン科（ミカン科）
部位：樹皮
抽出法：水蒸気蒸留法
産地：マダガスカル
主な成分：α-ヒマカレン（～15％）、カラメネン、β-カリオフィレン、β-エレメン、β-コパエン、ar-クルクメン、γ-カジネン、β-ビサボレン、シクロサチベン、リナロール、α-ピネン、δ-3-カレン、β-ブルボネン
作用：強壮、抗炎症、抗菌、昆虫忌避、収れん、静脈強壮、神経強壮、鎮静、リンパ刺激
色：淡い黄色
ノート：ミドル
ブレンド指数：6
ブレンド相性：シトラス、フローラル、ハーバル、ウッディ、スパイス系の精油と調和します。樹木の心地よい香りが特徴です。ドライでウッディ、グリーン、アーシーなカチャファイは男性的な香りとされています。バージニアシダーやサンダルウッドと同じように使用しますが甘みはありません
禁忌・注意：特になし

No. 97

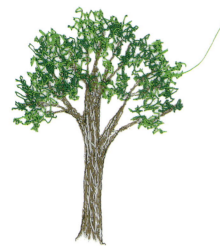

カユプテ

Cajuput

成長の早い「白い樹」
タイガーバームの主成分

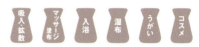
吸入・拡散　マッサージ・湿布　入浴　湿布　うがい　コスメ

樹高20mにもなる成長の早い熱帯の樹木で、樹皮が白いのが特徴。枝に多数のクリーム色の花が咲く

Profile

1500年前の中医学の処方

インドネシア語"Kaju putih"の意味は「白い樹」です。学名の*leucadendron*も同じ意味です。厚いスポンジ状の皮のような手触りの白い樹皮が順次はがれ落ちながら成長していきます。生命力が強いので、栽培せずに原生林で採取します。ティートゥリーの近縁種にあたり、東南アジアでは万能薬的に使用されています。1500年前の中医学の処方を元に、タイガーバームにも調合されています。また、スイスの呼吸器障害薬のオルバスにも入っています。

Effect

感染症対策と引き締め効果

喉の炎症や痛みには5％に希釈したオイルを喉と胸部、上背部に擦りこみ、さらに蒸気吸入するとよいでしょう。頭痛や偏頭痛には、こめかみと首の後ろに塗ると清涼感とともに痛みが緩和されます。筋肉痛やセルライトにはブレンドしたマッサージオイルで部位をニーディング（もみほぐす）します。放射線防御作用もあり、フランスの医療現場では、放射線治療の前に、カユプテ、ティートゥリー、ニアウリのどれか1つを防護したい部位に原液で薄く塗布しています。

適用　しわ、たるみ、むくみ、引き締め、関節炎、咳、頭痛

学名：*Melaleuca leucadendron*
Melaleuca cajuputi
科名：フトモモ科
部位：葉
抽出法：水蒸気蒸留法
産地：インドネシア、マレーシア、ベトナム
主な成分：1,8-シネオール（〜75％）、α-テルピネオール、パラシメン、リモネン、β-カリオフィレン、リナロール、α-ピネン、β-ピネン、ビリジフロロール、オイゲノール
作用：去痰、抗ウィルス、抗炎症、抗カタル、抗感染、抗菌、抗真菌、刺激、収れん、静脈強壮、神経強壮、鎮痙、鎮静、発汗、放射線防護作用、免疫調整、リンパ刺激
色：薄いグリーン〜黄色
ノート：トップ
ブレンド指数：4
ブレンド相性：シトラス、ハーバル、ウッディ、スパイス系の精油と調和します。オレンジ、カルダモン、タイム、パルマローザ、ホーリーフ、レモングラスと好相性。樟脳のような漢方薬的な清涼感のあるウッドノート

禁忌・注意：皮膚刺激があるので十分希釈してから使用すること。幼児には使用しません

No. 98

カンファー
（ショウノウノキ）

Camphor

昔懐かしい樟脳の精油
すっきりと気道が通る香り

 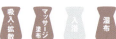

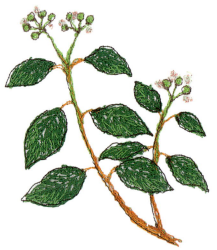

樹高30mにも達する常緑の高木。春には明るい緑の葉を伸ばし、白い小さな花を咲かせる

Profile

4種類のカンファー

カンファーにはいくつか種類があり、蒸留の温度を変えることにより分留し、違う成分の精油が抽出できます。最初の留分はホワイトカンファー（樟脳白油）で、次がイエローカンファー（樟脳赤油）、ブラウンカンファー、ブルーカンファー（樟脳藍油）と続きます。発癌作用のあるサフロールがホワイトには痕跡成分として、イエローには20％、ブラウンには60％含まれます。市場には安全なホワイトのみ流通しています。そして5種類のケモタイプ（P.20）も存在します。

Effect

「カンフル剤」の語源

強壮剤として使われた歴史があり、集中力を高めるためや疲労回復のために吸入しました。タイの吸入薬、ヤードム（P.14）には、現在はユーカリやカンファーの精油が入っていますが、古典的なヤードムにはカンファーの結晶が入っているものもあります。香港の百合油にもメントールやウィンターグリーンとともにカンファーが入っています。鼻詰まり、咳、頭痛、乗り物酔いなどには吸入、筋肉や関節の痛み、かゆみには局部塗布します。

適用：風邪、花粉症、咳、頭痛、筋肉痛、腰痛、神経痛

学名：*Cinnamomum camphora*
科名：クスノキ科
部位：木部、枝
抽出法：水蒸気蒸留法
産地：インドネシア、中国、台湾、日本
主な成分：〈ホワイトカンファー〉d-リモネン（～44％）、パラシメン、α-ピネン、1,8-シネオール、サビネン、β-ピネン、カンフェン、ボルネオン
作用：強壮、解熱、抗うつ、抗菌、刺激、神経強壮、鎮痙、鎮掻痒、鎮静、発汗、利尿
色：無色
ノート：トップ
ブレンド指数：6
ブレンド相性：シトラス、ハーバル、ウッディ、スパイス系の精油と調和します。香りのためよりも薬用の目的が第一なので、目的に合った精油とブレンドします。パイン、タイムCTリナノール、バジル、ラベンダー、ローズマリー、スパニッシュセージと好相性
禁忌・注意：てんかん。幼児にも刺激が強すぎるので使用しないこと。小児の呼吸器の障害には、同じ学名のマダガスカル産のラベンサラ（P.180）を使用するとよいでしょう

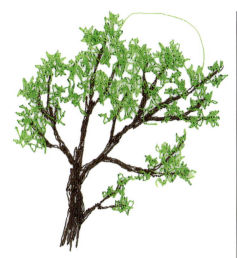

樹高3mほどの落葉低木で北海道南部から九州まで生育しており、春に黄色の美しい花の房をつける

クロモジ

Kuromoji

日本文化に根付いた精油
ローズウッド様のやさしい香り

No. 99

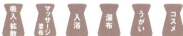

吸入拡散 / マッサージ塗布 / 入浴 / 湿布 / うがい / コスメ

Profile

庭の柵から楊枝まで

緑の枝に黒い斑点があるのが文字のように見えることから黒文字（クロモジ）の名前があります。木部は柔軟性があり、なかなか折れないので楊枝に使われます。江戸時代には黒文字の楊枝が流行し、当時の役者が楊枝をくわえる姿が浮世絵にも描かれました。18世紀初頭にはクロモジの楊枝が流行して店が軒を連ねたそうですが、その中でも、「さるや」は現在まで続く唯一の楊枝屋です。その枝で作った黒文字垣は、茶室など風流な日本建築の生垣に今も使われています。

Effect

心地よい疲労回復効果

同じクスノキ科の絶滅危惧種のローズウッドに香りが似ており安全性が高いので、様々な用途に使用可能です。肩凝りや腰痛の緩和、疲労回復には、精油を混ぜたエプソムソルト（P.28）を用いた入浴がおすすめです。神経痛や冷えには、患部に温湿布をすると効果があります。湿疹やけがには、ローションや軟膏に3％までブレンドして使用します。抗炎症や殺菌のために、シャンプーや石鹸にブレンドすることもできます。呼吸器感染症には蒸気吸入をします。

適用 咳、肩凝り（P.230）、不安、若返り、不眠、肌あれ

学名：Lindera umbellata

科名：クスノキ科

部位：枝葉

抽出法：水蒸気蒸留法

産地：日本、台湾

主な成分：リナロール（～53％）、1,8-シネオール、リモネン、α-ピネン、ゲラニオール、酢酸ゲラニル、カルボン、カンフェン、テルピネン-4-オール、α-テルピネオール、ネロリドール、リナロールオキシド、エレメン

作用：強壮、抗ウィルス、抗炎症、抗菌、神経強壮、鎮痙、鎮静、皮膚再生、免疫刺激

色：黄色

ノート：ミドル

ブレンド指数：8

ブレンド相性：シトラス、フローラル、ハーバル、ウッディ、レジン、スパイス系の精油と広く調和します。香りのバランスはとりやすいですが、特にメイチャン、レモン、ブラックペッパー、ローズマリー、ラベンダー、コリアンダー、カルダモン、エレミ、ベイローレル、ローズオットーなどと好相性

禁忌・注意：特になし

No. 100

サイプレス

Cypress

収れん作用のための第一の選択
樹脂と針葉の繊細な香り

イタリア糸杉と呼ばれる高さ35mにもなる常緑樹。細長くまっすぐに伸び、枝は広がらず耐火性がある

Profile
冥界の神プルートの象徴

サイプレスは、イスラム教やキリスト教では弔いや墓地の意味があります。現代でも墓地によく植えられているように、冥界のイメージと強く結びつけられてきました。ゾロアスター教（拝火教）では燃える火のように見えるため、聖なる木と見なして崇めました。十字架、ファラオの棺、宮殿の柱にも使われ、キプロス（サイプレス）島の人々もこの樹を崇拝しました。樹齢1000年以上もの木があり、*sempervirens*という永遠、常緑を意味する学名がつきました。

Effect
静脈瘤と更年期のために

最も特徴ある効果は、優れた収れん作用であり、静脈瘤に用いられる第一の精油です。重く疲れた脚にリニメント剤として使うことで、循環を促進します。また、エストロゲン様作用があるので、更年期や月経不順には、とても効果的です。皮膚を刺激しないので使いやすく、むくみやたるみなどの美容的な目的にも有用です。呼吸器障害（喘息、気管支炎、咳など）には蒸気吸入や胸部に擦りこみます。オイリースキンにはフェイシャルスチームで使うと効果的です。

適用　咳（P.49、226）、痔、静脈瘤、更年期（P.239）、頭痛（P.231）

学名：*Cupressus sempervirens*

科名：ヒノキ科

部位：葉、小枝

抽出法：水蒸気蒸留法

産地：フランス、スペイン

主な成分：α-ピネン（〜55％）、δ-3-カレン（〜25％）、セドロール、α-テルピノレン、α-セドレン、δ-カジネン、マノオール、アビエノール、センペルビロール、リモネン

作用：エストロゲン様、強壮、抗菌、収れん、静脈強壮、神経強壮、制汗、鎮咳、鎮痙、鎮静、通経、利尿

色：淡い黄色〜無色

ノート：ミドル

ブレンド指数：10

ブレンド相性：シトラス、フローラル、ハーバル、ウッディ、スパイス系の精油と調和します。深い森林や薫香を思わせる針葉樹の香り。グレープフルーツ、レモン、フランキンセンス、サンダルウッド、ラベンダー、アンブレット、シスタス、ベンゾインなどと好相性

禁忌・注意：妊娠中、エストロゲンにより助長される障害（乳腺症や子宮筋腫など）のある場合

No. 101

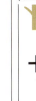

サロ

Saro（Mandravasarotra）

困難を遠ざけるための精油
染み通る浸透感のある香り

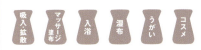

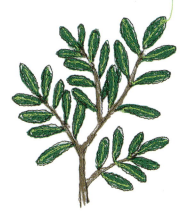

マダガスカルの固有種で、島の北西の乾燥地帯の森の標高600m辺りに育ち、樹高は5mほどで常緑

Profile
マダガスカルだけに見られる植物

熱帯気候のもとに繁殖し、マダガスカルの外ではうまく育ちません。公用語のマラガシ語での呼び名が「マンドラバサロトラ」で、「困難を遠ざける」という意味ですが、長すぎるので通称サロと呼びます。地元の人々は強壮剤としてや解毒のために使い、根は赤痢や咳、喘息のために、葉からのエキスは傷と吹き出もののために使用し、煎剤は難産の際や病気予防のためにも飲まれます。タナラ族の男子は闘いの儀式の前にサロのお茶を飲んで勝利を祈ります。

Effect
呼吸器障害と強壮に

1,8-シネオールが高比率で入っており、殺菌や免疫刺激、一般的な呼吸器障害に使用できます。薬用の香りのする精油の中で最も心地よい残り香だという意見もあります。神経性の症状のためにも使用でき、気持ちを高揚させ精神疲労を癒します。呼吸器障害には、蒸気吸入や胸部に擦りこみます。サロは強いエネルギーを持った植物なので、覚醒を促し、様々なものを防御し、勇気を持つためには、毎朝のシャワーの後、手首への精油を塗布します。

適用：咳、抑うつ、疲労、神経疲労、吹き出もの、けが

学名：*Cinnamosma fragrans*

科名：カネラ科

部位：葉

抽出法：水蒸気蒸留法

産地：マダガスカル

主な成分：1,8-シネオール（〜53%）、β-ピネン、α-ピネン、テルピネン-4-オール、d-リモネン、α-テルピネオール、酢酸テルピニル、リナロール、サビネン、パラシメン

作用：強壮、去痰、抗ウィルス、抗炎症、抗カタル、抗感染、抗菌、抗真菌、収れん、食欲調整、神経強壮、鎮咳、鎮痙、免疫刺激

色：淡い黄色〜無色

ノート：トップ

ブレンド指数：6

ブレンド相性：シトラス、フローラル、ハーバル、ウッディ、スパイス系の精油と調和します。ユーカリ様の香りに、シトラスやフルーティーな香りが混ざります。レモングラス、ベティバー、ジュニパーなどと好相性

禁忌・注意：幼児には使用しないこと。1,8-シネオールが多く含まれるので、小児の顔の近くで多量に塗布したり、吸入させないこと

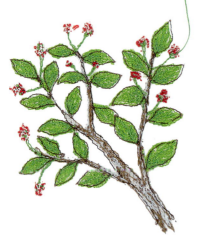

インド原産の樹高4～9mになる半寄生の熱帯性常緑樹。絶滅危惧種に指定され政府の管理下にある

No. 102

サンダルウッド
（白檀）

Sandalwood

美容と心の平穏のための精油
崇高でエキゾチックな香り

吸入・拡散 / マッサージ・塗布 / 入浴 / 湿布 / うがい / コスメ

Profile

マイソール産は大変貴重

この木は絶滅危惧種で、特にインドのマイソール産の精油は貴重で、価格が高騰し純粋なものは手に入りづらい状態です。それに代わる精油がニューカレドニア産やオーストラリア産の変種で、香りと化学成分に少し違いはありますが、よい代用となります。薬用、香料用以外に仏像や仏具、建築にも使用されてきました。現在インドでは1700haもの土地で栽培が行われており、今後は再びマイソール産の精油が手に入りやすくなることが期待されます。

Effect

穏やかな香りで均衡をとる

皮膚にやさしく穏やかで持続する香りは魅力的なので、様々な使い方がされます。熱（心身とも）を冷まし、心地よい状態を作り上げる効果があるため、不安な気持ちを落ち着け、ストレスを和らげます。アーユルベーダでは熱病のために使用されてきました。スキンケアでは、保湿、小じわの改善、抗炎症、皮膚再生、かゆみの軽減に使用されます。皮膚に塗布してから時間が経つと、より強くなってくる特殊な香り立ちをします。瞑想や香油にも最適です。

適用　喉の痛み、かゆみ、緊張、ボディケア（P.242）、若返り

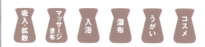

学名：〈マイソール〉Santalum album
〈ニューカレドニア〉Santalum austrocaledonicum
〈オーストラリア〉Santalum spicatum

科名：ビャクダン科

部位：心材

抽出法：水蒸気蒸留法

産地：インド、スリランカ、ニューカレドニア、オーストラリア、インドネシア

主な成分：〈マイソール〉α-サンタロール（～60％）、β-サンタロール（～30％）、ヌシフェロール、epi-β-サンタロール、α-trans-ベルガモトール、サンタラール、ランセオール、サンタレン、スピロサンタロール
〈ニューカレドニア〉サンタロール（60％）など
〈オーストラリア〉サンタロール（22％）など

作用：鬱血除去、強心、神経強壮、鎮静

色：淡い黄色

ノート：ベース

ブレンド指数：6

ブレンド相性：シトラス、フローラル、ハーバル、ウッディ、スパイス系の精油と広く調和します。穏やかで長く続く印象深い香り

禁忌・注意：特になし

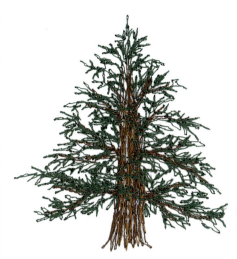

標高 1300 〜 2200 mに森をつくる針葉常緑樹で、樹高 30 m以上になり、幹の直径は約2mまでの太さになる

シダーウッド

アトラスシダーウッド
Atlas Cedar

偉大な力を象徴する樹
甘く落ち着いた樹木の香り

No. 103

  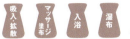
吸入・拡散　マッサージ・塗布　入浴　湿布　うがい　コスメ

Profile
邪気をよせつけない崇高な力

ノーブルシダー *Cedrus atlantica* は北アフリカ原産の針葉常緑樹ですが、北アメリカでも広く生育。レバノンシダーの亜種と考えられています。シダーの語源はアラビア語で「力」です。針葉樹の中でも最も大きく、根をしっかり張るため偉大なる力の象徴とされました。芳香性物質の中でも最も古いもので、古代エジプト人はミイラに用いました。紀元前より数千年もの間シダーウッドとその精油は国際的に取り引きされていました。

Effect
リンパ強壮と心の安定に

木部には豊富に精油が含まれており、その8割はセスキテルペン類で、リンパ液の滞りや循環促進のためのリンパマッサージに使用します。さらに静脈強壮作用も期待できるので、静脈瘤や痔のためにクリームに入れることができます。心理面では鎮静し落ち着かせる効果があるので、不安感や感情的につらい状態のときには香油や入浴などに使用してください。ドライスキンや老化が気になる肌にも向いています。

適用　不安、緊張、肩凝り (P.55)、むくみ、しわ、フケ (P.37)、香水 (P.51)

学名：*Cedrus atlantica*
科名：マツ科
部位：木部
抽出法：水蒸気蒸留法
産地：アルジェリア、モロッコ
主な成分：β-ヒマカレン (〜 40%)、α-ヒマカレン、α-アトラントン、γ-ヒマカレン、デオダロン、γ-アトラントン、ヒマカロール、イソシドラノール、δ-カジネン、クベノール
作用：去痰、抗菌、抗真菌、昆虫忌避、収れん、循環促進、静脈強壮、神経強壮、鎮痙、鎮静、通経、皮膚再生、利尿、リンパ強壮
色：茶色
ノート：ベース
ブレンド指数：10
ブレンド相性：シトラス、フローラル、ハーバル、ウッディ、レジン、スパイス系の精油と調和します。ベルガモット、ローズ、ジャスミン、パチュリ、サンダルウッド、ミルラなどと好相性。個性的だが甘く落ち着いた香りで、使いやすい保留剤としても有用
禁忌・注意：幼児、妊娠中、授乳中。ケトン類のアトラントンを含むため (毒性は低い)

No. 104

シダーウッド

バージニア シダーウッド
Virginian Cedar

浄化作用が体感できる精油
森林や小学校を思い出す香り

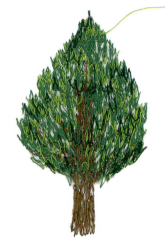

樹高20mにもなる針葉常緑樹。生育が遅く長寿で、ウェストバージニア州の樹齢940年が最古の木

吸入拡散 / マッサージ塗布 / 入浴 / 温布 / うがい / コスメ

Profile

北アメリカのシダーウッド

アメリカ赤杉、エンピツビャクシンなどの別名が多くある種ですが、アトラス種やヒマラヤ種と違ってヒノキ科です。属名はジュニパーなのでバージニアジュニパーと呼ばれることもあります。多くの近縁種が存在しますが、特にバージニアシダーは心材の目が詰まっており、精油分を多く含むので虫を寄せつけず腐りません。日本の桐のタンスと同様に、大切な衣類や書類を虫食いから守ります。アメリカ先住民は、この木で弓を作りました。

Effect

循環促進とリフレッシュ効果

アトラスシダーと同じく、リンパ液の滞りや循環促進に作用するので、冷えやセルライトを改善するリンパマッサージに使用します。リフレッシュ効果を得るためには、パインやブラックスプルースとブレンドしてディフューザーでの拡散がおすすめです。森林の香りを楽しめ、室内の殺菌にもなります。このブレンドを2〜3％希釈で疲労回復のためのマッサージにも使用できます。オイリースキンや吹き出ものなどのスキンケアにも向いており、フェイシャルスチームやローションで使用します。

適用 疲労、抑うつ(P.51)、むくみ、オイリースキン、吹き出もの

学名：*Juniperus virginiana*

科名：ヒノキ科

部位：木部

抽出法：水蒸気蒸留法

産地：カナダ、アメリカ合衆国、メキシコ

主な成分：α-セドレン(〜40％)、ツヨプセン(〜23％)、セドロール、β-セドレン、α-セリネン、ウィドロール、β-ヒマカレン

作用：去痰、抗菌、抗真菌、昆虫忌避、収れん、循環促進、静脈強壮、神経強壮、鎮静、通経、皮膚再生、利尿、リンパ強壮

色：茶色

ノート：ベース

ブレンド指数：8

ブレンド相性：シトラス、フローラル、ハーバル、ウッディ、スパイス系の精油と調和します。森林浴や鉛筆の削りくずを思わせる針葉樹の香り。グレープフルーツ、レモン、ラベンダー、ローズマリー、パイン、ブラックスプルース、ファーなどと好相性

禁忌・注意：妊娠中(ヤスキテルペンアルコールを多く含むので、エストロゲン様作用を持つ可能性があるため)

シダーウッド
ヒマラヤンシダーウッド
Himalayan Cedar

No. 105

痛みを効果的に軽減する
瞑想に向く甘い樹脂様の香り

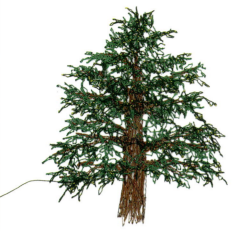

ヒマラヤの標高1500～3200mに育つ針葉常緑樹で、樹高50mになり幹の直径は約3mまでの太さになる

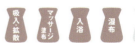
吸入・拡散 / マッサージ塗布 / 入浴 / 湿布 / うがい / コスメ

Profile
サンスクリット語で「神々の樹」

ヒンズー教徒はこの木を御神木として礼拝します。学名の *deodara* はサンスクリット語の *devadaru* からきており、「神々の樹」という意味です。この木材は、虫を寄せつけず腐食しないため、数々の寺院や家、橋、船の建材に使用されました。またその心材で薫香が作られます。精油は馬や牛の足元から虫を追い払うために使われ、殺菌、抗真菌にも有効です。アーユルベーダ医学では、呼吸器障害のある患者には早朝にヒマラヤンシダーの下で過ごさせます。

Effect
リンパ強壮と心の安定に

特に重要なのはヒマカレンの鎮痙作用です。痙れんを鎮め、腹痛、月経痛、筋肉痛などを緩和します。5％の希釈で痛みのあるところに局部塗布します。また、痛みが広範囲の場合は入浴で用い、1回の入浴に6滴入れます。炎症がなければ湿布をすることもできます。むくみや静脈瘤のためのリニメント剤にも使えます。ヒマラヤやチベットの光景をイメージしながら瞑想してもよいかと思います。心を鎮めて意識を覚醒します。

適用 腰痛（P.230）、緊張、むくみ、しわ、月経痛

学名：*Cedrus deodara*
科名：マツ科
部位：木部
抽出法：水蒸気蒸留法
産地：インド、ネパール、フランス
主な成分：α-ヒマカレン（～40％）、β-ヒマカレン、γ-ヒマカレン、α-アトラントン、デオダロン、β-セドレン、ヒマカロール
作用：去痰、抗菌、抗真菌、昆虫忌避、収れん、循環促進、静脈強壮、神経強壮、鎮痙、鎮静、通経、皮膚再生、利尿、リンパ強壮
色：茶色
ノート：ベース
ブレンド指数：10
ブレンド相性：シトラス、フローラル、ハーバル、ウッディ、レジン、スパイス系の精油と調和します。マンダリン、ユズ、ロータス、ジャスミン・サンバック、パチュリ、サンダルウッド、スパイクナードなどと好相性。成分はアトラスシダーとよく似ています。甘く落ち着いた香りで保留剤としても有用
禁忌・注意：幼児、妊娠中、授乳中。ケトン類のアトラントンを含むため（毒性は低い）

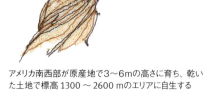

No. 106

ジュニパー

ユタジュニパー

Utah Juniper

北アメリカ南西部の固有種
先住民の浄化のための針葉樹

吸入拡散 / マッサージ塗布 / 入浴 / 湿布 / うがい / コスメ

アメリカ南西部が原産地で3〜6mの高さに育ち、乾いた土地で標高1300〜2600mのエリアに自生する

Profile
乾燥地帯に育つ砂漠の木

アメリカ南西部特有の酷暑と乾燥に耐えて数百年の樹齢を持ちます。液果はアメリカ先住民が食用にしていた他、乾燥地帯の野生動物も貴重な食料としています。木材はとても腐食しにくいため、建築材にも使われます。太い樹の幹が1本伸び、そこからたくさんの枝を伸ばします。パワースポットとして有名なアリゾナ州セドナのボルテックス（エネルギーの渦のある場所）にある木は、流れに沿うようにダイナミックに幹がねじれます。

Effect
呼吸器障害と精神の浄化に

アメリカ先住民は針葉を、浸剤（泌尿器系の障害、喉の痛み、便秘）、パップ剤（歯痛、関節炎、やけど）、煙の吸入（頭痛）、スウェットロッジ（冥想、リウマチ）などの方法で使用しました。主成分のボルネオンは呼吸器への作用が強力なので、風邪をひいて痰がからむときなどに蒸気吸入すると楽になります。けがや傷の跡を早く消すためには、ヘリクリサムとブレンドして3％希釈で1日2回塗布します。ルーハスプレーでは抗菌とともにエネルギーを浄化します。

適用 咳、頭痛、緊張、筋肉痛、肩凝り、ストレス、歯痛

学名：*Juniperus osteosperma*

科名：ヒノキ科

部位：針葉、小枝

抽出法：水蒸気蒸留法

産地：アメリカ南西部（カリフォルニア、ニューメキシコ、アリゾナ、ユタ、コロラド）

主な成分：ボルネオン（〜33％）、酢酸ボルニル、テルピネン-4-オール、ボルネオール、サビネン、リモネン、α-ピネン、ベルベノン

作用：強壮、去痰、筋肉弛緩、抗炎症、神経鎮静、鎮痛、利尿

色：淡い黄色

ノート：ミドル

ブレンド指数：4

ブレンド相性：シトラス、ハーバル、ウッディ、レジン、スパイス系の精油と調和します。レモン、ベルガモット、プチグレン、バジル、ゼラニウム、フランキンセンス、ラベンダーと好相性。アメリカ先住民的なブレンドならホワイトセージやバージニアシダーなどとも合います

禁忌・注意：妊娠中、授乳中、乳幼児、てんかんを持つ人、長期使用。ボルネオンは強力な効果を示すので、使用過多は避けること

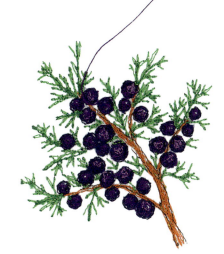

標高1000〜2300ｍに生育し、樹高7ｍにまで育つ。
丸い形に枝を伸ばし、根は60ｍの深さに到達する

No. 107

ジュニパー

ワンシードジュニパー
One Seed Juniper

最も深く根を張る樹木
針葉樹の中でもやさしい香り

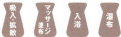

吸入・拡散　マッサージ・塗布　入浴　湿布　うがい　コスメ

Profile

1つの液果に1つだけの種子

ユタジュニパーと近縁種で生育地も似ますが、いくつかの違いがあります。ワンシードジュニパーは地面から何本もの幹が出ており、種子は1つの液果に1つだけです。また雄株に花が咲き、雌株に液果がなりますが、近縁種のユタジュニパーは雄株に花が咲き、液果がなります。ナバホ族とホピ族はワンシードジュニパーの枝と針葉の灰をコーンブレッドに混ぜて食べ、カルシウムやミネラル類を補いました。またエネルギーを安定させる力があるとも信じられています。

Effect

回復期に穏やかに活性化

成分はピネンやアルコール類が多く含まれ、ボルネオンがあまり含まれていないので（2％以下）、ユタジュニパーとはかなり違う樹脂様の柔らかい香りがします。時間とともに熟成が進み、さらにまろやかな香りになります。感染と闘い、風邪の症状を緩和します。また、病後の回復期に気力や体力的な自信がなかなか戻らず焦っているようなときには、この毒性も極めて低く、穏やかに活性化してくれる精油が役立ちます。

適用　咳、むくみ、ストレス、無気力

学名：*Juniperus monosperma*

科名：ヒノキ科

部位：葉、小枝

抽出法：水蒸気蒸留法

産地：北アメリカ（アリゾナ、ニューメキシコ、コロラド、オクラホマ、テキサス西部）

主な成分：α-ピネン（〜49％）、β—オウデスモール、β—フェランドレン、α—オウデスモール、ミルセン、エレモール、ボルネオン

作用：鬱血除去、強壮、抗ウィルス、抗炎症、抗菌、刺激、神経強壮、鎮咳、鎮痙、利尿

色：淡い黄色

ノート：ミドル

ブレンド指数：6

ブレンド相性：シトラス、ハーバル、ウッディ、レジン、スパイス系の精油と広く調和します。穏やかな気分にさせる清浄な針葉樹の香り。針葉樹の精油の中では樹脂様の女性的な雰囲気だという意見もあります。グレープフルーツ、オレンジ、コパイバ、パイン、ラベンダー、エレミ、フランキンセンス、ホーリーフ（CTリナロール）などと好相性

禁忌・注意：特になし

No. 108

ニアウリ

Niaouli

ティートゥリーの近縁種
はちみつと樟脳を混ぜた香り

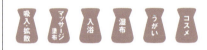

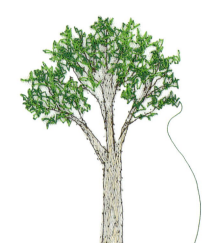

樹高 20m にもなる。俗名は「広葉ペーパーバーク」で、スポンジ状の白い樹皮が紙のように剥がれる

Profile

成長と繁殖力の強い品種

Melaleuca quinquenervia は、ニューカレドニアのゴーメン港から輸出されていたので、ゴメノールとも呼ばれました。*Melaleuca viridiflora* はオーストラリア北部とニューギニアに生育し、少し小さめの木で、樹高が10mくらいになります。どちらも湿地帯を好みます。アメリカのフロリダ州では当初はエバーグレイズ（大湿地帯）の排水の助けとするために植えられましたが、大繁殖して制御できず現在では全米6州において外来侵入種とされています。

Effect

皮膚にやさしく抗感染作用に優れる

ティートゥリーと同じく万能薬的に使用でき、呼吸器感染症や傷に効果的。免疫刺激、強壮のためにはマッサージや入浴で使用します。皮膚や粘膜に穏やかなので、うがいや口内炎の塗布、膀胱炎の座浴にも有用です。フランスでは放射線療法の皮膚保護剤として原液をごく薄く塗布します。皮膚炎や床ずれには軟膏で、フケには3％希釈でヘアトニックに。口唇ヘルペスには綿棒で直接原液を塗布します。

適用　風邪、花粉症、口内炎 (P.57、232)、吹き出もの (P.234)、膀胱炎、床ずれ、免疫強化 (P.45)

学名：*Melaleuca quinquenervia*
Melaleuca viridiflora
ケモタイプ (CT) 2種

科名：フトモモ科

部位：葉

抽出法：水蒸気蒸留法

産地：ニューカレドニア、マダガスカル、オーストラリア

主な成分・作用：〈CTシネオール〉1,8-シネオール (〜60％)、α-テルピネオール、ビリジフロロール、ピネン、β-カリオフィレン
⇒去痰、抗ウィルス、抗カタル、抗寄生虫、抗菌、抗真菌、創傷治癒、免疫調整、リンパ刺激
〈CTネロリドール〉ネロリドール (〜85％)、ビリジフロロール、ファルネソール、α-テルピネオール、リナロール、β-カリオフィレン
⇒エストロゲン様、抗ウィルス、抗炎症、抗菌

色：淡い黄色

ノート：トップ

ブレンド指数：10

ブレンド相性：シトラス、ハーバル、ウッディ、スパイス系の精油と調和します

禁忌・注意：妊娠中、幼児。CTネロリドールはエストロゲンに関係する障害（乳腺炎、子宮筋腫など）がある場合は避ける

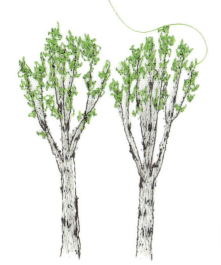

樹高25mになる落葉樹で寿命は100年ほど。白樺の仲間だけれども樹皮はどちらの種も白くはない

No.109

バーチ
（カバノキ）

Birch

浄化と鎮痛のための伝統薬
目の覚めるような浸透性

Profile

ゲルマン語で「輝く」という意味

カバノキ（Betula）の種類は60種にものぼります。北欧では冬場サウナに入ってこの枝で体を叩き、浄化作用を促進します。ヨーロッパの自然療法では濃縮浸出液を定期的に飲み、浄化作用を促す方法があります。キシリトールが最初に発見されたのもカバノキからです。精油成分は、生育している樹木には検出されず、樹皮を温かいお湯にしばらく浸けた後に、グルコサイド、ガウルテリンと、ベツラーゼという酵素が相互作用して形成されます。

Effect

痛みのコントロール

90％近く含まれる主成分のサリチル酸メチルは、筋肉痛などに用いる市販の湿布薬や塗り薬の香りです。鎮痛作用や炎症を鎮める作用に優れています。清涼感がありますが、皮膚への刺激が強いので使用過多には気をつけましょう。外用でも量や頻度が過ぎると腎臓に負担がかかり、腎炎などを引き起こす可能性があります。これは市販の薬でも同じことがいえます。筋肉痛には、湿布やエプソムソルトでの入浴などとともにストレッチも行うと効果的です。

適用　咳、肩凝り、腰痛、筋肉痛、関節痛、むくみ

学名：〈スィートバーチ〉Betula lenta
〈イエローバーチ〉Betula alleghaniensis

科名：カバノキ科

部位：樹皮

抽出法：水蒸気蒸留法

産地：〈スィートバーチ〉ロシア、ドイツ
〈イエローバーチ〉北アメリカ

主な成分：サリチル酸メチル（〜90％）、サリチル酸エチル、酢酸リナリル、ベツレン

作用：強肝、抗炎症、刺激、腎臓刺激、鎮咳、鎮痙、鎮痛、利尿

色：淡い黄色〜無色

ノート：トップ

ブレンド指数：4

ブレンド相性：シトラス、ハーバル、ウッディ、レジン、スパイス系の精油と調和します。ラベンダー、サイプレス、マージョラム、パイン、ブラックスプルースと好相性

禁忌・注意：妊娠中、授乳中、アスピリンにアレルギーのある人。高濃度で使用すると皮膚刺激となる可能性。長期または大量に使用すると腎毒性を示す。交感神経を強く刺激するので一度に多量に使用しないこと

No. 110

 パイン

スコッチパイン
（オウシュウアカマツ）
Scotch Pine

寒い土地で育つ温める精油
松林の清浄な快い香り

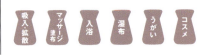

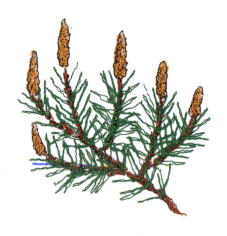

北ヨーロッパ原産の常緑針葉樹。樹高35mまでに育ち、標高1000～2600mに生育。赤茶の幹が特徴

Profile
氷河期に生き延びた樹木
スコッチパインは英国で原生している3種類の針葉樹の一つで、毬果をつける唯一の木です。氷河期後期から生き延びた珍しい種で、スコットランドの国木です。パインは昔から呼吸器障害に使われてきました。ジャン・バルネ博士（P.17）は従軍医師時代に「パインの森に兵舎があると兵士の呼吸器障害が劇的に改善されることに気がついた」と記述しています。11世紀の医師、イブン・スィーナは肺炎の治療のためにパインを使用すると記述しています。

Effect
刺激活性と呼吸器の健康に
パイン精油はほとんどがモノテルペンで構成されており、呼吸器とリンパの強壮作用があります。お風呂に入れて冬には温まり代謝を高め、夏は早く疲労回復させバイタリティーを高めてくれます。ドイツと北欧では昔からパインのバス製品があります。関節炎やリウマチにはレモン、ジュニパー、ローズマリーなどと一緒に使用されます。副腎刺激や免疫刺激のため神経疲労時にリニメント剤を副腎の部位に擦りこみます。

適用：風邪（P.53）、喉の痛み（P.226）、筋肉痛（P.230）、疲労（P.236）、関節炎、子供の腹痛（P.229）、冷え（P.238）、掃除（P.244）

学名：*Pinus sylvestris*
科名：マツ科
部位：針葉
抽出法：水蒸気蒸留法
産地：スコットランド、東欧、北欧
主な成分：α-ピネン（～40%）、β-ピネン（～20%）、δ-3-カレン、α-テルピノレン、β-カリオフィレン、ミルセン、リモネン、酢酸ボルニル、ボルネオール、サビネン、δ-カジネン、フムレン、ロンギフォレン
作用：引赤、強壮、去痰、血圧降下、抗炎症、抗菌、コーチゾン様、刺激、神経強壮、鎮静、鎮痛、発汗、副腎皮質刺激、リンパ刺激
色：無色
ノート：トップ～ミドル
ブレンド指数：10
ブレンド相性：シトラス、ハーバル、ウッディ、レジン、スパイス系の精油と調和します。森林浴を思わせるバルサム調の針葉樹の香り。オレンジ、ラベンダー、ローズマリー、ゼラニウム、バージニアシダー、フランキンセンス、ベンゾイン、エレミと好相性
禁忌・注意：特になし

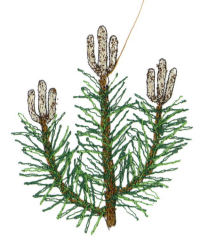

ドゥワーフ（小人）パインの名もある高さ2mほどの小さな針葉常緑樹。標高1000～2300mの高地に生育

No. 111

🌲 パイン

プミリオパイン

Pinus Pumilio

背の低い横に広がるパイン
甘く落ち着いた針葉の香り

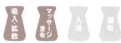
吸入拡散 / マッサージ湿布 / 入浴 / 湿布 / うがい / コスメ

Profile

背が低く横に広がりゆっくり育つ

このパインも亜種があり、オーストリアでは長年、アルプス山脈に生育するハイマツと呼ばれる種を使って精油を産出していましたが、現在は自然保護の対象となっています。このプミリオパインは今のところ問題はありません。ヨーロッパでは砂地に植えられています。アメリカでは侵害種と見なされる一方、生育が遅いので、ロックガーデンや日本庭園、盆栽に仕立て庭を飾ります。のんびりした生育スタイルは植物の性質として興味深いです。

Effect

👤❤ 室内の殺菌消毒に

呼吸器の消毒や障害（喘息、気管支炎、咳など）には、蒸気吸入や胸部に擦りこみます。ディフューザーやルームスプレーには、他の針葉樹やシトラスの精油とブレンドして使用すると、室内の殺菌になり、咳、気管支炎、花粉症などにも効果的。アメリカではルームフレグランス製品としても人気です。サウナでは、5～6滴混ぜた水を熱した石に少しずつかけて使います。基剤に希釈して擦りこむと、むくみ、筋肉疲労、関節の痛みを軽減します。

適用 風邪（P.53）、咳、むくみ、筋肉痛、関節痛、疲労、ストレス

学名：Pinus mugo var.pumilio

科名：マツ科

部位：針葉

抽出法：水蒸気蒸留法

産地：マケドニア、オーストリア

主な成分：テルピノレン（～30％）、β-ピネン、フェランドレン、酢酸ボルニル、β-ミルセン、パラシメン、カンフェン、テルピノレン、β-カリオフィレン、サビネン、テルピネン-4-オール、トリシクレン、γ-カジネン

作用：強壮、去痰、抗炎症、抗菌、神経強壮、鎮咳、鎮静、鎮痛、利尿

色：無色

ノート：トップ～ミドル

ブレンド指数：6

ブレンド相性：シトラス、フローラル、ハーバル、ウッディ、レジン、スパイス系の精油と調和します。甘く樹脂様でスパイシーな針葉樹の香り。プチグレン、ラベンダー、イランイラン、ゼラニウム、ローズマリー、スパニッシュセージ、ベンゾインと好相性

禁忌・注意：皮膚刺激。皮膚に使用するときは、必ず十分希釈してから使うこと

No. 112

  パイン

ブラックパイン

Black Pine

皮膚を火傷や日焼けから守る
バルサミックな柔らかい香り

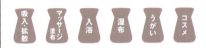

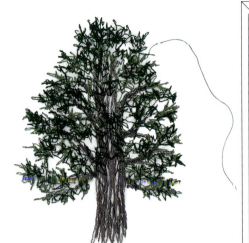

黒松と呼ばれる地中海沿岸地域の標高 950～1800 mの高地に育つ針葉常緑樹。最大で樹高 50 mになる

Profile

高地で強い紫外線のもとに育つ

コルシカンパイン、オーストリアパインなどの別名を持つ、標高の高い森で育つマツ科の樹木です。イタリア半島を縦走するアペニン山脈、オーストリアアルプス、モロッコのアトラス山脈、シシリー島やコルシカ島など広い範囲で生育しています。アメリカやオーストラリアにも植林されています。比較的早く育ち、樹齢 500 年にも達する木があります。強い太陽を好み、日陰には耐えられません。樹皮は暗いグレーから黄色を帯びており、毬果は 10cmほどの大きさです。

Effect

皮膚を守り再生作用が強い

オーストリアなどの標高の高い土地で強い日射しにさらされて育ったブラックパインは、強い紫外線から私たちの皮膚を守り、日焼けから来るトラブルやしみ、そばかすに効果的です。ただしUV効果は期待できません。鎮痛作用が高いセスキテルペン類が豊富なため、筋肉痛や関節痛にも優れた効果を示します。リンパ系と呼吸器によく、強壮と刺激活性作用があるので、シャワーの後の濡れた皮膚に、原液数滴を背中や関節などに薄く塗布するとよいでしょう。

適用 風邪（P.53）、咳、むくみ、筋肉痛、疲労、スキンケア

学名：*Pinus nigra ssp.laricio*

科名：マツ科

部位：針葉

抽出法：水蒸気蒸留法

産地：オーストリア、フランス（コルシカ）

主な成分：1-*epi*ビシクロセスキフェランドレン（～38%）、α-ピネン、β-カリオフィレン、β-ピネン、δ-カジネン、酢酸テルピニル、α-カリオフィレン、リモネン、ボルネオール、酢酸ボルニル、ラリチオール

作用：強壮、去痰、抗炎症、抗カタル、抗菌、神経強壮、鎮咳、鎮静、鎮痛、利尿

色：淡い黄色～無色

ノート：トップ～ミドル

ブレンド指数：6

ブレンド相性：シトラス、フローラル、ハーバル、ウッディ、レジン、スパイス系の精油と調和します。森林浴を思わせるバルサム調の柔らかい針葉樹の香り。オレンジ、プチグレン、パルマローザ、ラベンダー、ローズマリー、ゼラニウム、バージニアシダー、フランキンセンス、ベンゾインと好相性

禁忌・注意：皮膚刺激を起こすことがあるので敏感肌の人は1%以下に希釈して使用

No. 113

🌲 パイン

ポンデローサパイン
Ponderosa Pine

環境を守る役割をする樹木
先住民は皮膚疾患や出産に

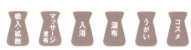
吸入拡散 / マッサージ・塗布 / 入浴 / 湿布 / うがい / コスメ

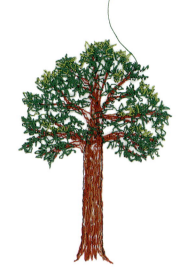

ポンデローサは大きく重いという意味。アメリカ北西部に主に育つ針葉常緑樹で80mにもなる木もある

Profile

亜種が5種類も存在

ポンデローサパインの育つ森は乾燥地にあり、森林火災になりやすいため、地元のレンジャー（森林保護官）たちは常に注意をはらいます。この樹は大変背が高くなり、森林を安定した状態にさせる役割をし、アメリカの最も重要な材木の一つです。精油成分は他のパインと比べて多種類（痕跡成分を除いても120種類）あり、柔らかく穏やかな深い針葉樹の香りがします。40kgの原料から50〜170mlしか精油が採れないので、大量には市場に出回りません。

Effect

💊❤ 燃え尽き症候群や疲労困ぱいに

全身の強壮作用が顕著なので、疲労時や燃え尽き症候群、抑うつに使えます。また、アメリカ先住民たちの伝統で出産時にも使用され、不安感や焦燥感を和らげます。α-ピネンの顕著な含有量のため、少量を原液で使用すると活性化、低濃度で適用すると鎮静、精神安定が期待できます。他の針葉樹と同じように呼吸器の障害にはユーカリプタス、サイプレスなどとブレンドして吸入、リニメント剤として使用します。皮膚炎や関節の痛みにも使用できます。

適用 風邪（P.53）、喉の痛み、抑うつ、不安、冷え、関節痛

学名：Pinus ponderosa
科名：マツ科
部位：針葉、小枝
抽出法：水蒸気蒸留法
産地：アメリカ北西部、カナダ
主な成分：α-ピネン（〜43％）、β-ピネン、δ-3-カレン、リモネン、β-フェランドレン、β-カリオフィレン、テルピノレン、β-ミルセン、α-テルピネオール、酢酸ゲラニル（メチルカビコールを多く含むタイプもありますが、アリゾナ州の南西亜種には含まれません。メチルカビコールの多い場合は、より鎮静作用が強く出ます）
作用：強壮、抗炎症、抗菌、循環促進、消化促進、神経強壮、鎮咳、鎮痙、鎮静
色：淡い黄色
ノート：トップ〜ミドル
ブレンド指数：6
ブレンド相性：シトラス、フローラル、ハーバル、ウッディ、レジン、スパイス系の精油と広く調和します
禁忌・注意：特になし。メチルカビコールを20％以上も含むタイプは長期使用を避けます

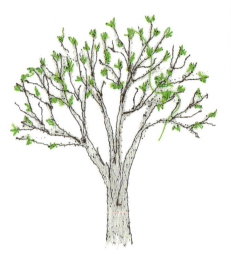

No. 114

パロサント

Palo Santo

南アメリカの聖なる木
サトルアロマテラピー（P.11）に

吸入拡散／マッサージ湿布／入浴／湿布／うがい／コスメ

南アメリカの暑く乾燥した半砂漠であるグランチャコ地帯に育つ広葉樹で8mほどに育つ。絶滅危惧種に指定

Profile

悪いエネルギーを浄化する木

パロサントはスペイン語で「聖なる木」を意味し、南アメリカではインカ時代から宗教儀式で使われてきました。木片や削った木屑を燃やすと樹脂を多く含んだ木部が薫香のように燃え、甘い香りを放ちます。「家の悪いエネルギーを浄化して、幸運を呼び込む」といわれています。ガイヤックウッド（P.147）もパロサントと呼ばれており、どちらも南米では聖なる木として扱われていますが、科も香り、成分も違うので学名を確認してから求めましょう。

Effect

心理面や気に働きかける

南米のエクアドルでは、胃痛や筋肉痛に温湿布で、またはけがや傷を早く治すために軟膏にして使われています。心理的には鎮静と抗うつ作用があり、瞑想やビジュアライゼーション（イメージ療法）に使用してみましょう。心を落ち着けるためには、日課として数十分静かに座るときにアロマランプで香りを立てる、もしくは手に1滴落としてから両手を擦り合わせて、手から静かに吸入する方法が手軽です。皮膚が弱い人は必ず3％以下に希釈して使用してください。

適用 筋肉痛、けが、抑うつ、不安、瞑想、胃痛

学名：*Bursera graveolens*

科名：カンラン科

部位：木部

抽出法：水蒸気蒸留法

産地：エクアドル

主な成分：リモネン（～60％）、α-テルピネオール、メントフラン、カルボン、ゲルマクレンD、γ-ムウロレン、*trans*-カルベオール、プレゴン（～1％）

作用：強壮、健胃、抗うつ、抗菌、循環促進、神経強壮、鎮痙、鎮痛、発汗、皮膚再生

色：淡い黄色

ノート：ミドル

ブレンド指数：5

ブレンド相性：シトラス、フローラル、ハーバル、ウッディ、レジン、スパイス系の精油と広く調和します。リモネンが多く含まれていますが、落ち着いた樹脂様の香りで、オレンジ、ベルガモット、ナナミント、ブラックペッパー、ベイローレル、ベティバーと好相性

禁忌・注意：特になし。ただしメントフランを12％ほど含有しているので、大量に使用すると肝毒性の可能性

No. 115

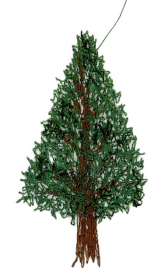

ヒノキ
Hinoki

古事記にも記載がある木
檜風呂や神社を思わせる香り

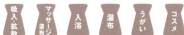

日本と台湾にだけ育つ樹高10～30mになる針葉樹。樹齢450年のものも存在。昔からの高級建材

Profile

檜は「日の木」または「霊の木」から

古事記にはスサノオ神話に記載があり、古代から神社仏閣には檜が使われてきました。木目が通り、狂いがなく、香りがよいことで常に重要建築物に使われます。日本の檜は奈良時代から大木が不足し、明治時代に植林が始まり、現在では全国に植林地があります。檜という名前は太陽を表す「日：ヒ」か、宗教的建造物に使うための「霊：ヒ」から「ヒノキ」となったといわれていますが「火」からという説もあります。台湾では1992年に伐採が禁じられました。

Effect

強壮作用と循環促進

モノテルペン類とセスキテルペン類の両方がほどよく入っているので、リフレッシュ効果とリラックス効果が同時に味わえます。希釈してお風呂に入れ、ゆっくり入ると檜風呂の香りを楽しめ、循環が促進され筋肉痛や関節痛を軽減します。疲労時や冷えがあるときにも向いています。高齢者のケアに使用するときは、ディフューザーかルームスプレーで拡散するか、1％の希釈でマッサージに使用します。よく知られたなじみある香りなので喜ばれます。

適用 筋肉痛、関節痛、疲労、むくみ、冷え、消臭 (P.244)

学名：Chamaecyparis obtusa

科名：ヒノキ科

部位：木部、枝葉、根

抽出法：水蒸気蒸留法

産地：日本（福島県以南）、台湾（1992年から政府による伐採の禁止、檜はIUCNレッドリストでは絶滅危惧種に指定されている）

主な成分：〈木部からの精油〉カジナ-1,4-ジエン（～22％）、α-ピネン（～20％）、α-カジノール、γ-カジネン、α-ムウロレン、サビネン（日本産のヒノキにはヒノキチオールの含有は微量）

作用：うっ滞除去、強壮、抗ウィルス、抗炎症、抗菌、収れん、循環促進、神経強壮、鎮静

色：淡い黄色

ノート：ミドル

ブレンド指数：6

ブレンド相性：シトラス、フローラル、ハーバル、ウッディ、レジン、スパイス系の精油と広く調和します。ユズ、ベルガモット、ホーリーフCTリナロール、ヒバ、ベイローレル、パイン類、ブラックスプルースなどと好相性

禁忌・注意：特になし

NO. 116

ヒバ
（アスナロ）

Hiba

院内感染を防止する可能性
リフレッシュする森林の香り

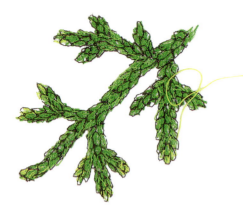

青森でヒバと呼ばれる針葉常緑樹で 10 ～ 30 mにも
なる高木。北海道南部から九州まで広く分布する

Profile

ヒノキチオールよりもヒバ精油が強力

湿気に強く腐食しにくく、シロアリを防ぐ性質から高級建材として人気があります。檜よりも殺菌作用の優れたヒノキチオールを多く含む（2％）ので、建材の残りの廃材を中心に蒸留が行われています。医療、食品、化粧品、樹木の病気防止などの農業への利用も研究されています。実験結果によると、ヒノキチオール単独使用よりもヒバ精油を使用した方が、広範囲ではるかに強い抗菌活性（単独使用の約 40 倍）が示されました。

Effect

防虫効果と殺菌効果に優れる

ヒバ精油は多くの研究が行われており、効果効能が明確に示されています。特に緑膿菌、サルモネラ菌、大腸菌、大腸菌 O157、カンジダ菌に強い効果が証明され、蚊よけ、シロアリ、ダニへの殺虫効果と忌避効果にも優れています。日常の殺菌には、1～3％程度の希釈でスプレーやハンドソープに加えたり、また他の精油とブレンドしてディフューザーで拡散させることができます。リニメント剤、軟膏、足浴、化粧水（1％まで）でも使用します。

適用　制汗、掃除、消臭（P.244）、殺菌、虫よけ

学名：Thujopsis dolabrata
科名：ヒノキ科
部位：木部、葉
抽出法：水蒸気蒸留法
産地：日本（固有種）
主な成分：（木部）ツヨプセン（～ 61％）、セドロール、ヒノキチオール、β - ドラブリン、シトロネル酸、パラシメン、ジヒドロシメン、ウィドロール（ツヨプセンはセスキテルペン類。精油の抽出部位や国内の産地によって成分は変化するので、確認すること）
作用：強壮、抗炎症、抗菌、抗真菌、昆虫忌避、殺虫、循環促進、消臭、神経強壮、鎮静、防虫、防腐
色：淡い茶色
ノート：ミドル
ブレンド指数：6
ブレンド相性：シトラス、フローラル、ハーバル、ウッディ、レジン、スパイス系の精油と広く調和します。レモン、ベルガモット、オレンジ、ユズ、パイン、ローズウッダー、ラベンダー、フランキンセンスと好相性
禁忌・注意：妊娠中、授乳中

No. 117

ファー
シルバーファー
Silver Fir

ヨーロッパの高地に広く生育
呼吸器疾患と体の痛み全般に

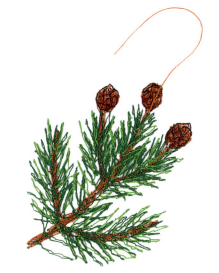

ヨーロッパに育つ針葉常緑樹で樹高60mほど、標高500m以上のピレネーやアルプスなどの高地に育つ

Profile
ヨーロッパ固有種のモミ

シルバーファーはヨーロッパ種のモミの代表で、近縁種がたくさんあります。フラットな形の針葉は艶のある深緑色で長細い毬果をつけます。樹皮には抗酸化作用のあるポリフェノールが豊富に含まれ、フラボノイドも多く認められます。木部から抽出されるエキスは血栓症を防ぐことが証明されています。枝葉はビールの原料に使われます。精油は薬用以外にもコロンなどの香水、石鹸や入浴剤などのバス製品、ルームスプレーなどの吸入用の製品に使われます。

Effect
風邪の予防と心理状態の緩和に

殺菌消毒作用と抗微生物作用があるので、室内に拡散すると感染症を予防し、咽頭炎、副鼻腔炎、気管支炎などの呼吸器疾患を緩和します。蒸気吸入で使用するとより即効性がありますが、小さな子供や喘息、虚弱になっている人には刺激が強すぎるので避けます。関節炎や筋肉痛の痛みには3〜5％の希釈でリニメント剤として使用します。甘い針葉樹のやさしい香りは頭をクリアにし、気持ちを明るくし、落ち着かせます。お風呂に入れるとよく温まります。

適用：喉の痛み（P.59）、筋肉痛、不安、冷え

学名：*Abies alba*
科名：マツ科
部位：針葉
抽出法：水蒸気蒸留法
産地：ドイツ、オーストリア、フランス、クロアチア、スロベニア、ボスニア
主な成分：リモネン（〜54％）、α-ピネン、カンフェン、酢酸ボルニル、α-カリオフィレン、β-ミルセン、酢酸ゲラニル、カリオフィレンオキシド、β-フェランドレン、α-テルピネン、ボルネオール、α-テルピネオール
作用：強壮、去痰、抗炎症、抗カタル、殺菌、刺激、循環促進、鎮咳、鎮痙、鎮静、免疫刺激、利尿
色：淡い黄色
ノート：トップ
ブレンド指数：8
ブレンド相性：シトラス、フローラル、ハーバル、ウッディ、レジン、スパイス系の精油と広く調和します。レモン、レモングラス、ラベンダー、サイプレス、ローズマリー、ティートゥリー、スペアミントと好相性
禁忌・注意：特になし

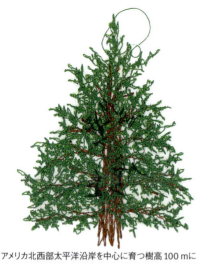

	No. 118
ファー	

ダグラスファー
（米松）

Douglas Fir

世界で2番目の樹高の針葉樹
森林浴の気分が味わえる香り

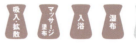

アメリカ北西部太平洋沿岸を中心に育つ樹高100mにもなる針葉常緑樹。500年以上も生きる長寿の大木

Profile

モミ属ではなくトガサワラ属

ダグラスファーの名前は、最初にイギリスにこの植物を紹介した植物学者、デビッド・ダグラスからきています。マツ科トガサワラ属に入り、バルサムファーやシルバーファーのようにマツ科モミ属ではありません。最初に紹介されたときの俗名が以後の混乱を招きました。アメリカには巨木が多く、セコイヤという木が世界一の樹高ですが、その次がこのダグラスファーです。野生動物や昆虫に様々な形で食物を与え、材木として北アメリカでは第一の生産高です。

Effect

心身相関型の症状を緩和する

他の針葉樹と比べて香りに甘みが強いのは、エステル類が10％含まれるからです。この成分は特に鎮静作用と抗炎症作用に優れます。心身相関型の症状（神経性胃炎や過敏性腸症候群など）や自己免疫疾患、アレルギーのある人には、症状緩和とともに、心理的な緊張感もほぐします。また、針葉樹の特性であるように強壮と呼吸器障害にも有効です。冬場に入浴やマッサージで使用すれば、風邪を予防し、体液の循環を促進して体を温め、老廃物の排出を促します。

適用 咳（P.59）、神経性胃炎、筋肉痛、冷え、緊張、風邪

学名：*Pseudotsuga menziesii*

科名：マツ科

部位：葉、小枝

抽出法：水蒸気蒸留法

産地：アメリカ北西部、カナダ

主な成分：ピネン（〜25％）、カンフェン（〜17％）、酢酸ボルニル、テルピノレン、サビネン、テルピネン-4-オール、サンテン、d-リモネン、シトロネロール、δ-3-カレン、β-ミルセン、α-テルピネン、酢酸シトロネリル

作用：強壮、去痰、抗炎症、殺菌、循環促進、神経強壮、鎮咳、鎮痙、鎮静

色：淡い黄色

ノート：ミドル

ブレンド指数：8

ブレンド相性：シトラス、フローラル、ハーバル、ウッディ、レジン、スパイス系の精油と広く調和します。シトラスとカンファーの香りが少しする甘みのある濃い針葉の香り。メイチャン、ジャーマンカモミール、ゼラニウム、ラベンダー、ローズマリー、ベイローレル、フランキンセンスなどと好相性

禁忌・注意：特になし

ファー

バルサムファー
（バルサムモミ）

Balsam Fir

No. 119

クリスマスツリーに使う木
樹脂様の甘い針葉の香り

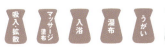

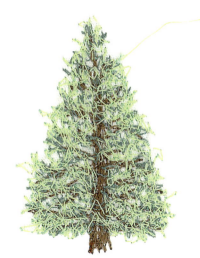

アメリカ北東部に育つ樹高15〜20mになるミドルサイズの針葉常緑樹。先端が尖る円錐形に育つ

Profile
50種以上も近縁種のあるモミの木

各種スプルース（唐檜）とともに北アメリカの山を覆うモミの木で、多くの野生動物の食料になっています。通常の精油以外にアブソリュート（P.12）や樹脂からの精油も存在し、特に樹脂はカナダバルサムと呼ばれる風邪薬に使われています。16世紀、カナダに最初に入植したフランス人、ジャック・カルティエは、船員たちの壊血病のために「アネダ」というビタミンCの豊富な針葉樹を使いましたが、それが後の研究でバルサムファーだったと考えられています。

Effect
体は刺激活性し心は鎮静する

精油は90％までモノテルペン類で占められているので、ルームスプレーやディフューザーで使用することで森林浴をしているような効果が得られます。呼吸器障害、疲労時、気力が落ちているときに即効性があります。他の針葉樹と同じように血液やリンパの循環を促し、体を温め老廃物の排出を促します。他のパイン類の精油よりもエステル類が多く含まれるので、鎮静作用があります。この精油の魅力はクリスマスの温かい楽しい雰囲気を演出することです。

適用 咳、筋肉痛、冷え、関節炎

学名：Abies balsamea
科名：マツ科
部位：針葉、小枝
抽出法：水蒸気蒸留法
産地：アメリカ北東部、カナダ
主な成分：β-ピネン（〜50％）、δ-3-カレン、酢酸ボルニル、α-ピネン、d-リモネン、β-フェランドレン、カンフェン、α-テルピネオール、チモール、β-ミルセン、ボルネオール、トリシクレン、テルピノレン（樹脂からのレジノイドは成分が変わる）
作用：強壮、抗炎症、殺菌、刺激、循環促進、神経強壮、鎮咳、鎮痙、鎮静
色：淡い黄色
ノート：ミドル
ブレンド指数：8
ブレンド相性：シトラス、フローラル、ハーバル、ウッディ、レジン、スパイス系の精油と広く調和します。パインよりも樹脂やはちみつを思わせ、少しシトラス調の香りを帯びます。レモン、ジュニパーベリー、ベンゾイン、ラベンダー、ユーカリプタスと好相性
禁忌・注意：特になし

No. 120

フラゴニア

Fragonia

成分のバランスのよい精油
心地よい香りと優れた殺菌力

吸入拡散 / マッサージ塗布 / 入浴 / 湿布 / うがい / コスメ

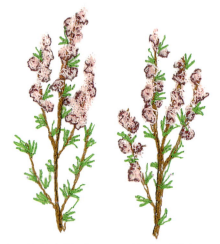

オーストラリア西部に育つ 2.4 mほどに育つ低灌木。
角ばった葉で5枚の花弁を持つ白い花を咲かせる

Profile

比較的最近見つかった新しい精油

フラゴニアはティートゥリーの仲間で、似た作用を持ちますが、さらに穏やかな性質の精油です。皮膚にとてもやさしいので局部的になら少量を原液で使用できます。フラゴニアのユニークな特性はバランスのとれた成分で、酸化物とモノテルペンとアルコールが1:1:1なので、多目的、多年代に安全で効果的に使うことができます。子供や高齢者にも使用することができますが、常に少量ずつ希釈して様子を見ながら使用することが大切です。

Effect

あらゆる感染症と痛みに

西オーストラリア大学の研究では、抗感染作用、殺微生物作用、カンジダ・アルビカンスへの抗真菌作用が認められています。風邪、頭痛、喉の痛みには蒸気吸入で使用します。皮膚にやさしいのでスキンケアに使用することもできます。特にオイリースキンで吹き出ものが出やすい人におすすめです。吹き出ものには、早めに綿棒で1滴塗布します。鎮痛作用にも優れており、筋肉痛、関節痛にはリニメント剤として痛みのあるところに擦りこみます。

適用：咳、風邪、筋肉痛、関節痛、頭痛、吹き出もの

学名：*Agonis fragrans*

科名：フトモモ科

部位：葉

抽出法：水蒸気蒸留法

産地：オーストラリア西部

主な成分：1,8 シネオール（〜30%）、α‐ピネン、リナロール、α‐テルピネオール、テルピネン‐4‐オール、ミルテノール、リモネン、パラシメン、γ‐テルピノレン、β‐ミルセン

作用：去痰、抗炎症、抗感染、抗菌、抗真菌、殺微生物、鎮痛、皮膚再生、免疫刺激

色：淡い黄色

ノート：トップ〜ミドル

ブレンド指数：10

ブレンド相性：シトラス、フローラル、ハーバル、ウッディ、レジン、スパイス系の精油と広く調和します。ティートゥリーやマートルと同じ科に属する植物なので、香りも似ていますが、さらに心地よい、軽く華やかなキャラクターを持ちます。ブラッドオレンジ、プチグレン、アニスシード、コリアンダー、ラベンダー、マージョラムと好相性

禁忌・注意：特になし

No. 121

ブラックスプルース
(黒唐檜)

Black Spruce

北部樹木限界線に育つ種
パインを濃くしたバルサム調

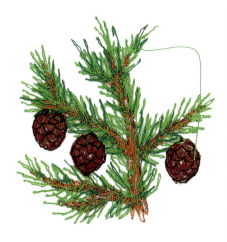

カナダに育つ針葉常緑樹でパインと似ていますが成長が遅く、樹高は15mほどで小さめ

 吸入拡散　 マッサージ塗布　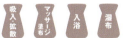 入浴　 湿布　 うがい　 コスメ

Profile

極限のタイガ地帯で育つ忍耐強い木

北米原産のマツ科の針葉樹ですが、パインより濃い深みのある香りがします。北の樹木限界線はブラックスプルースの北部限界線といわれており、タイガ地帯（亜寒帯の針葉樹の純林）の極限の気候の中に育ちます。成長が遅い分、木質が強固な性質を持ちます。ブラックスプルースという木は忍耐強さが美徳につながることを教えてくれます。そして努力を怠らない姿勢を示し、そのために必要なものを精油で表現しているようです。

Effect

ストレス時に強力な味方

ストレス時に酷使される副腎への強壮作用があり、コーチゾン様作用がよく知られています。特にパインの精油とブレンドして腰部に塗布したり、バス、リニメント剤として使用すると即効性があります。筋肉痛を和らげ、体を温め、副交感神経を優勢にします。15mlのベースオイルにブラックスプルース5滴、ヒマラヤンシダー2滴、レモン2滴のブレンドを、朝のシャワー後に塗布すると1日が元気に始められます。

適用　風邪（P.45）、喉の痛み、抑うつ（P.51）、筋肉痛、緊張、ストレス、疲労（P.57, 236）、冷え、殺菌（P.53）

学名：Picea mariana

科名：マツ科

部位：針葉

抽出法：水蒸気蒸留法

産地：カナダ

主な成分：酢酸ボルニル（〜40%）、α-ピネン、δ-3-カレン、リモネン、カンフェン、ミルセン、ボルネオール、ロンギフォレン、ロンギシクレン、ロンギボルネオール

作用：強壮、去痰、抗炎症、抗感染、抗菌、抗真菌、コーチゾン様、神経強壮、鎮咳、鎮痙、鎮静、刺激、神経強壮、副腎刺激、免疫調整

色：淡い黄色

ノート：トップ〜ミドル

ブレンド指数：6

ブレンド相性：シトラス、フローラル、ハーバル、ウッディ、レジン、スパイス系の精油と広く調和します。リフレッシュさせてくれる深みのあるバルサミックな針葉樹の香り。ベルガモット、ライム、ゼラニウム、サイプレス、ラベンダー、バージニアシダー、スコッチパイン、フランキンセンスと好相性

禁忌・注意：特になし

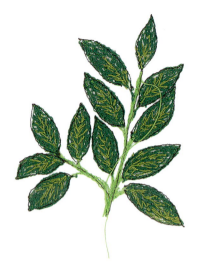

No. 122

ベイローレル
（月桂樹）

Bay Laurel

免疫系の活性に有効
深みのあるスパイシーな香り

| 吸入拡散 | マッサージ塗布 | 入浴 | 湿布 | うがい | コスメ |

地中海沿岸地方に育つ常緑樹で 10 〜 18 mの樹高になり、艶のある葉は香りが強く料理に頻用される

Profile

勝者に与えられた月桂樹の冠

古代ギリシャ、ローマでは平和と勝利の象徴として愛され、庭のベイの木が突然しおれたり、枯れたりすると災害の前兆だと考えられました。聖書では豊穣と名誉の象徴として描かれ、キリスト復活のシンボルでもあります。イタリアでは大学の卒業生は月桂冠をかぶります。古来からこの植物にある、達成感と自信につながるイメージは、長年の集合無意識の介在で、私たちの心理やエネルギーに働きかけるものがあるのではないかと考えます。

Effect

🧍‍♂️❤️ 刺激活性し自信をつける

免疫系に優れた効果を示します。リニメント剤を使用して、リンパ節に少量擦りこむか後頭部と仙骨部、太陽神経叢に擦りこみます。呼吸器系には抗感染、抗カタル作用があります。消化器系には刺激活性作用があり、コリアンダーとブレンドして腹部に時計回りに円を描くようにして塗布します。自信喪失しているときやエネルギー切れのときに大きな助けになります。ヘアケアでは発毛促進とフケのために使用します。

適用 風邪 (P.45)、喉の痛み (P.226)、頭痛 (P.231)、感染予防 (P.51)、食欲不振、抑うつ (P.236)、ヘアケア (P.240)、捻挫 (P.231)

学名：*Laurus nobilis*

科名：クスノキ科

部位：葉

抽出法：水蒸気蒸留法

産地：モロッコ、フランス、スペイン

主な成分：1,8-シネオール（〜 50%）、α-ピネン、酢酸テルピニル、リナロール、β-ピネン、サビネン、メチルオイゲノール、オイゲノール、カンフェン、酢酸リナリル、酢酸ボルニル、テルピネン-4-オール

作用：去痰、強壮、抗ウィルス、抗カタル、抗菌、抗真菌、殺菌、刺激、消化促進、神経強壮、鎮痙、鎮痛、リンパ刺激

色：淡い黄色

ノート：ミドル

ブレンド指数：6

ブレンド相性：シトラス、フローラル、ハーバル、ウッディ、レジン、スパイス系の精油と調和します。スパイシーで甘みのある洗練された香り。ベルガモット、アニス、サイプレス、シダー、フランキンセンスと好相性

禁忌・注意：敏感肌（高濃度で使用すると皮膚刺激の可能性）、乳幼児

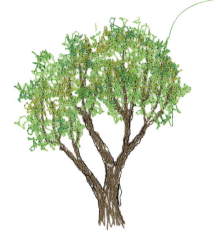

台湾原産の広葉常緑樹で樹高は 20 mほど。日本樟よりも耐寒性が弱く、四国や九州で栽培される

ホーウッド
（芳樟）

Ho Wood

ショウノウノキ（樟）の変種
甘くやさしい香りで強い殺菌力

No. 123

 吸入・拡散
マッサージ・塗布
入浴
湿布
うがい
コスメ

Profile

一つの学名で多くの精油

Cinnamomum camphora は同じ学名で変種、亜種、ケモタイプがありますカンファー（P.150 ショウノウノキ、樟）、ラビンツァラ、ホーリーフ、ホーウッド（芳樟）などがあり、ホーウッドはカンファーの変種で、学名に var.glaucescens または var.nominale などがつきます。ラビンツァラはマダガスカル産のケモタイプです。ショウノウノキはボルネオンの成分が多く、精油は分留抽出します。ホーウッドはリナロールが多く、台湾では戦前、年間 400t ほど生産され、当時は日本の領地だったために日本産として売られました。

Effect

魅力的な香りで様々な効果

リナロールが主成分で、ラベンダーやタイム CT リナロールと同じようにやさしい香りと使い心地で多くのメリットがあります。ブレンドして使用すると、相乗効果が得られるとともに、皮膚にやさしいので刺激のある精油の緩和剤としても働きます。けがには消毒や炎症の緩和を、スキンケアでは細胞成長促進作用による皮膚再生を促します。神経強壮や抗うつ作用もあり、ストレス時にマッサージや入浴に使用します。

適用：疲労、けが、抑うつ、若返り、スキンケア

学名：*Cinnamomum camphora var. glaucescens*
Cinnamomum camphora var.nominale

科名：クスノキ科

部位：木部

抽出法：水蒸気蒸留法

産地：台湾、日本、中国

主な成分：リナロール（〜 95%）、リナロールオキシド、フェンチルアルコール、ドデカン、ウンデカン、ドデセン、ミルセン

作用：強壮、抗炎症、抗ウィルス、抗うつ、抗菌、抗真菌、抗不安、神経強壮、鎮静、皮膚再生、免疫調整

色：淡い黄色

ノート：ミドル

ブレンド指数：10

ブレンド相性：シトラス、フローラル、ハーバル、ウッディ、レジン、スパイス系の精油と広く調和します。カンファーの香りが微妙に加わった穏やかなリナロールの香り。ローズウッドの代用になります。オレンジ、ライム、ゼラニウム、サイプレス、ラベンダー、サンダルウッド、フランキンセンスと好相性

禁忌・注意：特になし

No. 124

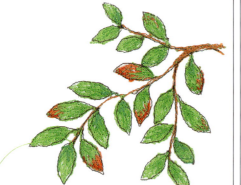

ホーリーフ

Ho Leaf

ケモタイプが多いので要確認
成分差で香りも使用法も変化

 吸入・拡散　 マッサージ・塗布　 入浴　 湿布　うがい　コスメ

中国、台湾、日本、ベトナムなど暖地に生育する広葉常緑樹で樹高10〜30mほど。近縁種、亜種が多い

Profile

産地により変種、ケモタイプがある

CTボルネオンは中国産で、ケトン類を多く含むので使用しすぎると神経毒性が懸念されます。サフロールも少量入る場合もあり注意が必要です。CTシネオールのマダガスカル産の精油はラビンツァラと呼ばれ、安全です。それでも1,8-シネオールは幼児には刺激が強いので注意を。中国産のものもあり、成分は多少違います。CTリナロールは日本産、台湾産のものが主で最も穏やかです。

Effect

ケモタイプによって使い分ける

CTボルネオンは去痰作用に優れるので、呼吸器障害で特に粘液が多く呼吸が苦しいときなどに効果的です。また、筋肉を弛緩させる効果もあるので肩こりや腰痛にリニメント剤として使用します。CTシネオールは呼吸器障害全般と、抗ウィルス作用があるので感染症の際には活躍します。ディフューザーや蒸気吸入、皮膚の感染症には塗布します。CTリナロールは穏やかで抗炎症作用があるので、皮膚炎や関節炎に湿布や塗布で使用します。鎮静作用もあり有用です。

適用　呼吸器障害、筋肉痛、疲労、スキンケア、抑うつ（P.236）

学名：*Cinnamomum camphora*
Cinnamomum camphora var. glaucescens
ケモタイプ3種

科名：クスノキ科

部位：葉

抽出法：水蒸気蒸留法

産地：台湾、日本、中国、マダガスカル

主な成分・作用：〈CTボルネオン〉ボルネオン（〜85%）、リナロール、サフロール（〜5%）⇒去痰、刺激、循環促進
〈CTシネオール〉1,8-シネオール（〜63%）、サビネン、α-テルピネオール、ピネン⇒去痰、抗ウィルス、抗炎症、抗カタル、免疫調整
〈CTリナロール〉リナロール（〜90%）、1,8シネオール、ネロリドール、サビネン⇒強壮、抗炎症、抗微生物、抗不安、鎮静

色：淡い黄色

ノート：トップ〜ミドル

ブレンド指数：3〜10

ブレンド相性：シトラス、フローラル、ハーバル、ウッディ、レジン系の精油と調和します

禁忌・注意：〈CTボルネオン〉てんかん、妊娠中、小児。多量に使用しないこと

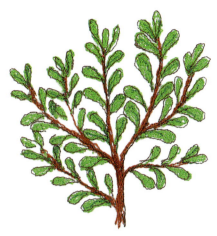

 No. 125

ボグマートル
（スィートゲール）

Bog Myrtle

スキンケアと呼吸器障害に
甘く樹脂様の香り

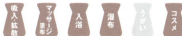

北西ヨーロッパとカナダに育つ落葉広葉樹で、樹高は1〜2mほどの低灌木です。酸性の泥炭湿地帯に育つ

Profile
ユニークな個性のある植物

英国のロイヤルウェディングのブーケに使われる植物です。現在、商業的に蒸留しているのはカナダとスコットランドのみで希少性があります。中世から16世紀にかけてはビールの材料でしたが、ホップがより使われるようになると使用されなくなりました。アメリカ先住民のポタワタミ族はその枝葉でスマッジを作り、儀式などに燃やして用いました。バルサミックな香りは植物の生育する半径1km周辺に広がります。種子は向精神作用があります。

Effect
将来性ある効用にも注目

ボグマートルは世界に生育する植物で、主に昆虫忌避に使用されてきましたが、21世紀に入ってからはスキンケアに使用されるようになりました。特に敏感肌、吹き出物、アンチエンジングに効果があることがわかり、英国では人気の精油です。さらに近年、抗腫瘍作用と喘息に効果があることが報告されました。60分間以上かけて蒸留した精油にはセスキテルペン類とd-リモネンが豊富に含まれ、これらの成分が抗腫瘍作用を示すことが解明されました。

適用 発熱、腹痛、筋肉痛、若返り

学名：*Myrica gale*
科名：フトモモ科
部位：葉、小枝
抽出法：水蒸気蒸留法
産地：カナダ、スコットランド
主な成分：β-カリオフィレン（〜11%）、β-ミルセン、d-リモネン、α-カリオフィレン、フェランドレン、ゲルマクロン、γ-エレメン〈カナダ産〉ミルセン（〜23%）、d-リモネン（7〜11%）、β-カリオフィレン、α-フェランドレン。
作用：強壮、抗菌、抗腫瘍、抗酸化、抗微生物、昆虫忌避、刺激、皮膚再生
〈カナダ産〉肺癌と大腸の腺癌に対して抗腫瘍作用を示す
色：淡い黄色
ノート：ミドル
ブレンド指数：8
ブレンド相性：シトラス、フローラル、ハーバル、ウッディ、レジン、スパイス系の精油と広く調和します。グレープフルーツ、ゼラニウム、サイプレス、ラベンダー、マージョラム、ローズマリー、各種パインと好相性
禁忌・注意：妊娠中、授乳中

No. 126

マートル
(ギンバイカ)

Myrtle

穏やかな作用の呼吸器の精油
敏感肌にも使えるやさしい香り

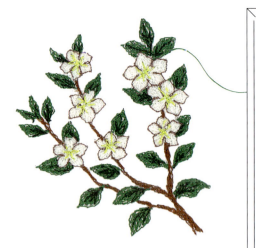

北地中海沿岸地方原産の常緑樹で樹高は3〜5mほどの低木。星形の小さな白い花は蜂を集める

Profile

グリーンマートルとレッドマートル

古代ギリシャ神話では、ビーナスが海の泡から誕生した際にマートルの茂みに裸身を隠したとされています。ビーナスはこの低木に咲く白い花を愛し、花飾りを身にまといました。また、デメーターやアルテミスにも捧げられます。コルシカ産（CT 酢酸ミルテニル / リナロール：グリーンマートル）と北アフリカ産（CT シネオール：レッドマートル）のマートルでは成分の違いがありますが、どちらも穏やかな作用があります。特にグリーンマートルはソフトです。

Effect

子どもと女性のための精油

やさしく穏やかなオイルです。小児の呼吸器の障害にも安心して使用できます。大人でも、寝つきの悪い人の胸部リニメント剤によく、ユーカリプタスやペパーミントでは覚醒する可能性がありますが、マートルは鎮静作用があり刺激が弱いので最適です。ラベンダーやフランキンセンスとブレンドして使います。スキンケアでは、くすみやしわ、アレルギーのある皮膚のために使うことで、細胞が活性化され皮膚を美しく整えます。1％の希釈で使用してください。

適用：風邪（P.226）、花粉症、アレルギー、咳、たるみ・しわ

学名：*Myrtus communis*
ケモタイプ2種
科名：フトモモ科
部位：葉
抽出法：水蒸気蒸留法
産地：北アフリカ（モロッコ、チュニジア）、サルディニア、コルシカなど地中海沿岸全域
主な成分：α-ピネン（〜57％）、1,8-シネオール（〜38％）、酢酸ミルテニル、リモネン、リナロール、酢酸テルピニル、α-テルピネオール、酢酸リナリル、パラシメン
作用：去痰、抗アレルギー、抗ウィルス、抗炎症、抗カタル、抗菌、収れん、消化促進、鎮静、鎮痛、皮膚再生、免疫調整
色：黄色
ノート：トップ〜ミドル
ブレンド指数：6〜10
ブレンド相性：シトラス、フローラル、ハーバル、ウッディ、レジン、スパイス系の精油と広く調和します。マンダリン、ネロリ、ゼラニウム、サイプレス、ラベンダー、フランキンセンス、ラベンサラ、ミルラと好相性
禁忌・注意：特になし

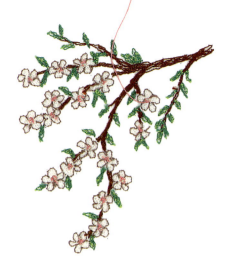

No. 127

マヌカ
（ギョウリュウバイ）

Manuka

マオリ族の伝統的な薬草
マヌカハニーで有名

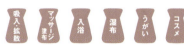

オーストラリア原産のニュージーランドに育つ常緑樹。
樹高は2〜15mまで伸び、赤花と白花がある

Profile

ニュージーランドのティートゥリー

ヨーロッパから移民が来る前から、マオリ族が長く薬草として使用しており、ニュージーランドのティートゥリーとして知られています。実際はその昔、オーストラリアから渡った植物だということがわかっています。5枚の花弁の花が梅を小さくしたような形をしていることから、ギョウリュウバイ（御柳梅、檉柳梅）という和名があります。入眠時に枝を噛むと鎮静効果が得られ、よく眠れるといわれます。解熱や泌尿器系の問題には、葉の煎剤を飲みます。

Effect

免疫刺激作用が人気

マヌカの抗菌作用や抗真菌作用はティートゥリーよりも強いといわれています。研究によると多種の微生物に対しての効果が証明されています。呼吸器の障害には吸入やディフューザーを使用し、帯状疱疹には塗布します。また、この花から得られるマヌカハニーは、免疫系強化やピロリ菌除去、胃炎のために使用します。胃炎や胃潰瘍を起こしやすい人は、食事の10分ほど前にスプーン1杯の良質のマヌカハニーを舌にのせ、自然になくなるまで口を閉じておきます。

適用：風邪、花粉症、頭痛、けが、口臭（P.232）、かゆみ（P.235）

学名：*Leptospermum scoparium*

科名：フトモモ科

部位：葉、枝

抽出法：水蒸気蒸留法

産地：ニュージーランド、オーストラリア

主な成分：レプトスペルモン（〜20％）、trans-カラメネン、β-カリオフィレン、フラベゾン、イソレプトスペルモン、α-コパエン、フラベゾン、β-ビサボレン、α-ピネン、α-セリネン、α-クベベン、α-アモフェン、β-カリオフィレン、アロマデンドレン

作用：強壮、抗ウィルス、抗炎症、抗菌、抗真菌、昆虫忌避、鎮痛、免疫刺激、皮膚再生

色：赤味のある色

ノート：トップ〜ミドル

ブレンド指数：6

ブレンド相性：シトラス、フローラル、ハーバル、ウッディ、レジン、スパイス系の精油と広く調和します。ティートゥリーとやや似た、より濃縮したような香り。メイチャン、オレンジ、ゼラニウム、ローズマリー、ペパーミント、パインなどと好相性

禁忌・注意：特になし

No. 128

ラベンサラ

Ravensara

マダガスカルの固有種
優れた呼吸器への作用

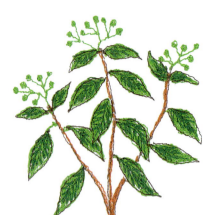

マダガスカルの中央〜東側にある照葉樹林で育つ広葉常緑樹で、樹高は 30 m ほどになる

  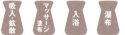
吸入拡散／マッサージ塗布／入浴／湿布／うがい／コスメ

Profile

近縁種とケモタイプで混乱

1,8 シネオールが多く含まれているラベンサラは、2003 年に植物学上 Cinnamomum camphora とされますが、通常のカンファー（シャコウノウノキ）の精油成分とは違いが大きいのでケモタイプになりました。マダガスカルではこの木をラビンツァラと呼び、野生種の Ravensara aromatica をラベンサラと呼び分けています。ケモタイプは CT メチルオイゲノール、CT メチルカビコール、CT サビネン、CT テルピネンの 4 種です。各々注意、禁忌が変わります。

Effect

皮膚にやさしく強力な抗感染作用

抗ウィルス作用、抗感染作用が優れていながら皮膚にやさしく、神経強壮作用や鎮静作用が秀でています。ラビンツァラは子供にも少量ずつ使用できます。抗ウィルス作用が顕著で、帯状疱疹や口唇ヘルペスのときに綿棒で原液またはタマヌオイルと半々で患部に塗布すると、痛みを軽減し、治癒を促します。インフルエンザにはディフューザーでユーカリプタス、ラベンダー、ベイローレルなどとブレンドします。

適用 風邪、鼻風邪、発熱 (P.226)、咳 (P.49, 53)、免疫強化 (P.45)、帯状疱疹、感染症

学名：Ravensara aromatica（ケモタイプが 4 種、近縁種が 10 種存在）
Cinnamomum camphora CT cineol

科名：クスノキ科

部位：葉

抽出法：水蒸気蒸留法

産地：マダガスカル

主な成分：〈Ravensara aromatica〉d- リモネン（〜 23%）、サビネン、イソレデン、エストラゴール、β - カリオフィレン
〈Cinnamomum camphora CT cineol〉
1,8- シネオール（〜 65%）、サビネン、リモネン、α - テルピネオール、ピネン、テルピネン -4- オール、酢酸テルピニル

作用：去痰、抗ウィルス、抗カタル、抗感染、抗菌、神経強壮、鎮静、鎮痛、免疫刺激

色：無色

ノート：トップ

ブレンド指数：6〜10

ブレンド相性：シトラス、フローラル、ハーバル、ウッディ、レジン、スパイス系の精油と調和します。揮発性のある澄んだ軽い香り

禁忌・注意：特になし。ただしケモタイプによっては注意を要するものがある

スパイス系
精油11

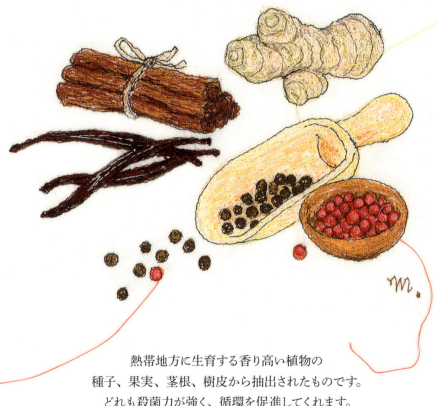

熱帯地方に生育する香り高い植物の
種子、果実、茎根、樹皮から抽出されたものです。
どれも殺菌力が強く、循環を促進してくれます。
ここではバニラを含めた熱帯産スパイスの精油を集め、
温帯でも育つセリ科の種子（フェンネルなど）は
ハーバル系にまとめました。

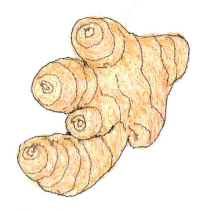

インド東部が原産で2mほどの草丈になる大型の植物。日本語だとナンキョウ（南姜）と呼ばれる

No. 129

ガランガル

Galangal

ショウガ科の魅力的な精油
刺激のある華やかな香り

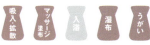

Profile

ジンジャーの近縁種

インドネシアやタイの料理によく使用され、トムヤムクンやトムカーガイに入っている繊維質のジンジャー片に見えるものです。多くの種類がありますが、このガランガルは greater galangal（大ガランガル）またはシャム・ジンジャー、ラングクアス、カーなど様々な言語で呼ばれています。どの部位も香りがありますが、商業的に精油を抽出しているのは根茎だけです。近縁種のジンジャーに似ており、華やかな香りが加わります。

Effect

循環促進と風邪に

1,8-シネオールが多く入っているので、カタル症状や鼻、咳が出るときのリニメント剤に少し混ぜます。皮膚刺激があるので、皮膚に穏やかなラベンサラやマートルなどと一緒にブレンドして使用します。筋肉痛、循環不良、冷えには、マージョラム、ラベンダー、オレンジなどとブレンドしてマッサージに使用します。関節痛やリウマチには局部に擦りこみ、できる範囲で動かします。筋肉痛にはローズマリーやプチグレンとブレンドしてリニメント剤やマッサージで使います。

適用 咳、食欲不振、疲労、冷え、消化不良、筋肉痛

学名：*Alpinia galanga*
科名：ショウガ科
部位：根茎
抽出法：水蒸気蒸留法、CO_2 抽出法
産地：インドネシア、タイ、マレーシア、ラオス
主な成分：1,8-シネオール（〜73％）、ボルネオン、α-ピネン、β-ピネン、α-テルピネオール、酢酸フェンキル、桂皮酸メチル、カンフェン、ファルネソール、リモネン、テルピネン-4-オール、ミルセン、オイゲノール
作用：引赤、去痰、健胃、抗カタル、抗感染、抗菌、刺激、循環促進、鎮痙、免疫調整
色：茶色
ノート：ミドル〜ベース
ブレンド指数：3
ブレンド相性：シトラス、フローラル、ハーバル、ウッディ、レジン、スパイス系の精油と調和します。刺激がありスパイシーで花の香りが混ざります。ベルガモット、アニス、サイプレス、シダー、フランキンセンスと好相性
禁忌・注意：皮膚刺激に注意しながら低濃度で使用のこと

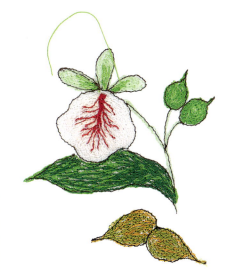

熱帯地方に育つ多年草で50mほどの草丈になる。グリーンの鞘に包まれた黒い種子を使用する

No.130

カルダモン

Cardamom

古代エジプトから北欧まで
甘いインドのチャイの香り

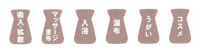

Profile

クイーン・オブ・スパイス

カルダモンはサフラン、バニラに続いて高価なスパイスです。インドのスパイス商人たちは カルダモンを"Queen of all spices"と呼びました。スパイスの中では例外的に皮膚に比較的穏やかで、使いやすいオイルです。古代エジプトでは香油や薫香に使用され、歯を白くする目的で噛みました。北欧ではパンに加えたり、お酒の匂いを消すために種子を噛みます。中東ではコーヒーに入れたり、料理に使われます。インドではチャイ、サフランライスに入れます。

Effect

穏やかな刺激で気分転換

口腔感染症のためには、うがいをするときに100mlの水に1滴落としてから、よく混ぜて使います。歯磨きペーストに入れて使うこともできます。また、呼吸器障害や消化不良には、リニメント剤にして胸や腹部に1〜3％の希釈で擦りこむと効果が早いです。乗り物酔いや妊娠中のつわりには、ティッシュに1〜2滴落として吸入をするとよいでしょう。ディフューザーかルームスプレーには、オレンジやコリアンダーと一緒に使うと、楽しい雰囲気の香りを演出できます。

適用 歯磨き、口臭、うがい、食欲不振、鼓腸（P.229）

学名：Elettaria cardamomum

科名：ショウガ科

部位：種子

抽出法：水蒸気蒸留法

産地：南インド、スリランカ、グアテマラ

主な成分：1,8-シネオール（〜45％）、酢酸テルピニル、酢酸リナリル、リナロール、リモネン、α-テルピネオール、サビネン、ピネン、ミルセン、アロマデンドレン、エレメン

作用：強壮、駆風、健胃、抗カタル、催淫、消化促進、鎮痙

色：無色

ノート：トップ〜ミドル

ブレンド指数：4

ブレンド相性：シトラス、フローラル、ハーバル、ウッディ、レジン、スパイス系の精油と調和します。スパイシーで甘みのあるお菓子のような香り。ベルガモット、レモン、コリアンダー、イランイラン、ネロリ、ゼラニウム、シダー、フランキンセンスと好相性

禁忌・注意：1,8-シネオールが多く含まれているので幼児には避けること

No. 131

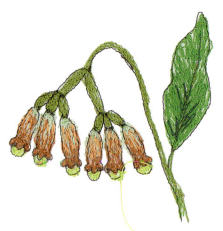

クローブ
（丁字）

Clove

強い殺菌力で病気感染を制御
甘く刺激のある薬用の香り

吸入・拡散　マッサージ・塗布　入浴　湿布　うがい　コスメ

モルッカ群島原産で高温多雨の熱帯に育つ樹高 12 m ほどの常緑樹。花蕾と葉が多目的に使用される

Profile
殺菌力が強く原産地では病気を制御

2000 年以上栽培されており、中世ヨーロッパでは黒死病（伝染病）を防ぐために使われ、東南アジアではハエや蛾を避けるためや、助産術に使用されていました。17 世紀にオランダの東インド会社がスパイスの価格をコントロールするためにモルッカ群島のクローブの木を多く切り倒したところ、今までなかった風土病が発生しました。葉や枝からも精油が抽出されていますが、オイゲノールが 90％以上になり、皮膚にかなり刺激が強いので使用は避けましょう。

Effect
感染予防と心身の活性に

主要成分のカリオフィレンやその他のセスキテルペン類は、植物中には存在せず、水蒸気蒸留中にできあがります。オイゲノールもアセチルオイゲノールから水蒸気蒸留中に一部加水分解して生成されます。花蕾からの精油を使用するときは必ず 0.5％以下に希釈して穏やかな精油とブレンドしましょう。特に下肢の冷えや消化器の不調の改善、強壮の目的に使用します。ディフューザーにも少量で殺菌効果を示します。

適用　風邪、消化不良、疲労、口内炎（P.232）、冷え、虫よけ、掃除（P.244）

学名：*Eugenia caryophyllata*
Syzygium aromaticum

科名：フトモモ科

部位：花蕾

抽出法：水蒸気蒸留法

産地：インドネシア、マダガスカル、スリランカ、インド

主な成分：オイゲノール（〜 84％）、酢酸オイゲニル、β - カリオフィレン、α - フムレン、カリオフィレンオキシド

作用：抗ウィルス、抗感染、抗真菌、殺寄生虫、殺菌、子宮強壮、刺激、循環促進、消毒、神経強壮、鎮痙、鎮痛

色：淡い黄色

ノート：トップ〜ミドル

ブレンド指数：1

ブレンド相性：シトラス、フローラル、ハーバル、ウッディ、レジン、スパイス系の精油と調和します。スパイシーで甘みのあるエキゾチックな香り。オレンジ、パチュリー、ローズ、イランイラン、ラベンダーと好相性

禁忌・注意：強い皮膚刺激があるので敏感肌の人や小児には一切使用しないこと

No. 132

シナモン
（桂皮）

Cinnamon

古代から王侯貴族が使用
強壮と刺激活性する甘い香り

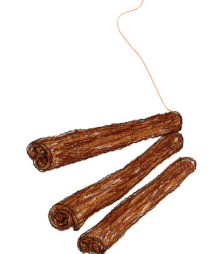

熱帯地方に育つ常緑樹で野生では10mもの樹高になり、樹皮と葉をスパイス、香料、薬用に使用

Profile
旧約聖書にも登場するスパイス

紀元前2000年の古代エジプトではすでにプントの国（現在のソマリアの辺り）から輸入し、薫香のキフィやミイラの防腐に使用しました。旧約聖書の出エジプト記では、モーゼが聖油にシナモンを混ぜるよう啓示を受けます。紀元前5世紀に古代ギリシャの歴史家、ヘロドトスは「大きな鳥が巣を作るのに使っているシナモンを、アラブ人が命がけで採取してくる」と記し、14世紀のビザンチン帝国の時代まで信じられてきました。インドのアーユルベーダ医学でも使用されます。

Effect
殺菌消毒し温めて強壮にする

樹皮が食材として使われていますが、樹皮からの精油は皮膚刺激が強すぎるため（シンナムアルデヒド75%含有）、IFAでは使用を禁止しています。葉からの精油も敏感肌や皮膚の広い範囲に使用することは避け、0.5%までの希釈で使用してください。他の穏やかな精油と一緒に拡散すると、室内の殺菌消毒や神経強壮作用があり、フランスでは熱帯地方を旅行しているときには、感染症や下痢のために樹皮の精油を1滴内用します。

適用：風邪、筋肉痛、疲労、冷え

学名：Cinnamomum zeylanicum
Cinnamomum verum

科名：クスノキ科

部位：葉、樹皮（皮膚に使用するのは葉のみ）

抽出法：水蒸気蒸留法

産地：スリランカ、インドネシア、マダガスカル

主な成分：〈葉〉オイゲノール（～85%）、安息香酸ベンジル、酢酸オイゲニル、酢酸オイゲニル、リナロール、酢酸シナミル
〈樹皮〉シンナムアルデヒド（～75%）、オイゲノール（～10%）、酢酸シナミル、リナロール、安息香酸ベンジル、カリオフィレン

作用：引赤、強心、強壮、駆虫、抗ウィルス、抗感染、抗寄生虫、抗真菌、殺菌、刺激、循環促進、神経強壮、鎮痙、通経

色：黄色

ノート：ミドル

ブレンド指数：1～3

ブレンド相性：シトラス、フローラル、ハーバル、ウッディ、レジン、スパイス系の精油と調和します。刺激的で強い甘み

禁忌・注意：皮膚刺激、幼児、妊娠中、授乳中

No. 133

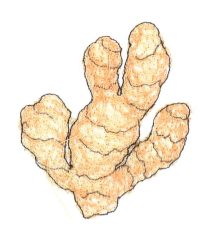

熱帯アジア地方に育つ多年草。毎年根茎から茎が伸びて細い葉をつけ1mほどに育つ。黄色い花を咲かせる

ジンジャー
（しょうが）

Ginger

体を温めて冷えを緩和する
辛みと酸味のある甘い香り

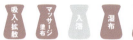

Profile
料理から疾病予防まで広く利用

紀元前500年頃にはすでにアジアや熱帯地方で消化を助けるためや、食中毒予防、風邪の症状を緩和するために使用されていました。またジンジャーエールからカレーまで、料理や飲み物にも世界中で愛用されています。15世紀頃、スパイス交易をするヨーロッパの船で壊血病（ビタミンC欠乏症）の問題があり、予防のためにレモンを積んでいましたが、中国の船では鉢ごとジンジャーを積んでいたため、船員たちは決してビタミンC不足にならなかったといいます。

Effect
冷えをとり余分な水分を排除

中医学では、体が湿気に十分適応できないために起こるカタル、下痢、リウマチなどの症状や、冬場や雨のときに起こる節々の痛みやむくみ、冷えなどの障害に使います。マッサージや温湿布、またはリニメント剤にして局部に擦りこんで使用します。その際にジンジャーティーも併用すると効果的です。消化器の障害全般、筋肉や関節の痛み、呼吸器感染症などのためにも使用できます。皮膚刺激には注意。

適用　風邪、消化不良、便秘（P.228）、むくみ（P.57）、冷え、ダイエット（P.242）

学名：*Zingiber officinale*
科名：ショウガ科
部位：根茎
抽出法：水蒸気蒸留法、CO_2抽出法
産地：インド、中国、インドネシア、ナイジェリア、ジャマイカ
主な成分：ジンギベレン（〜40%）、カンフェン、β-フェランドレン、β-セスキフェランドレン、β-ビサボレン、α-クルクメン、シトロネロール、リナロール、ボルネオール、β-ファルネセン、リモネン、ピネン
作用：引赤、緩下、強壮、去痰、駆風、健胃、抗カタル、殺菌、消化促進、循環促進、神経強壮、鎮痛
色：黄色〜茶色
ノート：ベース
ブレンド指数：1
ブレンド相性：シトラス、フローラル、ハーバル、ウッディ、レジン、スパイス系の精油と調和します。スパイシーで甘みのある香り。ユズ、マンダリン、パイン、マヌカ、レモングラス、ローズマリーなどと好相性
禁忌・注意：皮膚刺激

No. 134

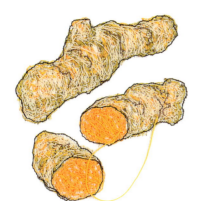

南アジア地方に育つショウガ科ウコン属の宿根草。根茎の内側は濃いオレンジ色をしている。秋ウコン

ターメリック
（うこん）

Turmeric

ヒンズー教の儀式に重要
肝臓を浄化し皮膚を美しく

 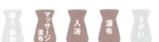

Profile
アジアの伝統療法で使用されてきた

インドでは昔から縁起のよい植物とされ、10世紀頃からヒンズー教の儀式に多用されてきました。僧侶はこの色素で染めた生地を身につけます。また、伝統的なインドやインドネシアの美容法にも使われてきました。カレーパウダーの黄色は、主にこの根茎によります。根茎部に含まれる黄色色素クルクミンは、ポリフェノールの一種で抗酸化、肝機能改善、前立腺肥大抑制などの作用があります。精油成分にも抗腫瘍作用のある成分が含まれます。

Effect
自律神経のバランスをとる

強力なリラックス作用と自律神経のバランスをとる作用があります。また、皮膚に潤いを与え、アンチエイジングにも効果的です。メラニン合成に関係する酸化還元酵素チロシナーゼの働きを阻害するため、メラニン色素の産生を予防し、コラーゲンとヒアルロン酸の分解を抑制する効果があり、皮膚をダメージから守ります。また抗酸化作用もあります。スキンケア製品に1％加えて使用します。消化不良、大腸炎、疝痛、関節炎には湿布が有効です。

適用　消化不良、疲れ、関節炎、スキンケア、角質ケア（P.242）

学名：Curcuma longa
科名：ショウガ科
部位：根茎
抽出法：水蒸気蒸留法、CO_2抽出法
産地：インド、インドネシア
主な成分：ターメロン（〜28％）、ar-ターメロン（〜28％）、ジンギベレン、α-フェランドレン、β-セスキフェランドレン、クルクメン、1,8-シネオール、クルクモール、β-エレメン、その他500種もの痕跡成分
作用：強肝、抗炎症、抗菌、抗酸化、抗腫瘍、消化促進、鎮痛、皮膚再生、保湿
〈CO_2抽出法のエクストラクト〉特に抗腫瘍作用
色：淡いオレンジ色
ノート：ベース
ブレンド指数：4
ブレンド相性：シトラス、フローラル、ハーバル、ウッディ、レジン、スパイス系の精油と親和します。ドライで少しスパイシーなパウダーのような香り。オレンジ、アニス、イランイラン、シダー、コリアンダーと好相性
禁忌・注意：敏感肌、高濃度で使用すると皮膚刺激の可能性があるので1％までの希釈で使用すること

No. 135

ナツメグ

Nutmeg

精神活性作用のある精油
独特の陶酔するような香り

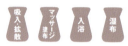
吸入・拡散　マッサージ・湿布　入浴　湿布　うがい　コスメ

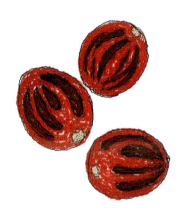

熱帯地方に育つ常緑樹の果実の種子の仁。種子の周りの赤い仮種皮はメース（香辛料）として使用される

Profile

パラケルススの薬能形態論

原産地のインドネシアでは現在、西ジャワ、モルッカ群島で栽培されており、年間生産量は450～500t。16世紀のスイスの医師、パラケルススの薬能形態論では「神は慈悲深く、人間が植物の治癒特性を理解できるように、その植物の様子と似た臓器に効果があるよう印をつけた」と考えました。そしてサフランは黄疸に、セントジョンズワートはけがに、ザクロは子宮の障害に、そしてナツメグやクルミは人間の脳に影響するとしました。

Effect

神経系への影響が強い

ナツメグに含まれるミリスチシンは、モノアミン酸化酵素阻害薬（MAOI）で向精神作用があるため、多量に内服すると悪心、痙攣、動悸を引き起こします。特に睡眠導入剤との併用は避けること。ただ、通常の食品に使用する場合やマッサージに使う精油の量では問題はありません。少量の精油を使用することで、セロトニンのレベルを上げて神経を和らげリラックスさせます。副交感神経が優勢になるため、体が温まり気持ちも落ち着きます。

適用　神経性胃炎、筋肉痛、緊張、不眠

学名：Myristica fragrans
科名：ニクズク科
部位：種子（核果）の仁
抽出法：水蒸気蒸留法
産地：インドネシア、スリランカ、インド、マレーシア、グレナダ
主な成分：α-ピネン（～25%）、サビネン（～20%）、β-ピネン、ミリスチシン、テルピネン-4-オール、α-テルピネン、リモネン、β-フェランドレン、サフロール、エレミシン、メチルオイゲノール、オイゲノール
作用：強壮、駆風、子宮強壮、消化促進、神経強壮、鎮痙、鎮痛、通経
色：淡い黄色～無色
ノート：ミドル
ブレンド指数：3
ブレンド相性：シトラス、フローラル、ハーバル、ウッディ、レジン、スパイス系の精油と調和します。個性的で魅惑的な香り。ベルガモット、ローズマリー、ゼラニウム、バジル、ジュニパーベリー、パインと好相性
禁忌・注意：妊娠中、授乳中。希釈して使用すること。一度に多量に使用しないこと

No. 136

バニラ

Vanilla

心理的、心身相関型の症状に
気持ちを高揚させる甘い香り

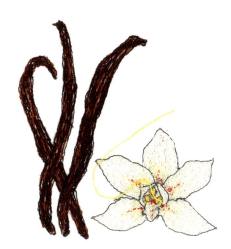

メキシコ原産のつる性の着生ランの種子の入った鞘を
2ヶ月間にわたり発酵させたものが使われる

吸入・拡散 / マッサージ・塗布 / 入浴 / 湿布 / うがい / コスメ

Profile

メキシコ先住民から東アフリカへ

バニラを最初に栽培し始めたのは、メキシコ東岸に住む先住民、トトナック族の人々で、16世紀にコルテスがアステカ帝国を征服してヨーロッパにバニラを広めました。19世紀にはフランス人の事業家がレユニオン島に持っていったところ、労働者の少年が発案した人工授粉の方法で、生産量を伸ばしました。19世紀の終わりには世界のバニラの80％はマダガスカル、レユニオン、コモロ諸島から産出されていました。現在はインドネシアが第一の産出国です。

Effect

気持ちを落ち着け安定させる

バニラの香りは世界中で愛され、お菓子やボディーケア製品などに多用されます。種子鞘をキュアリング（加温、発酵、乾燥のプロセス）することで得られるこの甘い香りは、気持ちを和らげ、抑うつ、不安症、心身相関型の症状（神経性胃炎、過敏性腸症候群、皮膚炎、喘息など）を緩和する効果があります。精油は練り香やボディローションに入れて使用するとよいでしょう。抗酸化作用があるのでアンチエイジングケアにもおすすめです。

適用　吹き出もの、かゆみ、抑うつ、不安、スキンケア

学名：Vanilla planifolia
科名：ラン科
部位：種子鞘
抽出法：溶剤抽出法、CO_2抽出法
産地：インドネシア、マダガスカル、レユニオン、セイシェル、メキシコ
主な成分：バニリン（〜80％）、4-ヒドロキシベンズアルデヒド、バニリン酸、オイゲノール、アニスアルコール、アニスアルデヒド、ピペロナール
作用：抗うつ、抗酸化、抗微生物、高揚、催眠、神経強壮、鎮静、鎮痙
色：濃い茶色
ノート：ベース
ブレンド指数：3
ブレンド相性：シトラス、フローラル、ハーバル、ウッディ、レジン、スパイス系の精油と調和します。深く穏やかな甘みのある香り。オレンジ、レモン、ラベンダー、ペパーミントと好相性
禁忌・注意：特になし

NO. 137

ピメント（オールスパイス）
Pimento

天然の消毒薬
4つのスパイスを合わせた香り

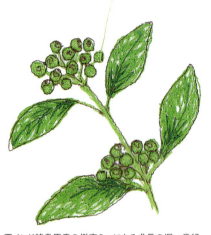

西インド諸島原産の樹高9mになる成長の遅い常緑樹。未成熟の果実を収穫し、日光に当てて乾燥させる

Profile

16世紀にコロンブスが紹介

コロンブスが2回目の航海時にジャマイカに立ち寄ったときに見つけ、紹介しました。オールスパイスという名はクローブ、ブラックペッパー、ナツメグ、シナモンの香りが1つのスパイスで経験できるということからきています。複雑な香りを持ちますが、精油成分の80％近くがオイゲノールです。これは昔、歯医者が消毒に使った"ユージノール"の匂いです。クローブも同じ成分を多く含有しているので、ピメントと香りが似ています。

Effect

広範囲に活性を示す抗感染作用

様々な微生物に対して効果を示すため、天然の消毒薬のように使えます。ただし、皮膚にも刺激が強いので十分希釈して、部分的に使用する以外は体に使用しないことをおすすめします。ブレンドしてディフューザーや消毒スプレーに使うとよいでしょう。アルコールで希釈して作ったチンキ剤は、数滴水に入れてうがい薬として用います。歯磨きペーストは大さじ1の基剤に1滴までにして、他に、レモンやエレミなどを加えます。

適用　風邪、歯磨き、うがい、感染防止、消毒

学名：*Pimenta dioica*
科名：フトモモ科
部位：果実
抽出法：水蒸気蒸留法、CO_2抽出法
産地：ジャマイカ、グアテマラ、ベネズエラ
主な成分：オイゲノール（〜80％）、メチルオイゲノール、β-カリオフィレン、d-リモネン、1,8シネオール、α-フェランドレン、テルピノレン、α-カリオフィレン、α-セリネン、β-セリネン
作用：抗ウィルス、抗感染、抗真菌、殺菌、刺激、消化促進、循環促進、神経強壮
色：淡い黄色
ノート：ミドル
ブレンド指数：2
ブレンド相性：シトラス、フローラル、ハーバル、ウッディ、レジン、スパイス系の精油と調和します。温かくスパイシーで少し甘みのある香り。オレンジ、レモンバーベナ、イランイラン、ミモザ、シダーなどと好相性
禁忌・注意：妊娠中、授乳中、幼児、敏感肌の人、長期使用。皮膚刺激があるので、0.5％までに希釈するか皮膚に使用しないこと

No. 138

ピンクペッパー
Pink Pepper

ブラックペッパーとは違う種
爽やかな軽い刺激のある香り

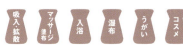
吸入・拡散／マッサージ・塗布／入浴／湿布／うがい／コスメ

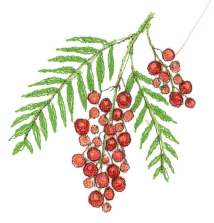

アンデス山麓の砂漠地帯原産の樹高15mに育つ常緑樹。枝は下垂して伸び、1年中ピンクの果実をつける

Profile
香料業界から人気が出た精油

フランスではべ・ローズまたはポアブル・ロゼと呼ばれています。南北アメリカに広く見られるコショウボクの果実で、ブラックペッパーとは違う種です。環境変化に強い長寿な木で、侵害種とされている地域もあります。マヤ・アステカ文明ではシャーマンがこの葉を使って浄化の儀式をしました。香りはブラックペッパーよりも軽く繊細で、エスティ・ローダーのプレジャーズやエルメスのオー・デ・メルヴェイユなどの香水にも使われます。

Effect
穏やかな刺激活性作用

料理には鮮やかなピンク色の粒をそのまま飾ったり、ブラックペッパーやホワイトペッパーと一緒に使用したり、風味と彩りを添えます。南アメリカでは伝統的に傷の手当てに使用されました。消毒し炎症を鎮め、皮膚を早く再生させます。近年の研究では抗うつ作用があることが報告されています。ネロリ、ローズ、パルマローザなどのフローラル系の精油と合わせて使用するとよいでしょう。利尿、月経障害には、リニメント剤で使用します。

適用 風邪、消化不良、便秘、むくみ、冷え、抑うつ（P.51）

学名：Schinus molle
科名：ウルシ科
部位：果実
抽出法：水蒸気蒸留法
産地：ペルー、アルゼンチン、チリ
主な成分：β-ミルセン（～20％）、α-フェランドレン、p-シメン、δ-カジネン、d-リモネン、β-フェランドレン、α-カジノール、ビリジフロロール、スパチュレノール、α-ピネン、カリオフィレン、T-カジノール、ゲルマクレンD、T-ムウロロール
作用：強壮、抗うつ、抗炎症、抗菌、収れん、消化促進、鎮痛、皮膚再生、利尿
色：無色
ノート：トップ
ブレンド指数：6
ブレンド相性：シトラス、フローラル、ハーバル、ウッディ、レジン系の精油と調和します。爽やかな軽いリフレッシュする香り。レモン、ライム、ベルガモット、ローズ、ネロリ、ラベンダー、ローズマリー、コパイバ、ホーリーフ、フランキンセンスなどと好相性
禁忌・注意：特になし

No. 139

ブラック ペッパー
Black Pepper

心身を軽快にし元気を与える
刺激的な辛みが爽快な香り

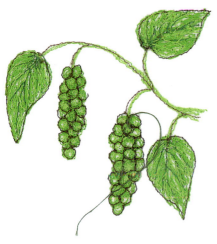

熱帯地方に育つ多年生のつる性植物。4mもの長さになり、15cmほどの茎に20～30個の果実を実らせる

Profile
中世ヨーロッパでは金と同じ価値

4000年以上も前からインドや東南アジアで使用された記録が残っています。紀元前13世紀に作られた古代エジプトのファラオ、ラムセス2世のミイラの鼻孔にはブラックペッパーがつめられていました。中世ヨーロッパでは地代や持参金、税金などとして使われたり、金1オンスとペッパー1オンスが物々交換されていた時代もありました。ブラックペッパーは熟す直前に乾燥させたもので、未成熟なものはグリーンペッパーとして売られています。

Effect
筋肉のパフォーマンスを促進

使用法はジンジャー（P.186）と似ており、温めて血行をよくすることで体の動きをスムーズにする作用があります。こわばりのある関節や冷え、浮腫のある脚部に効果的です。スポーツ前後のマッサージに適しており、筋肉の動きを促進し筋肉痛を和らげ、老廃物の排出を促します。ジンジャーと違うのは、皮膚にきつい成分が思いのほか少なく、皮膚刺激が他のスパイス類と比較して弱いという利点です。また、男性にも好まれるすっきりした香りも魅力です。

適用　喉の痛み、消化不良、冷え、筋肉痛、むくみ（P.238）

学名：*Piper nigrum*

科名：コショウ科

部位：果実（核果）

抽出法：水蒸気蒸留法

産地：ベトナム、インド、スリランカ、インドネシア、マダガスカル

主な成分：β-カリオフィレン（～28％）、d-リモネン、α-ピネン、δ-3-カレン、β-ピネン、サビネン、フェランドレン、β-ビサボロール、サリネン、ピペロナール

作用：引赤、強壮、去痰、駆風、解熱、抗カタル、殺菌、刺激、消化促進、循環促進、鎮痙、鎮痛、利尿、リンパ排出

色：無色

ノート：トップ

ブレンド指数：3

ブレンド相性：シトラス、フローラル、ハーバル、ウッディ、レジン、スパイス系の精油と調和します。スパイシーで刺激のある香り。レモン、ローズ、イランイラン、コリアンダー、ローズマリー、シダーなどと好相性

禁忌・注意：小児や敏感肌の人。皮膚刺激があるので1％までに希釈して使用するとよいです

レジン系
精油 11

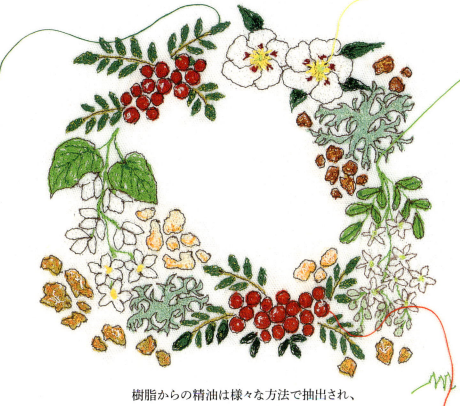

樹脂からの精油は様々な方法で抽出され、
その方法によって香りや質感が大きく変わります。
どの精油も、スキンケアと呼吸器系の障害にとても効果的です。
個性的な香りもありますが、精油ブレンドでは、
香りをまとめ、長く保たせる保留剤としての役割も果たします。

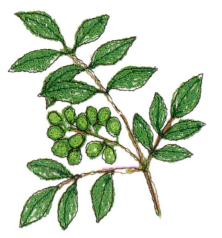

フィリピンの固有種で樹高30mにも達する常緑樹。民間療法では万能薬的に使用された。絶滅危惧種

No. 140

エレミ

Elemi

アラビア語で上と下を表す
スパイシーなレモン様の香り

吸入拡散 / マッサージ塗布 / 入浴 / 湿布 / うがい / コスメ

Profile

フィリピンの伝統的な民間薬

カンラン科の植物は75種類もの属があり、約550種類もの近縁種があります。原産地のフィリピンでは9種類のカンラン科の植物が育成しています。
C. luzonicum をマニラエレミと呼び、近縁種の *C. ovatum* をピリと呼んでいます。フィリピンの民間療法では、喘息などの呼吸器障害や、でき物、火傷、リウマチ、関節炎、しらみなどに使用します。古代ローマの博物学者、プリニウスの本には収れん性があり止血に使用すると記述があります。

Effect

アンチエイジングと引き締めに

スキンケアに優れ、アンチエイジングに効果があり、しわや老化の気になる肌を引き締めます。アルガンオイルやアプリコットカーネルオイルに10%ヒポファンオイルまたはローズヒップオイルを合わせて基剤にします。静脈瘤には基剤にサイプレスと1:1の割合でブレンドし3%に希釈したものを塗布します。また、呼吸器障害に効果があり、喘息や気管支炎には胸部、首、上背部に擦りこみます。含有するフェランドレンが優れた鎮咳作用を示します。

適用 咳、消化不良、若返り、スキンケア、傷跡 (P.241)

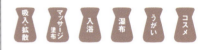

学名:*Canarium luzonicum*
科名:カンラン科
部位:樹脂
抽出法:水蒸気蒸留法
産地:フィリピン
主な成分:*d*-リモネン (〜60%)、エレモール、α-フェランドレン、サビネン、エレミシン、パラシメン、ピネン、1,8-シネオール、β-ミルセン、β-フェランドレン
作用:外分泌腺刺激、去痰、健胃、抗炎症、抗カタル、殺菌、刺激、収れん、皮膚再生
色:無色〜淡い黄色
ノート:トップ
ブレンド指数:6
ブレンド相性:シトラス、フローラル、ハーバル、ウッディ、スパイス系の精油と調和します。ドライでスパイシーなシトラス調の香り。少しディルの葉の香りとも似ています。レモン、イランイラン、ジャスミン、コリアンダー、ローズマリー、ジュニパーベリー、シダー、サロ、ホーリーフ、カルダモンなどと好相性
禁忌・注意:特になし

No. 141

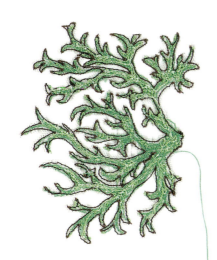

ヨーロッパや北アメリカに生育する樫や針葉樹に寄生する薄く緑がかった白い苔（樹枝状地衣類）

オークモス

Oak Moss

樫の木に寄生した苔
雨上がりの深い森林の香り

吸入・拡散 / マッサージ・塗布 / 入浴 / 湿布 / うがい / コスメ

Profile

ファイン・フレグランスに使用

14世紀以来、香料に使用されてきました。現在のフランスの香水には常に使われています。オークモスは次のような多様な方法で抽出されます。コンクレット（炭化水素系溶剤で抽出）、アブソリュート（コンクレットからアルコール抽出）、レジン（アブソリュートを抽出するときにアルコールに溶解しなかったもの）、レジノイド（加熱したアルコール溶剤で抽出）などがあります。抽出法は供給会社により基準があり、多少違いがあります。

Effect

♡ 心を落ち着ける森林の香り

多くの針葉樹の精油は、刺激活性作用のあるモノテルペンを中心とした成分で構成されていますが、そこに寄生するオークモスはエステルや高分子の成分が多く、鎮静し心を落ち着ける効果があります。香水ではフゼア、シプレ、フォレストノート、ラベンダーブーケなどにブレンドします。保留剤として用い、オリエンタルノートのベースに入れられます。アメリカの有名な石鹸、アイリッシュ・スプリングにもオークモスが調合されています。

適応：不安、緊張、ストレス、香水

学名：Evernia prunastri
科名：サルオガセ科
部位：地衣
抽出法：溶剤抽出法
産地：ユーゴスラビア、フランス
主な成分：β-オルシノールカルボン酸メチル（ca.26%）、エベルニン酸エチル、ヘマトム酸エチル、クロロヘマトム酸エチル、リシェノール、クロロアトラノール、アトラノール（最後の2種は2004年にEUで香水や化粧品への添加が規制されています）
作用：去痰、抗菌、鎮静、保湿
色：深緑色
ノート：ベース
ブレンド指数：2
ブレンド相性：シトラス、フローラル、ハーバル、ウッディ、レジン、スパイス系の精油と調和します。アトラスシダー、サイプレス、ベルガモット、イランイラン、ジャスミン、ローズマリー、ラベンダーなどと好相性
禁忌・注意：皮膚刺激（IFRA〈国際フレグランス・アソシエーション〉では0.1%までの希釈率で使用するように規制しています）

オポポナクス

Opoponax

過去60年で抽出原料が変化
ミルラと似たより甘い香り

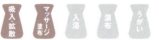

樹高5mほどの樹木。傷つけた樹皮から樹脂がしみ出す。樹自身が感染しないように抗菌作用がある

Profile

スィートミルラと呼ばれる

ミルラと近縁種のカンラン科の樹の樹脂を蒸留して得られる精油です。いくつかの近縁種はまとめてオポポナクスと呼ばれます。旧約聖書のソロモンの雅歌でもこの樹脂のことが謳われ、古代ギリシャの神殿では薫香として焚かれました。現在でも香料として重要なものです。かつては *Balsamodendron kafal* という学名の木から抽出されていましたが、*Commophora erythraea* からに変わり、近年は *Commiphora guidottii* からも抽出されています。

Effect

皮膚の湿疹や炎症に

主成分のオシメンは抗炎症、抗菌作用があり、皮膚の感染症や湿疹に使用します。ソマリア人たちは傷の手当てと消化器障害のために使用してきました。中医学ではリウマチ、関節炎、血液循環不良に使用します。痰が絡んだり喉に炎症があるときには、チンキ剤を熱湯に数滴落として吸入します。チンキ剤は5mlの無水エタノールに精油を10滴ほど入れたものを4回分として使います。更年期、月経不順や免疫調整にも有効です。

適用：咳、鼓腸、冷え、関節炎、皮膚炎、湿疹

学名：*Commiphora erythraea*
Commiphora guidottii

科名：カンラン科

部位：樹脂

抽出法：水蒸気蒸留法、溶剤抽出法

産地：ソマリア、エチオピア、スーダン

主な成分：β-オシメン（〜33％）、α-ビサボレン、α―サンタレン、β-ミルセン、ベルガモテン、ゲルマクレンD、デカノール

作用：去痰、駆風、健胃、抗炎症、抗カタル、抗菌、収れん、循環促進、鎮静、皮膚再生

色：オレンジ〜淡い黄緑色

ノート：ミドル

ブレンド指数：1

ブレンド相性：シトラス、フローラル、ハーバル、ウッディ系の精油と調和。ミルラと似た香りで少しセリ科の植物の香りが混ざります。クラリーセージ、サイプレス、サンダルウッド、ジュニパー、ゼラニウム、タイム、パイン、フランキンセンス、ペパーミント、ラブダナム、ラベンダーなどと好相性

禁忌・注意：敏感肌、光感作、皮膚刺激。0.6％以下の希釈で使用します。幼児には使用しないこと

No. 143

ガルバナム
(フウシコウ)

Galbanum

催眠作用があり瞑想に使用
濃縮したセリと針葉樹の香り

 吸入拡散 マッサージ塗布 入浴 湿布 うがい コスメ

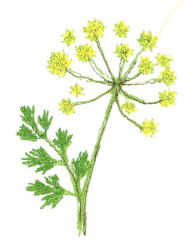

イランやアフガニスタンに育つ。フェンネルを低木にしたような植物で、根茎部と茎から樹脂を産出

Profile
神秘的な力を持つ薫香として

旧約聖書の出エジプト記には「神はモーゼにスタクテ（スティラックス P.200）、オニカ（ラブダナム P.199）、ガルバナム、そしてフランキンセンスを同量混ぜて薫香をつくるように命じた」とあります。この薫香は、神聖な空間を作り出し、神のために焚く特別なものです。古代エジプトでも、聖なる薫香としてや、ミイラに防腐目的で使用されました。ギリシャ神話では、人間に火を与えたプロメテウスが松明に用いていたのが、この茎だと伝えられます。

Effect
慢性的な症状のために

強い浄化作用は精神に作用するだけでなく、皮膚疾患にも効果を示します。膿瘍や吹き出ものにはローションか軟膏に混ぜて塗布します。神経性疾患や慢性症状には、表に現れている症状を改善する精油とブレンドして使用します。ディフューザーで数滴ブレンドして用いれば心の緊張がほぐれます。老化が気になる肌を活性化させるためには、ごく少量0.5〜1％をブレンドします。ごく少量をブレンドするとムスクのような心地よい香りに変化します。

適用：咳、若返り、スキンケア、無気力、瞑想、緊張

学名：*Ferula gummosa*

科名：セリ科

部位：樹脂

抽出法：水蒸気蒸留法

産地：イラン、トルコ

主な成分：β-ピネン（30％）、δ-3-カレン、α-ピネン、リモネン、β-フェランドレン、ミルセン、cis-β-オシメン、サビネン、グアイオール、オイデスモール、酢酸フェンキル、酢酸リナリル、酢酸テルピニル、ウンベリフェロン、ガルバノレン

作用：強壮、去痰、解毒、抗感染、殺菌、鎮痙、鎮静、鎮痛、通経、皮膚再生

色：無色〜淡い黄色

ノート：ミドル

ブレンド指数：1

ブレンド相性：シトラス、フローラル、ハーバル、ウッディ系の精油と調和します。セリ科独特の特徴を持ち、グリーン調の香りが強く、ベースの深いところに樹脂と木部の香りがあります。ベルガモット、バイオレット、ラベンダー、ローズ、ゼラニウム、パイン、ブラックスプルース、シダーなどと好相性

禁忌・注意：皮膚刺激の可能性

No. 144

コパイバ

Copaiba

アマゾンの熱帯雨林から
抗炎症と抗腫瘍の研究も進む

吸入拡散 / マッサージ塗布 / 入浴 / 湿布 / うがい / コスメ

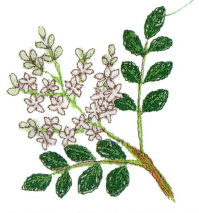

南アメリカのアマゾン川、オリノコ川流域を中心とした熱帯地方に生育し、20mもの樹高に育つ

Profile

アマゾンの伝統的な民間薬

コパイバの近縁種は35種類もあり、主に南アメリカの熱帯雨林に集中しています。1本の木からは年間40ℓもの樹脂を産出します。ブラジルの民間療法では、主に殺菌作用と去痰作用のために使用します。南アメリカの薬局ではカプセルに入った樹脂が販売され、泌尿器や呼吸器の感染症のために用いられます。アメリカ合衆国もコパイバは1820～1910年まで薬局方に入っており、殺菌剤、利尿剤、下剤の他に石鹸、化粧品にも使われていました。

Effect

強力な抗炎症作用

70％以上を占めるセスキテルペン類が特徴です。特にβ-カリオフィレンがどの植物よりも多く含まれているために抗炎症作用に優れます。鎮痛と殺菌作用が強力で、粘膜機能の回復、分泌の正常化、癒傷などの作用もあります。また、広範囲のバクテリアに有効で、特に大腸菌や緑膿菌にも効果が証明されています。日常の傷や火傷や様々な感染症に使用でき、風邪のときは吸入やうがい、入浴にも使用します。現在、抗腫瘍作用の研究も行われています。

適用：咳、疲労（P.236）、火傷、スキンケア、切り傷（P.234）

学名：Copaifera officinalis
科名：マメ科
部位：樹脂（バルサム、オレオレジン）
抽出法：水蒸気蒸留法
産地：ブラジル、ベネズエラ、コロンビア
主な成分：β-カリオフィレン（～50％）、α-コパエン、カジネン、セドロール、セリネン、α-イランゲン、α-カリオフィレン、ゲルマクレンD、アロマデンドレン、δ-エレメン、γ-ムウロオレン、ビサボロール、ヒマカレン
作用：強壮、去痰、抗炎症、抗カタル、抗菌、抗真菌、刺激、収れん、鎮静、鎮痛、皮膚再生、利尿
色：淡い黄色
ノート：ベース
ブレンド指数：6
ブレンド相性：シトラス、フローラル、ハーバル、ウッディ、スパイス系の精油と調和します。穏やかなほのかに甘みのあるウッドノート。強く主張しないので、保留剤に使用しやすいです。マンダリン、イランイラン、ジャスミン、コリアンダー、ローズマリー、ホーリーフ、シダー、クローブなどと好相性
禁忌・注意：特になし

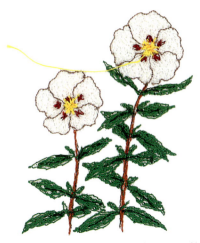

温かい地中海沿岸地方に生育し白い花を咲かせる低灌木で、春から夏にかけて樹脂を分泌する

シスタス
（ロックローズ、ラブダナム）

Cistus

自己免疫疾患とスキンケアに
アンバーグリス調の香り

Profile

地中海沿岸地方の強い太陽のもとで

枝葉を水蒸気蒸留して得た精油をシスタスと呼び、樹脂、または樹脂から抽出したレジノイドをラブダナムといいます。アンバーグリス（P.210）の香りと似ているので、代用品としても使用されます。この植物は薄い葉を持ち、暑い太陽と乾いた気候のもとで、焼けてしまわないように樹脂を葉と枝の表面に分泌します。この樹脂を使用すると、同じように私たちの皮膚を乾燥から守ることができます。保湿作用で皮膚を柔軟に保ち、炎症を抑える働きをします。

Effect

自己免疫疾患と皮膚の老化防止

関節リウマチやアトピー性皮膚炎のために用いられます。炎症を鎮め免疫を調整します。皮膚の老化やしわに効果的で、湿疹、吹き出もの、治りにくい傷、床ずれなどには、軟膏かジェル基剤に入れて使用しましょう。スキンケアには、ブレンドした化粧水やクリームに入れて朝晩使います。妊娠線や成長線を目立たなくするには、ローズヒップオイルかヒポファンオイルを基剤にブレンドしたものを、毎日2回は患部に擦りこみます。イモーテルのブレンドと交互に使用します。

適用：火傷、けが、しわ、スキンケア、たるみ、くま（P.240）

学名：Cistus ladaniferus

科名：ハンニチバナ科

部位：樹脂、枝葉

抽出法：水蒸気蒸留法、溶剤抽出法

産地：スペイン、ポルトガル、ギリシャ、フランス、モロッコ

主な成分：α-ピネン（〜50%）、酢酸ボルニル（〜20%）カンフェン、リモネン、ビリジフロロール、ボルネオール、ピノカルベオール、リナロール、アロマデンドレン、パラシメン、β-フェランドレン、レドール、テルピネン、サビネン、α-フェランドレン

作用：強壮、抗ウィルス、抗炎症、止血、収れん、通経、皮膚再生、免疫調整

色：淡いオレンジ色

ノート：ベース

ブレンド指数：1

ブレンド相性：シトラス、フローラル、ハーバル、ウッディ、スパイス系の精油と調和します。甘いアンバーグリス調の強い香り。抽出法で香りの濃縮度が変化。レモン、イランイラン、ジャスミン、ラベンダーなどと好相性

禁忌・注意：特になし

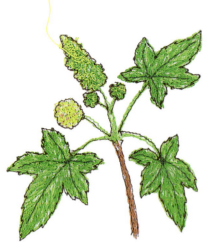

地中海または中央アメリカ原産の樹高 30 mほどの落葉樹。樹脂は古代エジプトやインカ文明で使われた

No. 146

スティラックス

Styrax

食用にも使われる伝統的香料
はちみつとシナモンの香りの樹脂

  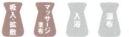

Profile

食品から石鹸まで様々な使用法

春先、樹皮に傷をつけ、その下に大きな缶を置いて樹脂を集めます。樹脂は熱湯で処理し、不純物を取り除いてそのまま使用するか、蒸留または溶剤抽出されます。古代エジプトではミイラの防腐処理に使用されました。現代では香料以外に石鹸やガム、ケーキの材料に使われます。アロマテラピーではベンゾイン（P.202）の方が使用され似た効果がありますが、こちらは収れん作用や特徴ある香りに魅力があります。星形の葉と小さな果実は装飾用に使われます。

Effect

皮膚を引き締め殺菌する

少量のアルコールに溶かしローズウォーターやウィッチヘイゼルと混ぜて化粧水を作ると、収れん作用に優れたローションができあがります。消毒作用もあり、オイリースキンや吹き出物が出やすい人に有用です。抗炎症作用もありますが、敏感な皮膚を刺激する可能性があるので、十分希釈してから使用しましょう。鎮痙作用に優れるので、痙攣性の咳や疝痛に効果的です。抗カタル、去痰のためにはチンキ剤にしたものを熱湯に入れて吸入します。

適用 咳、疝痛、吹き出もの、オイリースキン

学名：Liquidamber orientalis（トルコ）
Liquidamber styraciflua（南アメリカ）

科名：マンサク科

部位：樹脂

抽出法：水蒸気蒸留法

産地：トルコ、グアテマラ、ホンジュラス

主な成分：桂皮酸シンナミル（〜38%）、桂皮酸 3-フェニルプロピル、シンナム酸、シンナミルアルコール、3-フェニルプロピルアリコール、β-カリオフィレン、スチレン、桂皮酸ベンジル、δ-カジノール

作用：去痰、健胃、抗炎症、抗カタル、抗菌、刺激、鎮咳、鎮痙、利尿

色：淡い黄色

ノート：ミドル

ブレンド指数：2

ブレンド相性：シトラス、フローラル、ハーバル、ウッディ、レジン、スパイス系の精油と調和します。豊かな甘さとシナモンに加えフローラル調の香りのする樹脂。プチグレン、ミモザ、カーネーション、ラベンダー、イランイラン、ローズ、パチュリーなどと好相性

禁忌・注意：皮膚刺激

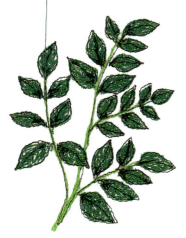

中央アメリカ原産の樹高35mにもなる高木。樹脂を収穫できるようになるまで20年かかる

バルサム ペルー
Balsam Peru

アマゾンの先住民が使う樹脂 シナモンとバニラの香り

吸入拡散／マッサージ塗布／入浴／湿布／うがい／コスメ

Profile

ペルー固有種ではない

バルサムペルーという名は17世紀スペイン植民地時代にこの樹脂がペルーの港から船でヨーロッパに運ばれたことから、ドイツの薬局方が間違えた名前で記録したのが始まりです。現在の主要な産地はエルサルバドルです。アメリカの薬局方には1820年から記載されており、気管支炎、喉頭炎、下痢のために使用しました。近縁種のバルサムトルーも同じ年に登録され、同じ目的に使用されています。産地はコロンビア、ベネズエラです。

Effect

皮膚再生と殺菌作用に優れる

アマゾンの熱帯雨林に住む先住民は、この樹脂を呼吸器障害、皮膚病、頭痛、傷などに使用しました。現在でも同じ目的に使用されていますが、それ以外に、リウマチ、潰瘍、消毒などの用途や、石鹸、洗剤、クリームなどにも添加され使われています。スキンケアでは皮膚再生のために使用します。その場合バルサムペルーを同量のキャスターオイル（ひまし油）に混ぜてから、みつろう軟膏やリニメント剤などの基剤にブレンドすると扱いやすくなります。

適用 咳、頭痛、皮膚感染症、スキンケア、消毒

学名：*Myroxylon pereirae*
Myroxylon balsamum var.pereirae

科名：マメ科

部位：樹脂

抽出法：溶剤抽出法

産地：エルサルバドル、南アメリカ

主な成分：安息香酸ベンジル（～86％）、桂皮酸ベンジル、安息香酸、桂皮酸、ネロリドール、桂皮酸メチル、ベンジルアルコール

作用：去痰、抗炎症、抗カタル、殺菌、殺真菌、刺激、鎮痙、鎮静、皮膚再生

色：褐色

ノート：ベース

ブレンド指数：2

ブレンド相性：シトラス、フローラル、ハーバル、ウッディ、スパイス系の精油と調和します。甘くベンゾインやシナモンの香りのするレジン。グレープフルーツ、イランイラン、チュベローズ、パチューリ、シダー、サンダルウッド、コパイバなどと好相性

禁忌・注意：皮膚刺激。製品によって成分が違うことがあるので注意すること。使用量は0.4％までが推奨されている希釈率

NO. 148

ベンゾイン
(安息香)

Benzoin

ドライスキンと呼吸器障害に
バニラとシナモンの香る樹脂

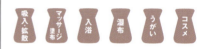

吸入拡散 / マッサージ塗布 / 入浴 / 湿布 / うがい / コスメ

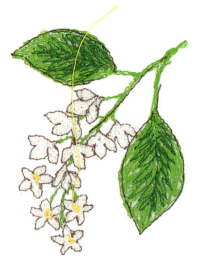

東南アジア原産の樹高12 mになる落葉広葉樹。19世紀のヨーロッパで化粧品、薬用、香料に多用された

Profile

様々な化粧品として流行

ミルラやフランキンセンスと同様に薫香として長く使われてきた歴史を持ち、悪魔を追い払うと信じられていました。ヨーロッパではエリザベス朝時代からフライヤーズ・バルサム(ベンゾインのチンキ)やバージンミルク(ローション)の名で知られてきました。ベンゾインは和らげると同時に刺激もします。不安やいらいらがあるときの鎮静と、無気力状態の活性化するためにも効果的です。怒りも鎮めるともいわれています。樹脂には酸類が多いため蒸留できません。

Effect

ドライスキンを保護する効果

乾燥しすぎてかゆみやひび割れがある皮膚をやさしく改善します。みつろうを入れた軟膏を作り、手足や四肢につけます。ボディローションに入れることもできます。キャリアオイルには溶けにくいので、アルコールに混ぜてチンキ剤(P.31)にして少量加えることができます。消毒作用と皮膚軟化作用があるので、乾燥性湿疹や乾燥して固くなった皮膚に適します。風邪や気管支炎、喉の痛み、声が出ないときにもチンキ剤を用いて蒸気吸入すると使いやすいです。

適用 咳、不安、肌荒れ、擦り傷・切り傷(P.234)、スキンケア

学名：*Styrax benzoin* (スマトラ)
Styrax tonkinesis (シャム)

科名：エゴノキ科

部位：樹脂

抽出法：溶剤抽出法

産地：タイ、インドネシア、ラオス

主な成分：安息香酸ベンジル(〜80%)、ベンジルアルコール、桂皮酸、安息香酸、安息香酸コンフィニル、芳香バニリン

作用：去痰、抗炎症、抗カタル、消毒、鎮静、保湿、皮膚再生

色：濃い茶色

ノート：ベース

ブレンド指数：4

ブレンド相性：シトラス、フローラル、ハーバル、ウッディ、レジン、スパイス系の精油と調和します。シナモンとバニラにはちみつを足したような甘い樹脂調の香り。レモン、オレンジ、メイチャン、イランイラン、ジャスミン、クラリーセージ、コリアンダー、ローズ、カモミール、シダーなどと好相性

禁忌・注意：特になし。吸入するときにはアルコールに希釈してチンキ剤を作ってから熱湯に数滴入れるとよいです。まれに皮膚刺激

No. 149

マスティック
（レンティスク）

Mastic

古代ギリシャからの薬用樹脂
エーゲ海のキオス島の香り

吸入・拡散　マッサージ塗布　入浴　湿布　うがい　コスメ

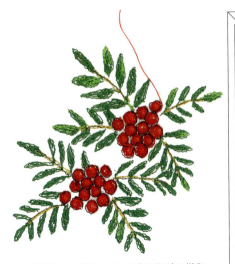

地中海沿岸地方のギリシャのキオス島などで育つ樹高2〜4mほどの小ぶりの常緑樹。聖書に記載がある

Profile

エーゲ海の文化に深く関わる植物

乾燥した岩場に育つ強い低木で、塩分の多い土地や石灰質の土壌でもよく育ちます。鳥たちの食べ物や住み処にもなっています。特にギリシャのキオス島は昔からの有名な産地です。リキュールのフレーバーとして使用したり、チューインガムやアイスクリームの材料としても使われています。旧約聖書のエレミヤ書には医師がマスティックの樹脂を使用することが書かれており、古代ギリシャの医師、ディオスコリデスも消化器障害のために使用すると記述しています。

Effect

ギリシャでは医療的研究も進む

近年ギリシャや日本の大学ではマスティックの研究が進み、口腔内のプラークを40%以上軽減させることや、胃潰瘍の原因となるピロリ菌を取り除くことが報告されています。これは主に樹脂をガムのように定期的に噛む方法で効果を示しますが、精油内のβ-ミルセンにその効果があることも判明しています。歯磨きペーストに精油を入れたり、チンキ剤（P.31）を作ってうがいの水に入れて使います。静脈瘤、しもやけ、肌荒れなどには軟膏やリニメント剤で使用します。

適用：咳、消化不良、歯磨き、スキンケア

学名：*Pistacia lentiscus*

科名：ウルシ科

部位：樹脂

抽出法：水蒸気蒸留法

産地：ギリシャ、モロッコ、スペイン

主な成分：α-ピネン（〜78%）、β-ミルセン、リナロール、β-ピネン、ベルベノン、ピノカルベオール、β-カリオフィレン、d-リモネン、メチル-o-クレゾール、カンファーアルデヒド、カリオフィレンオキシド、メチルオイゲノール

作用：去痰、健胃、抗炎症、抗カタル、殺菌、刺激、収れん、静脈強壮、皮膚再生

色：淡い黄色

ノート：ミドル

ブレンド指数：6

ブレンド相性：シトラス、フローラル、ハーバル、ウッディ、スパイス系の精油と調和します。軽くスパイシーで針葉を思わせるレジンの香り。ベルガモット、レモン、オレンジ、コリアンダー、ラベンダー、ミモザ、ローズマリー、オークモスなどと好相性

禁忌・注意：特になし

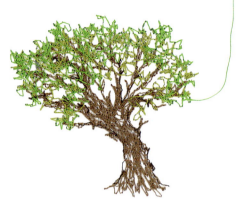

紅海沿岸の乾燥した石灰質の高地に育つ棘の多い低木。幹を傷つけて得る樹脂は最古の薫香といわれる

ミルラ
(没薬)
もつやく

Myrrh

口腔ケアから若返りまで
スモーキーな薫香の香り

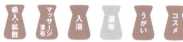

No. 150

Profile

古代エジプトの平和貿易の歴史

古代から香料、お香、薬、そして化粧品や防腐剤として使われていました。フランキンセンスと同様に鎮静し刺激する作用があります。さらに共通するのは中耳、粘液過多のあらゆる呼吸器系の症状に効果があるという点です。古代エジプトのファラオ、ハトシェプスト女王はプントの国（現在のソマリアの辺り）からミルラの樹脂や木を植樹のために輸入し、平和貿易を行いました。人々は太陽神のために正午に焚く習慣を持ち、イシス神の象徴でもありました。

Effect

収れん作用と鎮痛に活躍

成分のセスキテルペン類には優れた鎮痛作用があります。関節炎や筋肉痛などにはリニメント剤に入れて使用します。抗炎症作用も優れており、切り傷、擦り傷、けがなど、特に滲出や充血のある場合に優れた効果を示します。口腔ケアにも使われます。歯磨きペーストやうがい薬に入れて使うと、歯肉炎や口内炎などの予防改善に役立ちます。中医学では血の流れを促すといわれ、月経の障害にも使われます。アーユルヴェーダでは強壮と長寿の薬の処方に入っています。

適用：咳、筋肉痛、若返り、スキンケア

学名：*Commiphora molmol*
Commiphora myrrha

科名：カンラン科

部位：樹脂

抽出法：溶剤抽出法、蒸留法

産地：ソマリア、エチオピア、スーダン

主な成分：フラノオイデスマ-1,3-ジエン（〜60％）、フラノジエン、リンデステレン、β-エレメン、コパエン、ピネン、ゲルマクレンB、ゲルマクレンD、β-カリオフィレン、クルゼノン、メチルイソブチルケトン、メチルブテナール、ベンズアルデヒド

作用：強壮、去痰、健胃、抗炎症、抗カタル、殺菌、殺真菌、刺激、収れん、消毒、通経

色：赤茶色

ノート：ベース

ブレンド指数：3

ブレンド相性：シトラス、フローラル、ハーバル、ウッディ、レジン、スパイス系の精油と調和します。ローズ、イランイラン、ジャスミン、コリアンダー、ミモザ、ベンゾイン、シダー、パイン、ファーなどと好相性

禁忌・注意：妊娠中

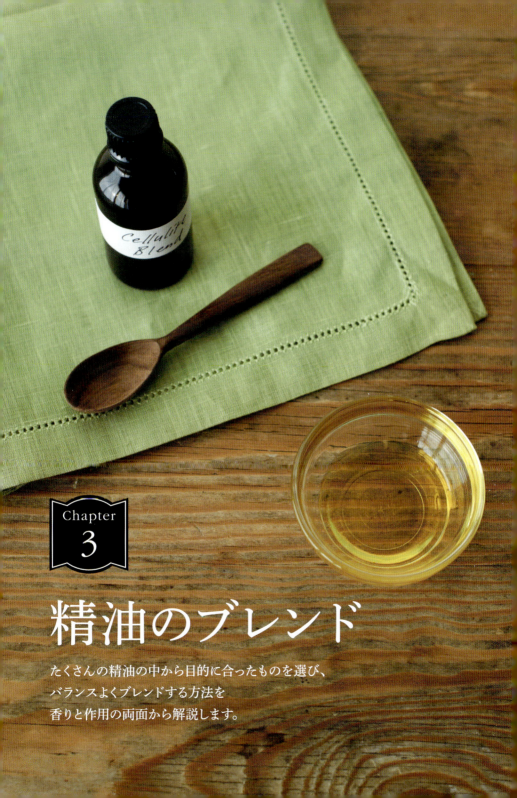

Chapter 3

精油のブレンド

たくさんの精油の中から目的に合ったものを選び、
バランスよくブレンドする方法を
香りと作用の両面から解説します。

ブレンドとは

精油のブレンドは、香りと成分のバランスを考慮しなくてはならないので、基礎知識を学ぶとともに、経験を積んでいく必要があります。

精油は使うことで本当に理解できる

精油を実際に使用して香りの個性、効果を学ぶことは大切です。ある程度、精油の知識を持ち、自分で使用して経験を積み重ねていくことが第一歩です。ブレンドするにあたり、最初に考えることは次の通りです。

① 香りのバランス

② トリートメント効果（作用、化学成分）

アロマテラピーにはこの両方の要素が必要です。トリートメントの目的でブレンドする場合でも、作用ばかりに意識が行って香りのよくないブレンドになってしまっては片手落ちです。また、香水をブレンドする場合も、使用する人の禁忌にあたらないように、使用する精油や組み合わせを考える必要があります。

香りを主に考えたブレンド

調和のとれた組み合わせでブレンドしたいのなら、香水に使われている方法から学ぶことができます。香りのブレンド法は、トップ、ミドル、ベースのノートを基本にしています。これは音階を基本にしたもので、様々な香りを音（ノート）にたとえてグループ分けしたものです。左ページに3つのグループについて説明しています。

この3つのグループからバランスよく割合を決めていきます。トップを多めにするとフレッシュで快活な雰囲気がし、ミドルを多めにすると穏やかな香りを楽しめます。ベースは落ち着いた長続きする香りができあがりますが、たくさん入れすぎない方が無難です。

希釈率の計算方法

希釈率とは基剤の総量に対し精油の滴数を％で示したものです。香料産業では詳細な計量をしますが、アロマテラピーでは滴数で数えます。

5mlは100滴と考え、そこに1滴の精油を加えると1％希釈となります。

〈希釈の計算例〉

1％希釈＝5mlの基剤に精油1滴

2％希釈＝5mlの基剤に精油2滴

3％希釈＝5mlの基剤に精油3滴

みつろうなどを加える場合は、基剤すべての総量に対して精油の滴数を計算します。

精油のノート

19世紀のセプティマス・ピエッスという調香師が考案した方法を使い、香りを音階にたとえて3つのグループに分けました。香水やコロンを組み立てるときはこれを基本にします。各グループには特性、長所、短所があり、この3つのグループのバランスによりブレンド全体の雰囲気が影響されます。基本的には揮発の速度に大きく関わります。

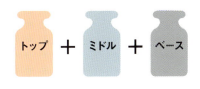

トップ ＋ ミドル ＋ ベース

	性質	精油
トップ	シャープで染み透るような、揮発性が高いものです。ブレンドの香りで最初に感じるのがトップノートです。でも1時間も経たないうちに揮発して香りが消えてしまいます。それは精油の分子が小さく、すぐに空気中に飛び去っていくからです。フレッシュな香りなので、若々しい雰囲気を表現したいときにはぴったりでしょう。ただすべてがトップノートだとすぐに香りが飛んでしまうので、揮発が遅めのグループの精油とブレンドします。	〈シトラス系〉グレープフルーツ、スィートオレンジ、ビターオレンジ、プチグレン、ベルガモット、マンダリン、レモン 〈フローラル系〉スパイクラベンダー 〈ハーバル系〉イニュラ、コリアンダー、スペアミント、バジル、ペパーミント、ローズマリー 〈ウッディ系〉カユプテ、カンファー、ティートリー、ニアウリ、フラゴニア、ユーカリプタス、ラベンサラ 〈スパイス系〉カルダモン、ブラックペッパー 〈レジン系〉エレミ
ミドル	よりソフトで柔らかい性格を持ったもので、揮発性もトップノートより低く、ブレンドの総合的な個性として評価されるものです。ブレンドの香りをつけて2分～1時間後に知覚できます。通常はトップノートやベースノートのよりも、多い割合でブレンドされます。中ぐらいの分子の大きさですが、ミドルノートばかりをブレンドするとフラットな感じで、抑揚がない香りになるので、表情を豊かにするためにもトップとベースを入れます。	〈シトラス系〉メリッサ、レモングラス 〈フローラル系〉イランイラン（エクストラ～＃2 (P.56)）、各種カモミール、ゼラニウム、ネロリ、パルマローザ、ヘリクリサム、ラバンジン、ラベンダー、ローズオットー 〈ハーバル系〉アニスシード、クラリーセージ、ヒソップ、フェンネル、マージョラム 〈ウッディ系〉サイプレス、ジュニパーベリー、パイン、ブラックスプルース 〈スパイス系〉ナツメグ 〈レジン系〉フランキンセンス
ベース	深く重厚感のあるエキゾチックな香りで、揮発性の低いものを指します。ブレンドをつけてから30分間は知覚できないか、知覚しにくい香りで、トップノートやミドルノートの揮発が進んでから初めて香ります。ブレンドすると他のオイルの揮発速度を遅くし、香りを長く保つための保留剤として働きます。原料植物は、樹脂や根、木部から採れたものや、多くのアブソリュートが、ここに入ります。香りが強かったり個性的なものが、多くあります。	〈フローラル系〉イランイラン（コンプリート、＃3）、オレンジフラワー（アブソリュート）、ジャスミン、ローズ（アブソリュート）、ロータス 〈ハーバル系〉アンジェリカ（ルート）、シプリオール、スパイクナード、パチュリ、ベチバー、ロベージ 〈ウッディ系〉サンダルウッド、シダーウッド 〈スパイス系〉ジンジャー（CO_2）、ターメリック（CO_2） 〈レジン系〉シスタス、ベンゾイン、ミルラ

トリートメント効果を考えたブレンド

アロマテラピーのためのブレンドを作るときには、療法的な必要性を考えなくてはなりません。各々の精油の作用や成分に配慮しながら選び、割合を決めてゆく必要があります。

単に同じ作用のあるものばかりを集めて混ぜるのではなく、使用する人のニーズを多角的に見て精油を選ぶことが大切です。また、対症療法的に症状だけを見てブレンドすることもできますが、その原因を考えてブレンドに反映させることがコツです。漢方薬では体調だけでなく体質によって使用する生薬が変わるように、精油の選択も症状が同じでも使用する精油にはバリエーションがあります。

3〜5種のオイルを選んだら、ブレンドして快い香りになるか考えてみます。どのくらいの割合でブレンドしたらよいか、わからない時は試作してみます。もし香りが好きではない場合は、同じ効用を持つ精油に取り替えるか、香りをよくするためにブレンドエンハンサーを入れます。ブレンドエンハンサーの

ケーススタディー1

ジョギングを始めた友人が、走りすぎた次の日に筋肉痛になりました。どのようなブレンドがよいですか？

〈ブレンドの考え方〉 痛みを鎮めることが先決なので、鎮痛作用のある精油を選びます。筋肉の炎症を鎮めるために抗炎症作用のある精油も入れます。多くの鎮痛作用のある精油は抗炎症作用もあるので、その場合は1種類の精油でもよい。そして筋肉の痛みの原因となる乳酸を排出するために循環促進作用や利尿作用のある精油もブレンドしましょう。

〈ブレンド例1〉 以上のことを考慮して、マージョラム（鎮痛）、プチグレン（抗炎症）、ローズマリー（循環促進）、ジュニパーベリー（老廃物排泄、利尿）を選びました。

〈ブレンド例2〉 同じ症状の人ですが、血圧が高めなのでローズマリーが禁忌です。このような場合だと、ローズマリーをパインかジン

例はオレンジ、ベルガモット、グレープフルーツ、ラベンダー、シダーウッドなどです。

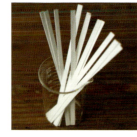

ムイエット（試香紙）

精油や香水の香りを試すときに使用する細長い紙で、片側に精油を1滴つけて香りを試し、その反対側には精油の名前を記入します。ブレンドを試したいときは、1種類の精油に対し1枚のムイエットを使用し、各々が触れないように扇状に広げ、揮発させた香りを吸入します。テーブルに置くときは、精油が付着しないように精油をつけた先端の3〜4cmのところを折り立てます。

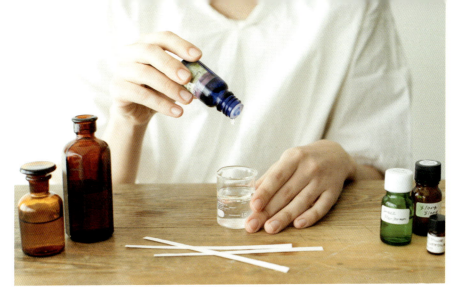

ジャーに替えることができます。

ケーススタディー2
更年期の女性で、肩こりや頭痛が強く、夜眠れず、抑うつ気味です。

〈ブレンドの考え方〉 更年期なのでエストロゲンのレベルが下がってきていることで様々な症状が出てきています。エストロゲン作用のある精油をまず選び、肩凝りを解消することで頭痛も緩和すると考えられるので循環促進作用や鎮痛作用、そして抗うつ作用の強いブレンドをブレンドします。昼間から鎮静作用のあるものを抑うつ気味の人には向きません。昼間はむしろ活性化して、夜間に鎮静作用のある精油を使用します。

〈ブレンド例：昼用〉 フェンネル（エストロゲン様）、レモン（循環促進）、バジル（鎮痙、鎮痛、抗うつ）

〈ブレンド例：夜用〉 クラリセージ（エストロゲン様、鎮痙）、ベルガモット（鎮痛、抗うつ）、イランイラン（鎮静、抗うつ、鎮痛）

ブレンドエンハンサー
作用を目的にして精油をブレンドすると香りが気に入らないことがあります。このような場合、純粋に香りをよくするための精油を選びます。これをブレンドエンハンサーと呼びます。どんな精油でも香りをよくするものであればブレンドエンハンサーになりますが、使用者の禁忌にあたらないものや不都合な効果を示さないものに限ります。

基本的なブレンド法

これまでに説明したことを参考にして、ブレンドをしてみましょう。

まずブレンドを使用する人に必要な作用を複数書き出します。各精油の主な作用はP.246を参考にしてください。

さらに、該当する禁忌や毒性、皮膚刺激がないかを確認し調整します。

トップ、ミドル、ベースの3つのノートが、必ず入る必要はありませんが、最低でも2つのノートから精油を選ぶとバランスがとりやすくなります。3つのノートの割合に厳密な決まりはありませんが、トップ、ミドル、ベースが、3:2:1または3:3:1くらいの割合が基本で、通常ベースノートは少なめです。

用意する物

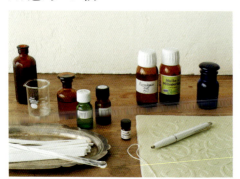

ムイエット(P.208)、ノートとペン、精油、基剤、ビーカー、遮光瓶、ラベル。油性ペンまたはラベルの透明保護フィルムがあると、ラベルの文字がにじみません。

アロマテラピーの香り用語

【アーシー】土を思わせるような香り。

【アンバーグリス】マッコウクジラの腸内蓄積物から得られる香料。現在では捕鯨が禁止されているので代用品を使用。香りは甘い樹脂様でシスタス(P.199)に似る。

【アンバースパイシーノート】アンバーグリスとスパイス(クローブやペッパー類など)を合わせたような香り。

【ウッドノート】樹木、針葉の香り。

【グリーンノート】新緑や草を思わせるような爽やかな香り。

【スパイス調】熱帯に育つスパイス系の香り。

【パウダリー】ボディパウダーやフェイスパウダーのような粉っぽい、やや甘い香り。

【バルサム調】樹脂様の香り。

【フローラルブーケ】花束のように複数の花の香りを集めた香り。

【フローラルムスク】花の香りとムスク(麝香)を混ぜた、甘くやさしい香り。

【ムスク調】ジャコウジカの性腺からの香料のような香り。現在では洗剤や柔軟剤に頻用されている。

ブレンドの手順

精油のブレンドは難しいと考えられがちですが、以下の手順で試してみましょう。使用する人のホリスティックなニーズを見つめなおすことにもつながり、オリジナルのブレンドができあがります。

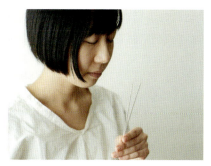

3 ムイエットで香りを確認する

1種類の精油にムイエットを1本使い、精油を落として香りを試します。香りが気に入らなかったら量を加減したり、他の精油に変えます。

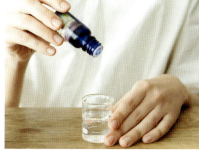

4 基剤にブレンド

ビーカーで基剤を計量し、精油を、正確に滴数を数えながら入れます。希釈率（P.206）は目的に合わせ1〜3％が目安です（P.212参照）。

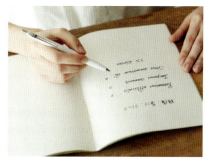

1 症状に応じて精油を書き出す

気になる症状、体調、気分、禁忌など注意することを書き出します。必要な作用をP.246の症状別セルフケアリストで調べ、候補の精油をあげましょう。

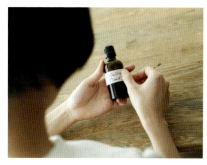

5 遮光瓶に入れて保存する

必ず目的、使用精油、希釈率、作成日を記入したラベルを貼って、直射日光と高温を避けて保存します。基剤によって使用期限は違います。

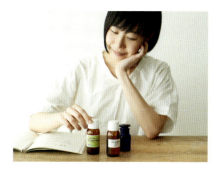

2 精油を選ぶ

いくつかの候補があがるはずですが、効果とリスクを検討し、皮膚にきついものや毒性の強い精油は避け、できるだけ安全で効果的なものを選びます。

目的別希釈率

使用する目的によって基剤に精油を希釈する割合が変わります。英国IFAの基準では、フルボディ・マッサージは3％、フェイシャルは1％、リニメント剤は5％までの希釈率です。製品によって適した希釈率があり、それは使用する皮膚の部位や製品の目的によります。以下はガイドラインです。ブレンドの目安にしましょう。

洗顔料：0.1 〜 0.5%
ボディソープ：0.5 〜 1.5%
シャンプー：0.5 〜 1%
コンディショナー：0.5 〜 1%
ヘアトニック：0.5 〜 3%
ヘアオイル：1 〜 3%
バスオイル：0.1 〜 10%
（1回の入浴に精油が5〜6滴まで）
バスソルト：0.1 〜 3%
歯磨きペースト：0.5 〜 1.5%
デオドラント：1 〜 3%
ルームスプレー：5 〜 30%
スプラッシュ：1 〜 2%
コロン：3 〜 5%　トワレ：5 〜 10%
パフューム：15 〜 50%
香油：10 〜 50%　クリーム：0.1 〜 1%
化粧水：0.1 〜 1%
リップクリーム：0.5 〜 1%
フェイシャルオイル：0.5 〜 1%
ボディオイル：1 〜 3%
局部用オイル：0.5 〜 5%

香りの強度

香りの強度は揮発率とは別で、どのような揮発率の精油にも香りが比較的穏やかなものとより強いものがあります。強い香りを持つ精油はブレンドの割合を加減しないと、他の香りが圧倒されてしまいます。香りの強いベティバーやパチュリなどは有名な香水にも使用されており、割合に配慮すればうまくいきます。ここでは純粋に香りの強度を述べています。

大変強いグループ
ベティバー、パチュリ、タジェト、ジンジャー、シスタスなど。ブレンドに1滴入れるとすべての香りが変化してしまう可能性があるので、注意深く割合を考えます。ベース（基剤）の量を多くするか、あらかじめ希釈したものを使用するか、小さなスポイトや楊枝を使って1滴以下のブレンドを工夫するとよいでしょう。

強いグループ
ゼラニウム、カモミール、ガルバナム、フェンネル、アンジェリカ、シナモン、クローブ、カルダモン、ミルラ、アブソリュート類、ローズオットー、レモングラス、メリッサ、シトロネーラ、メイチャン、ヘリクリサム。このグループも香りが強いので、他の精油との割合を調整する必要があります。使用するときには1％を超えないようにしましょう。

ブレンド指数

精油ガイドで示した各精油のブレンド指数は、どのくらいの割合でブレンドすればいいかを示した数字です。3％希釈のブレンドに入れる精油を全部で12滴とした場合、各精油を何滴ブレンドしたらよいかの目安です。数が多い方が刺激や香りが弱く、数が少ない方が強いことを示します。ブレンドなので少なくとも2種類は必要なため、「12」という数字はありません。「〜10」や「〜8」という書き方をしました。「〜10」の場合は「12滴中10滴までならよい割合でブレンドできるでしょう」という意味です。特に明確な問題がある精油については以下のようなマークをつけました。参考にしてください。

- 光 …光感作があるので注意
- 刺 …皮膚に刺激が強い
- 高 …高価
- 強 …匂いが強い
- 粘 …粘度が高い

〈精油の指数例〉

〜10

アトラスシダー、サイプレス、ジュニパーベリー、ニアウリ、パイン、フランキンセンス、ホーリーフ、マートル、マンダリン、ラバンジン、ラベンサラ、ラベンダー

〜8

グレープフルーツ光、スィートオレンジ、バージニアシダー、パルマローザ、ブラックスプルース、モナルダ、ユーカリプタス〈ナローリーフ〉

〜6

イランイラン、エレミ、サンダルウッド高粘、スペアミント、タイム（CTリナロール）、ティートゥリー、バジル（CTリナロール）、ヒソップ・デキュンベンス、ビターオレンジ光、プチグレン、ベイローレル、ベルガモット光、マージョラム、ローズマリー

〜4

アニスシード、カユプテ刺、カルダモン強、クラリセージ、コリアンダー、バーチ刺、バジル、ヘリクリサム強、ベンゾイン粘、メイチャン刺、モナルダ、ユーカリプタス、ライム光、レモン光

〜3

アブソリュート類（ローズ、ジャスミン、オレンジフラワーなど）強高、イニュラ高、ウィンターグリーン刺、カモミール強高、シトロネーラ刺、シナモンリーフ刺、ゼラニウム強、タイム刺、ナツメグ、ネロリ強高、バイテックス、バーチ刺、ブラックペッパー刺、ペパーミント刺、ミルラ粘、メリッサ強高、レモングラス刺、レモンバーベナ刺、ローズオットー強高

0.1〜1

アンジェリカ光強高、オホポナクス刺光、ガルバナム強粘、クローブ刺、シスタス強粘、ジンジャー強粘、スパイクナード強、パチューリ強粘、フェンネル強、ベチバー強粘、ホップ強、

キャリアオイルとは

キャリアオイルはベースオイルとも呼ばれる植物油です。アロマテラピーのトリートメントでは精油の基剤になります。

精油を運ぶ役割をするオイル

キャリアオイルは、精油を希釈して皮膚に穏やかに作用させ、マッサージをスムーズに行なうための基剤です。植物からの油脂ですが、不揮発性で、精油とは異なった化学成分で構成され、異なる性質を持ちます。精油はキャリアオイルに容易に溶けます。

キャリアオイルが採れる種子やナッツには、良質なタンパク質、炭水化物、油脂が蓄えられています。植物油と植物脂があります。成分中に飽和脂肪酸が多いと固形になり、不飽和脂肪酸が多いと液体になります。

キャリアオイルに含まれる成分

キャリアオイルには様々な脂肪酸が含まれ、その割合で特性が表れます。

- オレイン酸（一価不飽和脂肪酸）：オリーブ、グレープシード、カメリア、ローズヒップなどに多く含まれ、酸化しにくく加熱安定性もあります。角質層の保湿に役立ちます。
- リノール酸（多価不飽和脂肪酸：必須脂肪酸）：グレープシード、セサミ、イブニングプリムローズなどに多く含まれます。皮膚のバリア強化や、乾燥、老化、角化症の予防。
- α-リノレン酸（多価不飽和脂肪酸：必須脂肪酸）：オリーブ、ローズヒップ、ウィートジャームなどに含まれる必須脂肪酸。血流の流動性を高め、細胞修復を助け、炎症を抑制。
- γ-リノレン酸（多価不飽和脂肪酸）イブニングプリムローズ、ボリジに含まれ、血液凝固を妨げ、細胞の構成や代謝を助けます。

キャリアオイルの保存

種類によって保存期間が違いますが、密閉容器に保存して光、高温、酸化、水分を避けます。酸化したキャリアオイルは皮膚に大変悪く、不快な酸化臭がします。冷暗所または冷蔵庫で保存し、開封後は早めに使用し、アーモンドオイルのように早いものでは6ヶ月、ホホバのように長持ちするものでも1年以内に使い切りましょう。

キャリアオイルのタイプ

キャリアオイルは以下の3種類に大きくわけられます。目的別に使い分け、それぞれの長所を活かしてブレンドしましょう。

❶ 香りが薄く粘度の低いタイプ➡ホホバ、セサミ、アルガン、マカダミアナッツなど

❷ 効果的な特性があるが、香りが強い、粘性が高い、色が濃いなどの理由で①のグループのオイルに1〜2割ブレンドするタイプ➡アボカド、ボリジ、タマヌ、イブニングプリムローズ、シーバックソーンなど

❸ ①の香りが薄く粘度が低いキャリアオイルに薬用植物を温浸法で浸出したタイプでマセレイションオイルと呼びます➡セントジョンズワート、カレンデュラなど

シーバックソーン

近年人気が高いキャリアオイルの一つです。特にCO_2抽出法のオイルは濃いオレンジ色をしており、皮膚と粘膜のために優れた効果を示します。他のオイルに5％ほどの割合でブレンドすれば十分です。果実はビタミンCとEが豊富でカロチンや他の栄養素が含まれ、抗酸化作用、しわ作用により、肌の乾燥や老化を防ぎます。ロシアでは宇宙飛行士の放射線被ばくを避けるため使用されています。（オイル紹介はP.221）

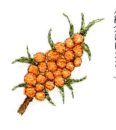

キャリアオイル
30ガイド

精油の基剤として大切なキャリアオイルを30種類紹介します。
それぞれにユニークな特徴があり、使用感が違います。
スキンタイプや目的で使い分けてみましょう。

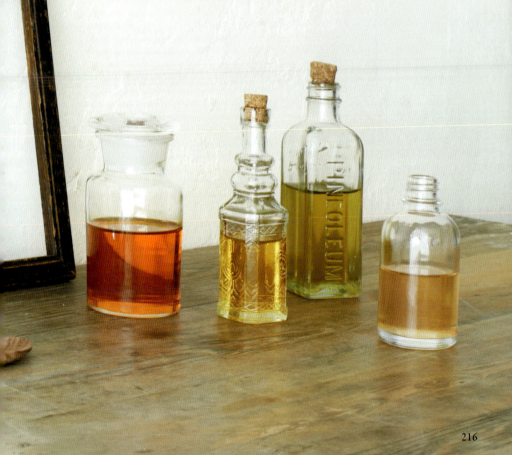

アプリコットカーネル No.1

Apricot Kernel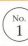

学名	*Prunus armeniaca*
科名	バラ科
部位	種子（仁）
抽出法	圧搾法
産地	トルコ、イラン、アルジェリア
色	淡い黄色
注意	特になし

保湿し炎症を抑え皮膚の赤味を鎮める

オレイン酸を多く含み浸透性がよく、べとつきません。粘性が高く伸びがよいのでフェイシャルにも向いています。皮膚のくすみや赤み、炎症のある皮膚に使用します。パルミチン酸を含み、抗酸化、抗しわ作用があります。

アボカド No.2

Avocado

学名	*Persea americana*
科名	クスノキ科
部位	果肉
抽出法	圧搾法
産地	ニュージーランド、オーストラリア
色	淡い黄色〜濃いグリーン
注意	色が濃いタイプのものは強い匂い

栄養価が高くビタミン類を多く含む

オレイン酸を75％含み吸収がよく、皮膚を柔らかくし保湿作用に優れ乾燥肌を改善します。ハス（Hass）種からのものは色が濃く、クロロフィルに富む一方、匂いが強いのでホホバ油などに10％ほど混ぜて使用するとよいでしょう。

キャリアオイル 30ガイドの構成

- 名称は英名、学名、科名が併記されています。
- 抽出部位は種子か果実が主ですが、花や葉の場合は浸出油です。
- 注意事項は必ず確認しましょう。酸化の早いものや匂いのきついものがあります。
- イラストは原料植物をできるだけ正確に示しています。
- 最も重要な特徴が紹介されているので参考にしてください。

ウィートジャーム
(小麦胚芽)

Wheatgerm   No. 5

学名	*Triticum vulgare*
科名	イネ科
部位	胚芽
抽出法	圧搾法
産地	アメリカ、オーストラリア
色	茶色
注意	粘度が高く、匂いが強い

ビタミンEが豊富で細胞保護に優れる

細胞保護、酸化防止、保湿、皮膚再生作用に優れ、ドライスキン、ひび割れ、乾癬、皮膚炎や皮膚疾患に使用。香りの薄い別のオイルに10％ほどブレンドするとよいでしょう。小麦アレルギーのある場合は、使用しないこと。

アルガン

Argan   No. 3

学名	*Argania spinosa*
科名	アカテツ科
部位	種子（仁）
抽出法	圧搾法
産地	モロッコ
色	淡い黄色
注意	特になし

バリアゾーンを保護し乾燥を防ぐ

モロッコのアトラス山脈だけに自生し、乾燥した砂漠地帯の人々の皮膚を守ってきました。不飽和脂肪酸が80％でビタミンEが豊富。皮膚再生、老化防止、ヘアケア、ひび割れや皮膚炎の改善、傷跡を消すのに効果的です。

ウォールナッツ
(クルミ)

Walnut   No. 6

学名	*Juglans regia*
科名	クルミ科
部位	種子
抽出法	圧搾法
産地	カリフォルニア
色	淡い茶色
注意	酸化がやや早い

オメガ3脂肪酸に富み抗酸化に優れる

ビタミン（B群とE）、ミネラル（マンガン、銅、セレニウム、亜鉛、カルシウムなど）を豊富に含み、美しい肌と髪のためのトリートメントに使います。抗しわ、抗酸化、抗炎症作用があり、日常的なケアに有用です。

イブニングプリムローズ
(メマツヨイグサ、月見草)

Evening Primrose   No. 4

学名	*Oenothera biennis*
科名	アカバナ科
部位	種子
抽出法	圧搾法
産地	南北アメリカ
色	淡い黄色
注意	独特の強い匂い、酸化が早い

アトピー性皮膚炎や更年期障害に

ガンマリノレン酸（GLA）とリノール酸の含有で細胞膜の修復作用を助け、湿疹を改善し、保湿作用があります。サプリメントにはエストロゲン様作用があります。更年期障害、月経障害、神経性皮膚疾患にも効果的です。

カレンデュラ
（ポットマリーゴールド）
Calendula

No. 9

学名	*Calendula officinalis*
科名	キク科
部位	花
抽出法	浸出油
産地	ドイツ、シリア、エジプト
色	濃いオレンジ色
注意	特になし

保湿と抗炎症に優れる

オレンジ色のカロチノイド色素が皮膚を守ります。皮膚の炎症や乾燥、おむつかぶれ、ひび割れ、荒れた皮膚を改善します。赤ちゃんや授乳中の母親にも使用できます。アーモンドや太白ゴマ油に10％加えるとよいでしょう。

オリーブ
Olive

No. 7

学名	*Olea europaea*
科名	モクセイ科
部位	果実
抽出法	圧搾法
産地	南ヨーロッパ
色	淡いグリーン〜黄色
注意	目に入ると刺激がある

古代ギリシャ時代からの薬用植物

マッサージに使用すると筋肉の疲労因子である乳酸の排出を促し、皮膚を滑らかに整えます。爪や髪のケアに向き、脂漏性湿疹や乾癬には軟膏に入れるとよいでしょう。香りが強く粘度が高いので、局部的な使用にも向きます。

キャスター
（ヒマシ、トウゴマ）
Caster Bean Plant

No. 10

学名	*Ricinus communis*
科名	トウダイグサ科
部位	種子
抽出法	圧搾法
産地	インド、ブラジル、中国
色	無色
注意	粘度が高い、飲むと下剤の働きをする

最も粘度の高い植物油

不飽和脂肪酸が多く、特にリシノール酸が豊富で抗炎症、鎮痛作用があります。粘性が高くマッサージには向きません。リップバームや下剤として使われ、アーユルベーダでは腰痛、坐骨神経痛、リウマチのために使用します。

カメリア
（ツバキ）
Camellia

No. 8

学名	*Camellia japonica*
科名	ツバキ科
部位	種子
抽出法	圧搾法
産地	日本
色	淡い黄色
注意	独特の香りがある

ヘアケアだけでなくスキンケアにも

安定性が高い日本産の植物油で、昔からヘアケアに使用されてきました。皮膚への浸透性が高く、安定性があります。独特の香りがありますが、皮膚にやさしく保湿作用に優れ、湿疹やアトピー性皮膚炎にも使用されます。

ココナッツ
Coconut

No. 13

学名	*Cocos nucifera*
科名	ヤシ科
部位	コプラ（果肉）
抽出法	圧搾法
産地	フィリピン、インドネシア、インド
色	白
注意	精油を加えるときは湯煎で溶かす

皮膚の荒れや炎症を鎮め、整える

85％が飽和脂肪酸で、安定性が高く酸化しにくいため保存性に優れます。浸透性が高く皮膚を整えるので美容オイルやマッサージに向き、すべての肌質に使用できます。常温では固形ですが、体温で温めれば液化します。

ククイナッツ
（キャンドルナッツ）
Kukui Nut

No. 11

学名	*Aleurites moluccanus*
科名	トウダイグサ科
部位	種子（ナッツ）
抽出法	圧搾法
産地	ハワイ、インドネシア、フィリピン
色	薄い黄色
注意	特になし

べたつかず、伸びがよく無刺激性

ククイはハワイ州の木として登録されています。リノール酸とリノレン酸、ビタミン（A、B、E）が豊富で皮膚再生を促します。結合組織を強化し、セルライトにも使われます。無刺激性なので赤ちゃんにも安心です。

サフラワー
（紅花）
Safflower

No. 14

学名	*Carthamus tinctorius*
科名	キク科
部位	種子
抽出法	圧搾法
産地	インド、アメリカ、メキシコ
色	淡い黄色
注意	酸化がやや早い

髪と皮膚を輝かせる軽い使い心地

豊富に含まれるリノレン酸が皮膚再生を刺激し、傷や赤みを改善します。粘性が低く軽いので、皮膚に塗布してマッサージすると毛穴の詰まりを解消し、吹き出物を出にくくします。頭皮の血行をよくし、発毛を促進します。

グレープシード
Grape Seed

No. 12

学名	*Vitis vinifera*
科名	ブドウ科
部位	種子
抽出法	圧搾法
産地	アメリカ、イタリア、スペイン
色	淡い黄色
注意	酸化がやや早い

軽い使い心地で肌をシルクのように

主要成分は必須脂肪酸のリノール酸で、皮膚を滑らかにし、すべてのスキンタイプに使用できます。皮膚炎、小じわ、しみ、そばかすには1日2〜3回塗布するとよいでしょう。全身に使え、軽い使用感と伸びのよさが魅力です。

キャリアオイル 30

スィートアーモンド
Sweet Almond
No. 17

学名	*Prunus amygdalus*
科名	バラ科
部位	種子（仁）
抽出法	圧搾法
産地	アメリカ、オーストラリア、スペイン
色	淡い黄色
注意	酸化がとても早い

敏感肌の人や赤ちゃんに最適

日焼け後、皮膚の炎症、乾燥、かゆみ、ひび割れに効果的です。浸透性に優れ、皮膚にやさしく、赤ちゃんや敏感肌の人への使用に向いています。酸化が早いので注意。マッサージオイルは1回ずつ作りましょう。

サンフラワー
（ヒマワリ）
Sunflower
No. 15

学名	*Helianthus annuus*
科名	キク科
部位	種子
抽出法	圧搾法
産地	ロシア、東ヨーロッパ、アルゼンチン
色	淡い黄色
注意	不飽和脂肪酸が多いので酸化しやすい

皮膚を外敵から守り、老化を防ぐ

ビタミンEが豊富で皮膚や粘膜の再生を促し、フリーラジカル（活性酸素）から細胞膜を守ります。皮膚にやさしく、子どもや高齢者にも使用できます。酸化が早いので、酸化の遅いオイルと混ぜて使うとよいでしょう。

セサミ
（ゴマ）
Sesame
No. 18

学名	*Sesamum indicum*
科名	ゴマ科
部位	種子
抽出法	圧搾法
産地	インド、ミャンマー、中国
色	淡い黄色
注意	有機栽培のものを選ぶこと

浄化とアンチエイジング効果が高い

アーユルヴェーダに使用されるオイルで、スキンケアとともに神経強壮の作用があり、抵抗力をつけます。オレイン酸、リノール酸、パルミチン酸、セサモール（抗酸化物質）、ビタミンEが豊富。低温圧搾のものは匂いが強いです。

シーバックソーン
（ヒポファン、サジー）
Sea Buckthorn
No. 16

学名	*Hippophae rhamnoides*
科名	グミ科
部位	果実
抽出法	圧搾法、CO_2抽出法
産地	ロシア、中国、カナダ
色	淡い黄色～濃いオレンジ色
注意	CO_2抽出油は強い着色力がある

強い抗酸化と放射線防御作用

オメガ3、6、7、9脂肪酸を多量に含む、スキンケアに最も効果的な抗酸化成分です。特にオメガ7が高含有で皮膚再生、保湿作用に優れます。けが、床ずれ、日焼け、火傷、敏感肌、アレルギーなどに使用します。

ニゲラ
（ブラックシード、ブラッククミン）

Nigella

学名	Nigella sativa
科名	キンポウゲ科
部位	種子
抽出法	圧搾法
産地	トルコ、エジプト
色	薄い黄色
注意	精油を1％ほど含む

古代から万能薬として使われた

種子に含まれるチモキノンに強力な鎮痛、鎮痙、抗炎症作用があります。免疫調整、抗ヒスタミン、発毛促進、抗酸化作用も顕著です。ビタミンA、B、Cとミネラル類を多く含み、フリクション剤として使用します。

セントジョンズワート
（セイヨウオトギリソウ）

St. John's Wort

学名	Hypericum perforatum
科名	テリハボク科
部位	花、葉
抽出法	浸出油
産地	ドイツ、フランス
色	赤色
注意	光感作

神経痛や傷を癒すために

赤い色は花や葉に含まれるヒペリシンという成分によるもの。鎮静、抗炎症作用に優れ、火傷、日焼け、神経痛、痛み、鬱血除去、むくみなどに効果的です。聖ヨハネの処刑された時期に花をつけるので、この名がつきました。

ピーチカーネル
No. 22

Peach Kernel

学名	Prunus persica
科名	バラ科
部位	種子（仁）
抽出法	圧搾法
産地	中国、イタリア、アメリカ
色	無色
注意	特になし

ビューティーケアに最適

使用法はアプリコットカーネルオイルと似ています。浸透性が高く適度な粘度があり、伸びがよいのでスキンケアに向き、繊細な皮膚を整えます。くすんで活力のない皮膚や炎症のある皮膚に部分、全身問わず使用できます。

タマヌ
（カロフィラム）
No. 20

Tamanu

学名	Calophyllum inophyllum
科名	オトギリソウ科
部位	果実
抽出法	圧搾法
産地	マダガスカル
色	緑がかった茶色
注意	特徴ある匂いを持つ

帯状疱疹や化膿性皮膚疾患に

固くなった傷跡の組織を柔らかくしたり、各種皮膚疾患や筋肉、関節の炎症に効果的です。化膿性皮膚疾患やヘルペスには、綿棒を使って注意深く患部に塗布します。静脈瘤や循環促進にも優れた作用があります。

ホホバ No.25

Jojoba

学名	Simmondsia chinensis
科名	シモンジア科
部位	種子
抽出法	圧搾法
産地	メキシコ、南アメリカ、オーストラリア
色	淡い黄色〜無色
注意	10℃以下になると固形状になります

酸化しにくく人間の皮脂に似る

正確には植物油ではなく、不飽和高級アルコールが主成分の不飽和ロウエステル（植物ワックス）です。皮膚のpHを調整するのですべての肌質に使用できます。フリーラジカル（活性酸素）を防ぎ、老化予防に有用です。

ヘイゼルナッツ No.23

Hazelnut

学名	Corylus avellana
科名	カバノキ科
部位	種子（ナッツ）
抽出法	圧搾法
産地	トルコ、イタリア、アメリカ
色	淡い黄色
注意	ナッツアレルギー

アンチエイジングのために

最も浸透性の高い植物油の一つ。ほのかによい香りがし、使いやすいので様々な用途に向いています。オイレン酸が豊富でアンチエイジング効果があり、皮膚のかさつきや小じわを改善し、柔らかく保ちます。

ボリジ No.26

Borage

学名	Borago officinalis
科名	ムラサキ科
部位	種子
抽出法	圧搾法
産地	ヨーロッパ、中国
色	淡い黄色
注意	酸化が早い

敏感肌やアレルギー、神経性皮膚炎に

GLAを25％まで含むため、抗炎症作用に優れます。皮膚への吸収がよく、循環を刺激し、肌の保湿剤にもなります。関節の動きを高め組織の修復を促すなどの、アンチエイジング効果もあります。

ヘンプシード No.24
（麻の実）

Hemp Seed

学名	Cannabis sativa
科名	アサ科
部位	種子
抽出法	圧搾法
産地	中国、チリ、ヨーロッパ
色	濃い緑色
注意	特になし

バランスのよい成分で免疫調整

必須脂肪酸のオメガ3、6脂肪酸、GLAを理想的な割合で含み、アミノ酸も豊富な油です。皮脂となじんで吸収がよく、皮膚に栄養を与え、バリア機能を高めます。保湿、老化防止に優れ、免疫機能を調整します。

リンシード
（亜麻仁、フラックスシード）

Linseed

No. 29

学名	*Linum usitatissimum*
科名	アマ科
部位	種子
抽出法	圧搾法
産地	アメリカ、ロシア、アルゼンチン
色	濃い黄色
注意	酸化が早い

スムーズな皮膚再生作用。UVケアにも

フラックスシードと同じ種の植物で、抗酸化作用があります。便秘や皮膚を含めた器官の炎症、骨粗鬆症を予防するための食事にも使われています。外用では皮膚の損傷を速やかに修復します。局部的に使用します。

マカダミアナッツ

Macadamia Nut

No. 27

学名	*Macadamia integrifolia*
科名	ヤマモガシ科
部位	種子（ナッツ）
抽出法	圧搾法
産地	ニュージーランド、オーストラリア、ハワイ
色	淡い黄色
注意	特になし

子供の肌に多いパルミトレイン酸が豊富

安定性が高く、軽い使い心地の植物油です。加齢とともに皮膚から減少することで老化を早めるパルミトレイン酸を25％含有します。皮膚を保湿し、滑らかに整えます。毛髪に艶を与えるためにオイルパックに使います。

ローズヒップ

Rosehip

No. 30

学名	*Rosa mosqueta, Rosa rubiginosa*
科名	バラ科
部位	果実
抽出法	圧搾法
産地	チリ
色	無色〜黄色
注意	特徴ある匂いを持つ、酸化が早い

治らないと思っている傷跡に

コラーゲンの生成を促進し、皮膚の弾力を取り戻して活性化し、しわを予防します。皮膚再生作用に優れるので、傷跡や妊娠線のケアにも使用します。不飽和脂肪酸の含有量が多いため酸化が早く、特有の匂いがあります。

ライスブラン

Rice Bran

No. 28

学名	*Oryza sativa*
科名	イネ科
部位	種子
抽出法	圧搾法
産地	日本、アメリカ、東南アジア
色	淡い茶色
注意	有機栽培のものを選ぶこと

ビタミンAとEが豊富

小麦胚芽と効果が似ています。香りが薄く軽いタイプの他のキャリアオイルに10％ほど混ぜて日常的に使うとよいでしょう。ビタミンEは表層を守り皮膚細胞の成長を促し、ビタミンAは皮膚細胞が育つ角化を促進します。

精油の
セルフケアレシピ

Chapter 4

日常の様々な場面で精油を実用的に使ってみましょう。
症状や目的別に使い方を提案してみました。
紹介しているのは一例で、バリエーションは無限です。

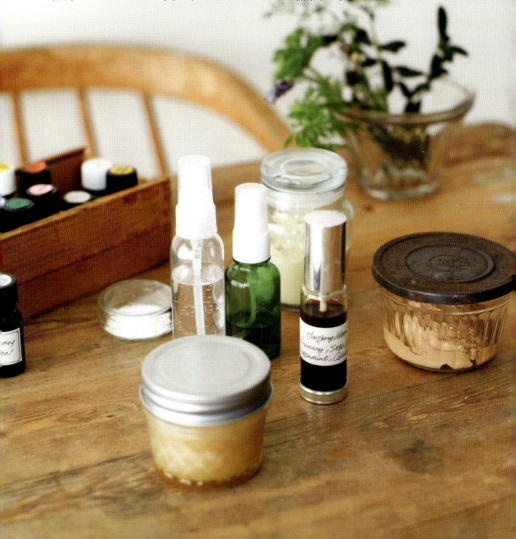

喉の調子が悪いときは蒸気吸入からしてみましょう。
精油の殺菌作用や抗炎症作用を利用して、
悪化する前に早めに対処することが大切です。

【風邪】

3 咳

リニメント剤で緩和する

塗布

アロエベラジェルに混ぜて胸に擦りこむと揮発した蒸気を少しずつ吸入でき、さらに経皮吸収できるダブル効果があります。風邪の初期や最後に咳だけ残る場合にも使えます。痙攣性の咳を鎮める働きもします。

サイプレス…5滴
ティートゥリー…5滴
スィートマージョラム…4滴
プチグレン…4滴
アロエベラジェル…30mℓ

すべてをブレンドしてリンメント剤にします。必要なときに胸の上部に擦りこみます。

1 喉の痛み

森の香りの蒸気吸入

吸入

熱湯を使った吸入です。熱湯は温度だけでも殺菌効果があり、そこに精油を加えると、即効性があります。このブレンドを1回2滴使ってうがいもできます。

スコッチパイン…2滴
ベイローレル…2滴
レモン…2滴

ボウルに熱湯を入れ、1回5～6滴精油を落として、バスタオルを被ってゆっくりと吸入します。3～5分ほど続けます。小さな子供や喘息の人には向きません。

4 発熱

額とふくらはぎに冷湿布

冷湿布

風邪を引いて熱が出ているときは体が外敵と闘っているので、すぐ解熱するのがよいかは場合によりますが冷湿布はおすすめです。ただ子供や虚弱な人の発熱は、早目に医療機関を受診しましょう。

ラベンサラ…2滴
ペパーミント…2滴
ローマンカモミール…1滴

ボウル1杯の水に精油を落とし、水の表面に広げてタオルを浸ししぼります。額にタオルを当て、ふくらはぎにはタオルを巻きつけて10分おきます。悪寒のするときは行いません。

2 風邪予防

ディフューザーで拡散

拡散

様々な形式のディフューザーがあります。水蒸気とともに揮発させるタイプや、熱を加えず空気の振動などで精油を原液で拡散させるタイプもあります。ここでは風邪予防によいブレンドを提案します。精油を拡散させることにより、殺菌することができ、風邪のひきかけ時にも抗炎症、粘液排出を促します。

ユーカリプタス〈ブルーガム〉…3滴
ラベンサラ…3滴
マートル…2滴

水を加えず精油を原液で入れるタイプのディフューザーでは、すべて同量入れて使います。

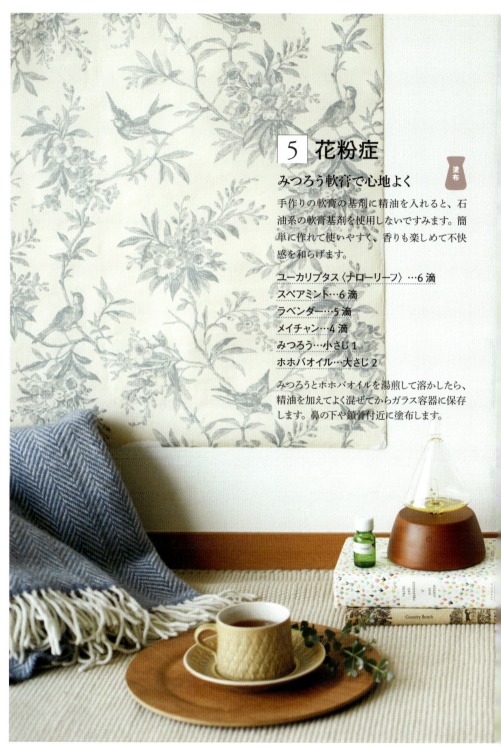

5 花粉症

みつろう軟膏で心地よく

手作りの軟膏の基剤に精油を入れると、石油系の軟膏基剤を使用しないですみます。簡単に作れて使いやすく、香りも楽しめて不快感を和らげます。

ユーカリプタス〈ナローリーフ〉…6滴
スペアミント…6滴
ラベンダー…5滴
メイチャン…4滴
みつろう…小さじ1
ホホバオイル…大さじ2

みつろうとホホバオイルを湯煎して溶かしたら、精油を加えてよく混ぜてからガラス容器に保存します。鼻の下や鎖骨付近に塗布します。

消化器系の問題はストレスと関係が深く、胃腸の調子が悪くなると気分が重くなります。精油の原料植物の多くには消化促進の効果があります。

【胃腸】

1 消化不良・食欲不振

みぞおちに円を描く

固くなりがちなみぞおちの部分を柔らかくするため、リニメント剤を擦りこみます。胃を楽にして、消化を助けます。

コリアンダー…2滴
キャラウェイ…2滴
ライム…3滴
スィートバジル…2滴
アロエベラジェル…15mℓ

ブレンドしたもの少量を手に取り、みぞおちに15cmほどの円を描くように擦りこみます。必要に応じて食前や食後にも行えます。

2 便秘

横になってゆったりと

精油だけでは便秘は解消できませんが、適度な水分、繊維質、油分を摂取するとともに、適度な運動も心がけましょう。腹部のマッサージは助けになります。

ビターオレンジ…4滴
ジンジャー…2滴
ディル…3滴
セサミオイル…15mℓ

ブレンドしたものを適量手に取り、あお向けに寝て、膝を曲げて立てます。膝を立てると腹部がゆるむので、そこに両手を重ねて時計回りに大きく円を描きます。

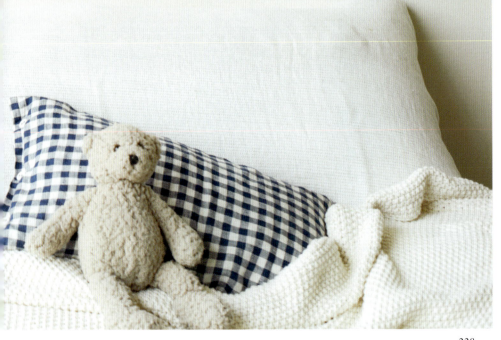

3 | 神経性胃炎

お腹側と背中側から

みぞおちの部分とその裏側の背中側にも擦りこみ、その位置で背骨の両側を押します。

スィートバジル…4滴
フェンネル…2滴
グレープフルーツ…4滴
シーバックソーンオイル（ヒポファンオイル）…1㎖
アロエベラジェル…15㎖

まず精油とキャリアオイルをブレンドし、これをアロエベラジェルに入れてよく混ぜて使用します。CO_2抽出法のシーバックソーンオイルの場合、色が濃いので服にしみがつかないように気をつけましょう。

4 | 子供の腹痛

温めて様子を見る

子供の腹痛は、長引いたり、苦痛が強い時にはただちに医療機関を受診しましょう。ここで紹介しているのは軽度な腹痛の場合を考えての提案です。温湿布は、余分な力を加えずに行えます。

マンダリン…2滴
スコッチパイン…1滴
ローマンカモミール…1滴

ボウルに50℃のお湯を入れて精油を落とします。お湯の表面に精油が広がったところにそっとタオルを浸します。タオルをよくしぼって腹部に当てます。上から乾いたタオルを当てておくと保温になります。

5 | お腹の張り・鼓腸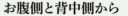

効果の素早い温湿布

カルダモンはショウガ科の植物で、皮膚への刺激が少なく、甘みがあるよい香りでとても使いやすい精油です。腸の蠕動運動を助けます。アニスとベルガモットも胃腸の動きを活性化します。

カルダモン…2滴
アニスシード…2滴
ベルガモット…3滴

ボウルに60℃のお湯を入れて精油を落とします。お湯の表面に精油が広がったところにそっとタオルを浸します。タオルをよくしぼって腹部に当てます。上から乾いたタオルを当てておくと保温になります。

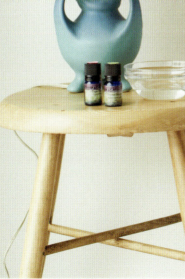

痛みは炎症や組織の損傷のサインです。
精油の優れた鎮痛効果が、早急に痛みを軽くしてくれます。
もし痛みが執拗なら、原因を探す必要があります。

【痛み】

3 腰痛

大事に至る前に早めに対応

38℃のぬるめのお湯でゆっくりと半身浴すると、筋肉の緊張をゆるめて痛みを緩和することができます。エプソムソルトは痛みの軽減に効果的です。

ジュニパーベリー…2滴
ヒマラヤンシダー…2滴
ユズ…2滴
エプソムソルト(P.28)…カップ1

すべてを混ぜて浴槽に入れ、よく溶かします。皮膚が弱い人に使用するときは、このブレンドを乳化剤(小さじ1杯のはちみつや生クリーム)に混ぜてからお湯に溶かします。

1 筋肉痛

即効性のあるアイシング

急性の筋肉痛で熱感があるときは、冷やすことが先決です。熱感が引いた後に、マッサージが可能になります。湿布と同様の精油で作ったリニメント剤を併用しても効果的です。

ウィンターグリーン…2滴
スコッチパイン…2滴
ラベンダー…2滴

水を入れたボウルに精油を落とし、水の表面に広げてからタオルを浸します。タオルをしぼって、痛みのある部位に5分ほど当てます。この湿布を1時間に1回、熱感が引くまで繰り返します。

2 肩凝り

擦りこんでからストレッチ

慢性的な肩凝りには、精油ブレンドを擦りこんでからストレッチしましょう。動かすことによって血行がよくなり、酸素が筋肉に供給されると痛みが軽減します。

ローズマリー…5滴
クロモジ…4滴
プチグレン…6滴
セントジョンズワートオイル…15㎖

ブレンドしたものを少量肩に擦りこみ、固くなっているところには摩擦するようにして吸収を促進させます。

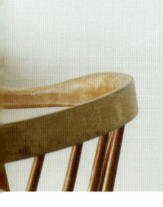

4 捻挫

できるだけ早く冷やす

患部は動かさないようにして冷湿布を当てます。保冷剤を使って湿布の上からも冷やします。丸1日経過したら温冷交互の湿布をします。5分ごとに4回行います。

ヘリクリサム…2滴
ベイローレル…2滴
ラベンダー…2滴

ボウル一杯の水に精油を落とし、水の表面に広げてからタオルを浸します。しぼったタオルを患部に当てて固定します。マッサージはしてはいけません。

5 頭痛

身近に頭痛対策バームを

頭痛の原因も種類も様々です。原因を見つけて排除することが大切ですが、まずは頭痛対策のバームを少量の塗布してみてください。そして押して気持ちがよいのならマッサージもしてみましょう。

ペパーミント…3滴
ラベンダー…3滴
サイプレス…2滴
ベイローレル…2滴
シアバター…15mℓ

シアバターを湯煎にして溶かし、精油を加え容器に入れて固めます。少量指先に取り、こめかみや首の後ろに塗布して押圧します。

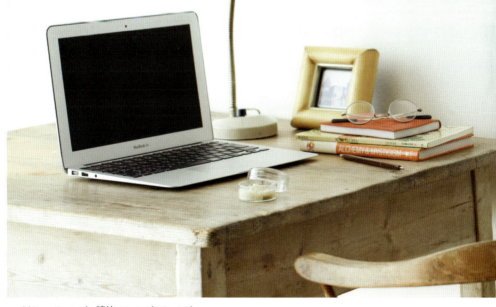

口腔衛生にしっかりと配慮しないと、すぐに悪化します。
また、雑菌が多く存在するので、
免疫が低下すると炎症などの問題が出てきます。

【口腔】

3 口臭

マウススプレーで口内殺菌

原因を見つけましょう。フロスや歯間ブラシを歯磨きと併用して、このスプレーを1日数回使います。改善しなければ、歯周病や消化器系の障害などが考えられます。舌苔を除くため、舌ブラシも試しましょう。

- ベルガモット…10滴
- ティートゥリーまたはマヌカ…10滴
- コーンミント…6滴
- スピリタス（ウォッカ）…30mℓ
- 精製水…20mℓ

ウォッカと精油をよく混ぜてから精製水を入れ、スプレー容器に入れて使用します。アルコールが苦手な人は乳化剤を使ってもよいでしょう。

1 歯磨き

好きな精油で作れる

天然素材で歯磨きペーストが作れます。歯ブラシにつけて毎日の歯磨きに使いましょう。好みでペパーミントや少量のシナモンなども使えます。

- レモン…3滴
- ティートゥリー…3滴
- カオリン…大さじ4
- ココナッツオイル…大さじ3
- 重曹…小さじ1

湯煎にかけて溶かしたココナッツオイルに、重曹とカオリンを混ぜ、精油を加えます。冬場は少し固めになるのでヘラを使います。

2 口内炎

免疫を後押しして早期解決

免疫が低下すると、口内の雑菌が口腔粘膜を攻撃し始め、口内炎を作ります。頻繁にうがいをすることで、口内炎の悪化を防げます。

- ニアウリ…10滴
- ペパーミント…5滴
- レモン…5滴
- クローブ…2滴
- ジャーマンカモミール…2滴

ブレンドした精油をドロッパーボトルに入れます。100mℓの水にボトルから3滴落とし、スプーンで混ぜてうがいに使います。また、指に1滴を取り、患部に直接塗布することもできます。

5 口内衛生

植物油で口内洗浄

植物オイルを口の中に少量含み、口内でオイルを動かし続けてから吐き出すことをオイルスプリングと言います。これは口臭や虫歯を防ぎ、毒素を排泄する自然療法のテクニックです。

ココナッツオイルまたはセサミオイル…大さじ1
レモン…1滴
カルダモン…1滴

キャリアオイルに精油を混ぜます。これを口に含み、そのまま口内でオイルを動かし続けます。この状態を15分ほど保ち、終わったら吐き出し、塩水でうがいをします。体調が悪いとき、ドライマウスも改善し、若返るともいわれます。

4 歯痛

歯医者に行くまでの応急処置

虫歯になったら歯医者で治療しなければ根本的には改善しません。定期的に歯科で検診を受け、悪化する前に手を打つことです。歯科の予約日までの歯痛の緩和は以下の通りです。

ローマンカモミール…3滴
スィートマージョラム…2滴

50℃のお湯を入れたボウルに精油を落としてから、小さなタオルを浸します。タオルをしぼって頬に当てます。歯痛が緩和されます。

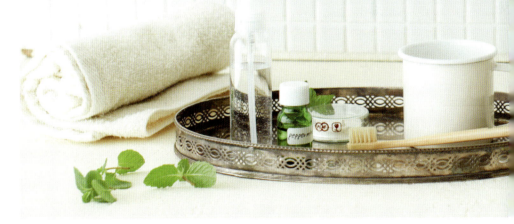

皮膚は心の窓ともいわれ、心理状態を映し出します。精油は健康な皮膚の成長を促し、心身のバランスに役立つので外側と内側からのケアが可能です。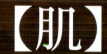

3 擦り傷・切り傷

日常の小さなけがに

子供はよく外で小さなけがをして帰ってきます。そんなときは、殺菌消毒と抗炎症作用のダブル効果のある精油スプレーを救急箱に常備しておくと役立ちます。

ティートゥリー…5滴
コパイバ…5滴
ベンゾイン…3滴
無水エタノール…20㎖
精製水…10㎖

無水エタノールに精油を混ぜて撹拌して溶かします。溶けたら精製水を加えてよく撹拌します。これをスプレー容器に入れて使います。

1 火傷

早めの対応で跡を残さない

アロマテラピーの父、ルネ・モーリス・ガットフォセ (P.16) も自身の火傷から精油の効力を確信しました。家庭でケアできる程度の火傷には、救急薬として用いることができます。

〈火傷の直後に〉
ラベンダー…原液で適量
〈火傷跡のケア〉
スパイクラベンダー…9滴
セントジョンズワートオイル…15㎖

火傷のすぐ直後は冷水か氷でしばらく冷やします。少なくとも5分間冷やした後に、精油を原液で患部に落とします。

4 吹き出もの

クレイパックは即効性あり

吹き出もの対策には、ビタミンB群の摂取、適切な洗顔、食生活の管理が効果的です。併せてクレイパックを週に1～2回程度、肌の様子を見ながらやってみましょう。

グリーンクレイ…大さじ2
精製水…適量
タイム (CTリナロール) …1滴
ニアウリ…1滴

クレイに少量ずつ精製水を入れ、木のスプーンで混ぜてペースト状に練り、精油を入れて混ぜます。これを患部にヘラで塗布します。10分ほどおいた後、ぬるま湯で洗い流します。

2 日焼け

ひんやりとしたジェルでケア

日焼け後の皮膚は、熱を持って乾燥しています。まず冷却作用のあるジェルで熱をとってあげると、ヒリヒリ感が和らぎ、皮膚をしっとり整えます。

ジャーマンカモミール…2滴
ラベンダー…4滴
ペパーミント…3滴
アロエベラジェル…30㎖

ガラスの密閉容器にアロエベラジェルを入れてから精油を落とし、ヘラで少し混ぜてから蓋を閉めて撹拌します。痛みや炎症のある部位に薄く塗布すると、即効性があります。

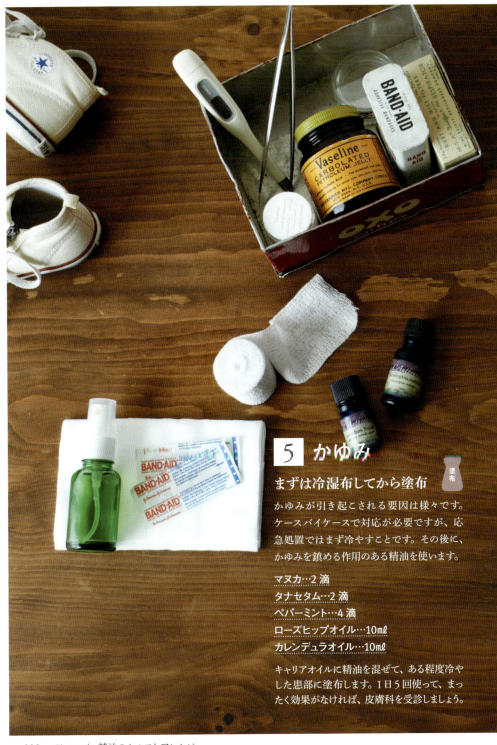

5 かゆみ

まずは冷湿布してから塗布　塗布

かゆみが引き起こされる要因は様々です。ケースバイケースで対応が必要ですが、応急処置ではまず冷やすことです。その後に、かゆみを鎮める作用のある精油を使います。

マヌカ…2滴
タナセタム…2滴
ペパーミント…4滴
ローズヒップオイル…10ml
カレンデュラオイル…10ml

キャリアオイルに精油を混ぜて、ある程度冷やした患部に塗布します。1日5回使って、まったく効果がなければ、皮膚科を受診しましょう。

精油は心理的、心身相関的な症状を軽減します。
香りを楽しむと同時に大脳辺縁系を通して
自律神経系を調整し、心を安定させます。

【メンタル】

3 不安・いらいら

ロールオンタイプの香油

心が落ち着かず、どこにいても落ちつかないときには、香油を作って手首に塗り、香りを楽しみながらリラックスにつとめましょう。神経強壮と抗不安作用があります。

- ネロリ…4滴
- プチグレン…6滴
- クラリーセージ…5滴
- スィートバジル…5滴
- ホホバオイル…20mℓ

ロールオン容器に入れて、ポケットやバッグに入れて携帯しましょう。必要なときに手首や胸元に擦りこみ、ゆっくり深呼吸します。

1 疲労

神経疲労には針葉樹のバス

針葉樹の精油は副腎皮質を活性化してストレスや疲労感を軽減させます。ゆっくり入浴することで心身の老廃物の排泄も促されます。38℃のお湯に半身浴で20分入ります。

- ブラックスプルース…3滴
- コパイバ…2滴
- スコッチパイン…1滴
- エプソムソルト(P.28)…カップ1

すべてを混ぜたものを浴槽に入れ、よく溶かします。皮膚が弱い人に使う場合は、乳化剤(小さじ1のはちみつまたは生クリーム)に混ぜてからお湯に溶かします。

4 抑うつ

暗い気分を晴らす香りで

気分の落ち込みには、太陽のように明るい香りのシトラスフルーツ系精油と、強壮作用を持ち少し刺激してくれる精油が必要です。マッサージや入浴にも使えます。

- ベルガモット…2滴
- ベイローレル…1滴
- フランキンセンス…2滴
- ホーリーフ(CTリナロール)…2滴

バーナーかアロマライトに入れて穏やかに加熱します。砂糖の摂取を減らし、太陽にあたり、体を動かすなどのことも心がけ、必要ならカウンセリングを受けましょう。

2 不眠

2段階で緊張をほぐす

夕方5時になったらカフェイン類を避け、できるだけ刺激の強い音楽や映像に触れないように気をつけます。そして以下のブレンドを5ヶ所のポイントに擦りこみます。

- プチグレン…3滴
- マンダリン…3滴
- ラベンダー…2滴
- イランイラン…2滴
- ククイナッツオイル…10mℓ

ブレンドしたリニメント剤を首の後ろ、太陽神経叢、腰、両足の裏に5滴ずつ擦りこみます。夕方5時と就寝前の、2回行います。

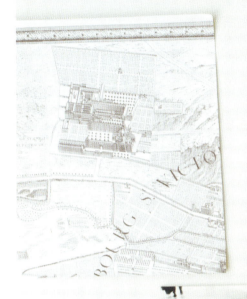

5 緊張

リラックスして力を抜く

ディフューザーで甘く心地よい香りを部屋に拡散させ、本を読んだりヨガをしてみましょう。ゆっくり深呼吸を何度かしてみると、心の状態がゆるんでくるのがわかるはずです。

マンダリン…20滴
スィートマージョラム…10滴
アニスシード…5滴
アトラスシダー…5滴

ディフューザーの使用法は機種によって違うので、持っているものに合った量の精油を入れて拡散します。アロマランプを使うときは、このブレンドから5滴ほど使います。

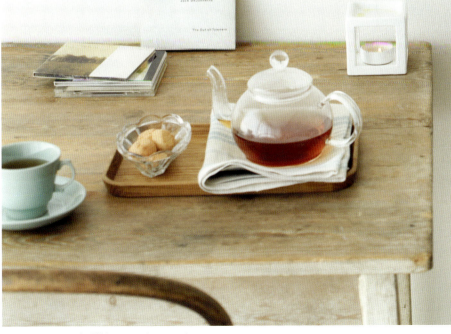

【女性】

精油は循環を促進し、体を温めて女性特有の障害を軽減したり、フィトエストロゲンによる緩和作用もあります。

3 生理痛

少しでも軽快に過ごすために（塗布）

いつも生理痛がある人は、痛みが始まる前にこのブレンドを下腹部と背中側（仙骨部位）に塗布して、仙骨の周囲を押圧します。

- アニスシード…6滴
- マージョラム…5滴
- プチグレン…7滴
- キャスターオイル…10㎖
- ホホバオイル…20㎖

冷え症の人は、このブレンドオイルを擦りこんだ後に服の上から腹部を温めると、効果的に痛みを緩和できます。

1 冷え

定期的な足浴で改善（足浴）

体温が1℃上がると、代謝は13％、免疫力は30％上がるといわれています。各精油成分の相乗効果で循環を促進します。

- ローズマリー…1滴
- スコッチパイン…2滴
- ビターオレンジ…3滴
- 海塩…大さじ1
- 重曹…大さじ1

大きめの洗面器に42℃のお湯3ℓを入れ、精油、重曹、海塩を入れてよく混ぜます。足首までお湯に入れて10分以上、足浴します。

4 妊娠線の予防

7ヶ月に入る頃には始めたい（塗布）

お腹が急に大きくなり、妊娠線が気になる時期には、お風呂上がりに腹部と胸部にオイルをよく擦りこんでおきましょう。乾燥や引きつれ感を緩和して穏やかに過ごせます。

- フランキンセンス…3滴
- リンデンまたはネロリ…2滴
- クレメンタイン…3滴
- ククイナッツオイル…20㎖
- ローズヒップオイル…20㎖

すべてをブレンドします。適量を手に取って、腹部の側部から下部に広く塗り広げ、胸部はやさしく全体的に擦りこみます。

2 むくみ

末端から付け根に擦り上げる

リンパの流れは、筋肉の動きとマッサージによって活性化します。リンパ強壮作用のある精油のブレンドオイルを使ってのマッサージは、即効性があり、施術後すぐに脚が軽くなります。

- グレープフルーツ…6滴
- ジュニパーベリー…4滴
- ブラックペッパー…2滴
- グレープシードオイル…30㎖

すべてをブレンドしたら、適量をつま先から臀部まで塗り広げます。末端から付け根へ何度も擦り上げるようにマッサージします。

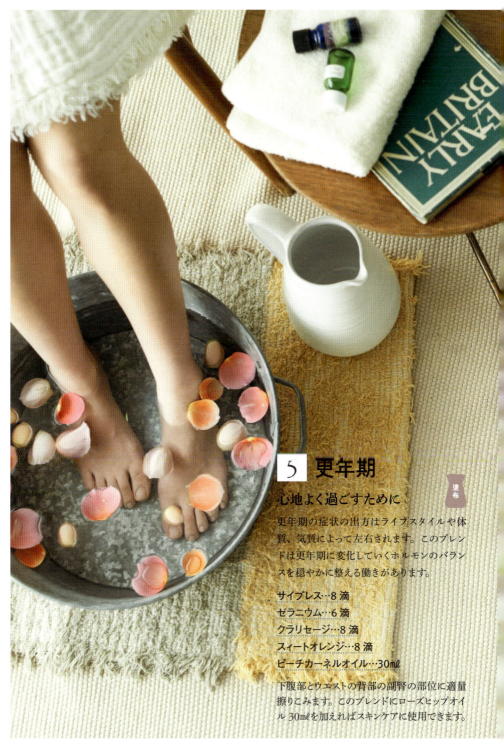

5 更年期

心地よく過ごすために

更年期の症状の出方はライフスタイルや体質、気質によって左右されます。このブレンドは更年期に変化していくホルモンのバランスを穏やかに整える働きがあります。

サイプレス…8滴
ゼラニウム…6滴
クラリセージ…8滴
スイートオレンジ…8滴
ピーチカーネルオイル…30㎖

下腹部とウエストの背部の副腎の部位に適量擦りこみます。このブレンドにローズヒップオイル 30㎖を加えればスキンケアに使用できます。

【美容1】

精油とブレンドに用いるキャリアオイルには、皮膚の状態を整える成分や栄養素が含まれます。健康な皮膚細胞の成長を促し、きめを整えます。

3 オイリースキン

皮脂をコントロール

化粧崩れしやすいオイリースキンの人は、フェイシャルスチームとクレイパックを併用してスキンケアを行うと、皮膚の状態を整えることができます。

ローズマリー (CT ベルベノン)…1 滴
タイム CT リナロール…1 滴
クレイパウダー…大さじ 2
フローラルウォーター…適量

クレイパウダーにフローラルウォーターを加えてペースト状に練ります。精油を入れて適量塗布し、10 分ほどおいておいて洗い流します。

1 しわ

乾燥を防ぎ皮膚を柔らかに

日焼けと乾燥は小じわに直結します。皮膚を柔らかく保つためには、水分補給を十分した後に保湿作用の優れた精油を用いたマッサージが有効です。

ゼラニウム…2 滴
パチューリ…2 滴
フランキンセンス (CO_2 抽出)…2 滴
アルガンオイル…30㎖

化粧水をつけた後に、ブレンドを 5 滴ほど薄く顔全体に塗り広げ、上に向かって円を描くようにマッサージします。

4 ヘアケア

オイルパックでしなやかに

毛髪は肌よりもっと日光にさらされ、ヘアダイやパーマ液などの化学的な製品にもさらされています。時々、ブレンドオイルで頭皮をマッサージし、毛髪にもパックしましょう。

イランイラン…7 滴
クラリセージ…6 滴
ベイローレル…5 滴
ウォールナッツオイル…30㎖

乾いた髪に、ブレンドしたオイルを少量ずつ毛先からつけていき、根元までオイルを塗布したら、残りのオイルで頭皮マッサージし、2 時間おいてからシャンプーします。

2 たるみ・くま

老化防止に抜群の効果

リンパと血液の循環を促し、顔色を明るくします。引き締め効果もあり、朝晩 2 週間ほど続けると違いがはっきりわかります。

ローズ〈ローズオットー〉…2 滴
ローズマリー (CT ベルベノン)…3 滴
シスタス…2 滴
アプリコットカーネルオイル…30㎖
シーバックソーンオイル (ヒポファンオイル)…5㎖

すべてをよく混ぜたら、1 回に 5 滴ほどを顔全体に薄く塗ってから下から上に円を描くようにマッサージをします。

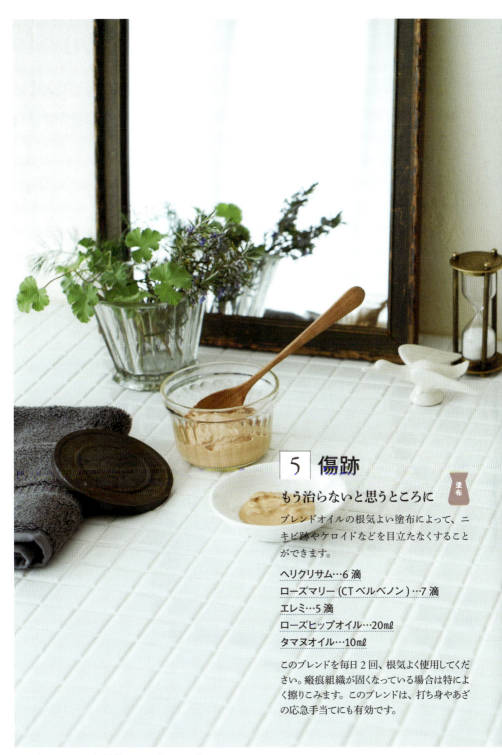

5 傷跡

もう治らないと思うところに

塗布

ブレンドオイルの根気よい塗布によって、ニキビ跡やケロイドなどを目立たなくすることができます。

ヘリクリサム…6滴
ローズマリー（CTベルベノン）…7滴
エレミ…5滴
ローズヒップオイル…20㎖
タマヌオイル…10㎖

このブレンドを毎日2回、根気よく使用してください。瘢痕組織が固くなっている場合は特によく擦りこみます。このブレンドは、打ち身やあざの応急手当てにも有効です。

全身のケアにも精油とキャリアオイルは活躍します。皮膚の状態を改善し、いつまでも若々しく美しい外見を保つためにも有効です。

【美容2】

1 ボディケア

自分と向き合う時間

週2回は時間をとってゆっくりとボディケアでマッサージしましょう。肌荒れ、凝り、むくみなど、気がつかなかったところにも配慮が行き届きます。

- プチグレン…5滴
- グレープフルーツ…5滴
- サンダルウッド…4滴
- フランキンセンス…4滴
- ホホバオイル…30㎖
- みつろう(未精製)…小さじ1

耐熱のボウルにホホバオイルとみつろうを入れて湯煎し、みつろうが溶けたら火から下ろして精油を加えます。密閉容器で保存します。

2 角質ケア

滞った角質を排除

スクラブ剤で穏やかに角質を落とします。擦りすぎ、使いすぎに気をつけましょう。皮膚の弱い人は使用しないでください。1週間おきぐらいに使用しましょう。

- ターメリック…1滴
- イランイラン…1滴
- コーンミール…大さじ1

材料を一緒にしてよく混ぜスクラブ剤を作り、浴室で使用します。少し入浴して皮膚を柔らかくした後、少量ずつ手に取って角質の気になる部分をスクラブした後、洗い流します。入浴後にココナッツオイルを擦りこみます。

3 ネイルケア

桜貝のような爪に

爪を強くする効果のある精油を加えた温かいオリーブオイルに、指先を浸します。割れやすい爪やささくれができやすい人に向きます。

- レモン…6滴
- ゼラニウム…3滴
- オリーブオイル…30㎖

オリーブオイルを湯煎して人肌に温め、精油を加えます。このオイルにコットンパッドを10枚浸し、1枚ずつ指先に巻いて20分間おきます。

4 ダイエット

気になるところを重点的に

精油の香りを嗅ぐだけで減量効果があるという化粧品会社の研究もありますが、より積極的にマッサージをし、運動や入浴を組み合わせて引き締めを図りましょう。

- グレープフルーツ…10滴
- ローズマリー…10滴
- フェンネル…5滴
- ジンジャー…5滴
- ホホバオイル…50㎖

入浴後にこのブレンドで気になる部位をよくマッサージします。擦りこむだけでなく、もんだり軽く叩いたりして皮下脂肪を動かします。

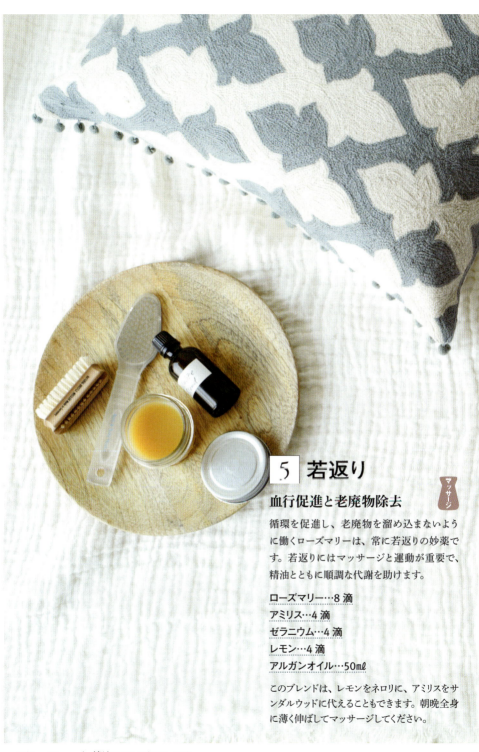

5 若返り

血行促進と老廃物除去

循環を促進し、老廃物を溜め込まないように働くローズマリーは、常に若返りの妙薬です。若返りにはマッサージと運動が重要で、精油とともに順調な代謝を助けます。

ローズマリー…8滴
アミリス…4滴
ゼラニウム…4滴
レモン…4滴
アルガンオイル…50㎖

このブレンドは、レモンをネロリに、アミリスをサンダルウッドに代えることもできます。朝晩全身に薄く伸ばしてマッサージしてください。

日用品に含まれる合成成分を心配する声は多く、特に影響を受けやすいのは赤ちゃんやペットたちです。できるだけ安全で効果的な材料を集めました。

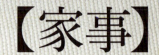

1 洗濯

ランドリー用のリキッド洗剤

自然派の石鹸を使って作るリキッド洗剤です。炭酸ソーダは炭酸ナトリウムのことで、重曹ではないので、重曹での代用はできません。

熱湯…1ℓ
自然派石鹸…1個
炭酸ソーダ…カップ1
硼砂（ホウシャ）…カップ1/3
ラベンダー…30滴
レモングラス…30滴

石鹸をチーズおろしで削り、熱湯で溶かします。炭酸ソーダ、硼砂、精油も混ぜて完全に溶かします。1回にカップ1/2〜1使います。

3 消臭

お部屋用消臭スプレー

エタノールと精油の殺菌作用で雑菌をコントロール。クエン酸は酸性なのでアンモニアや水垢に対しての効果もあります。消臭と掃除、両方に使用できて便利です。

無水エタノール…40mℓ
精製水…60mℓ
クエン酸…小さじ1
ヒバ…20滴
ヒノキ…20滴

無水エタノールに精油を溶かしてからクエン酸と精製水を加えます。これをスプレー容器に入れて使用してください。精油はパインなどでもよいです。

2 掃除

便利な多目的掃除スプレー

炭酸ソーダは重曹よりもさらにアルカリ度が高く、1％溶液でpH11.2になります。キッチンの汚れや手垢など油脂とタンパク質の除去に大変効果があります。

精製水…500mℓ
炭酸ソーダ…小さじ1
ライム…20滴
スペアミント…10滴

スプレー容器に入れて使いましょう。手袋をした方が手荒れの心配がありません。精油はオレンジもおすすめです。作ったら2ヶ月以内に使用しましょう。

4 虫よけ

一般的な蚊よけスプレー

実験結果で効果が立証されているユーカリプタス〈レモン〉を使用します。人間には効果的ですが、ペットは特定の成分が代謝できないので使用しないでください。

無水エタノール…20mℓ
精製水…30mℓ
ユーカリプタス〈レモン〉…10滴
ラベンダー…10滴
ティートゥリー…10滴

まずエタノールに精油を溶かしてから、精製水を入れます。これをスプレー容器に入れて使用します。1時間に1回はスプレーします。

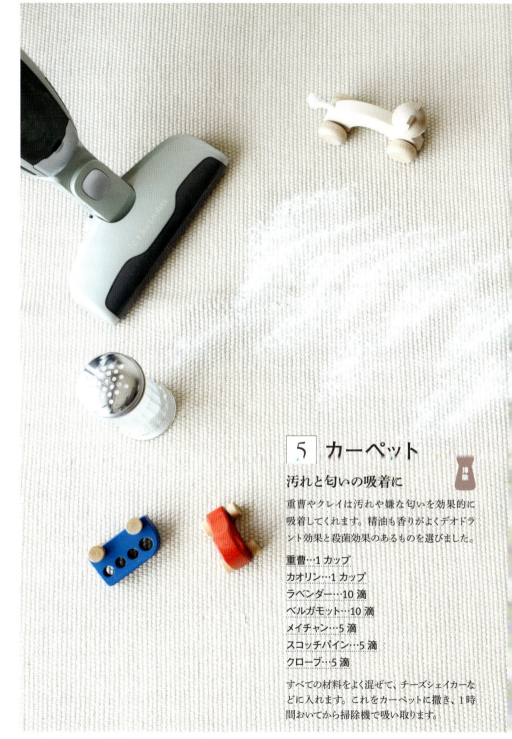

5 カーペット

汚れと匂いの吸着に

重曹やクレイは汚れや嫌な匂いを効果的に吸着してくれます。精油も香りがよくデオドラント効果と殺菌効果のあるものを選びました。

重曹…1カップ
カオリン…1カップ
ラベンダー…10滴
ベルガモット…10滴
メイチャン…5滴
スコッチパイン…5滴
クローブ…5滴

すべての材料をよく混ぜて、チーズシェイカーなどに入れます。これをカーペットに撒き、1時間おいてから掃除機で吸い取ります。

	循環器ケア						スキンケア・ヘアケア														女性のケア					その他			
副鼻腔炎、喉の炎症	抗感染、消毒	冷え	むくみ	しもやけ	静脈瘤	低血圧	皮膚炎（湿疹）	かゆみ	じんましん	吹き出物	ヘルペス	オイリースキン	ドライスキン	アンチエイジング	火傷	あざ、打ち身	傷	真菌感染症（水虫など）	発毛促進	ふけ	月経前症候群（PMS）	更年期	月経不順	膀胱炎	月経痛	疲労回復	デトックス	免疫強化	乗り物酔い
●														●							●	●			●				
●	●	●	●				●							●							●	●			●				
●		●	●																		●	●			●				
			●				●																						
●	●																												●
●		●	●																							●			
●		●								●	●								●	●						●			
●			●					●		●	●					●													
											●																		
●							●																	●					
●			●		●																		●				●		
●		●			●																					●			
●		●									●										●	●				●			
●		●	●								●															●			
●		●	●																							●			
	●	●	●				●																			●			
													●	●												●			
●		●		●										●		●					●							●	
●		●		●																						●			●
										●		●														●			
									●																				
		●				●	●								●								●				●		
			●													●													
			●																								●		
							●			●		●						●								●			
	●	●								●					●									●			●		
	●	●					●			●				●												●			
					●														●										
							●											●											
							●								●	●													
		●	●	●									●			●								●			●		
	●						●									●	●	●								●			
							●									●													
		●					●	●										●											
	●																										●		
			●				●						●							●			●			●			
			●				●													●						●			

150精油の索引&症状別セルフケアリスト

精油名	掲載ページ	落ち込み	不安感	不眠	ストレス	集中力を高める	口内炎	消化不良	食欲不振	鼓腸	過敏性腸症候（IBS）	筋肉痛	肩凝り	神経痛	腰痛	頭痛	関節痛	花粉症	咳	喘息
ア アニスシード	102		●	●				●		●	●								●	
アミリス	144		●									●							●	
アンジェリカ〈唐当帰〉	104			●								●							●	
アンジェリカ〈ヨーロッパ当帰〉	103							●		●										
アンブレットシード	105	●	●		●			●												
イニュラ	106																		●	●
イランイラン	36	●	●	●	●						●		●							
ウィンターグリーン	145											●	●	●	●	●	●			
ウェストインディアンベイ	146				●							●		●		●				
エレミ	194							●									●		●	
オークモス	195		●		●														●	
オスマンサス〈ギンモクセイ〉	62	●	●							●										
オポポナクス	196									●									●	
オレガノ〈ワイルドマージョラム〉	107		●					●											●	
オレンジ〈スィートオレンジ〉	84	●	●	●	●			●	●				●							
オレンジ〈ビターオレンジ〉	85	●	●	●	●			●	●				●							
オレンジ〈ブラッドオレンジ〉	86	●	●		●			●	●				●							
カ ガイヤックウッド	147		●																	
カチャファイ	148											●		●		●				
カーネーション	63	●	●							●										
カモミール	38		●	●	●			●				●		●		●	●			
カユプテ	149											●		●		●			●	
ガランガル	182							●	●											
カルダモン	183							●	●										●	
ガルバナム	197		●																●	
カンファー〈ショウノウノキ〉	150	●			●							●		●					●	
キャラウェイ	108							●	●	●	●								●	●
キャロットシード	109			●				●												
クエフ	110		●																	
クミン	111							●	●											
グリーンランドモス〈ラブラドールティー〉	112			●				●												
グレープフルーツ〈ピンクグレープフルーツ〉	87	●	●	●	●	●		●	●				●							
グレープフルーツ〈ホワイトグレープフルーツ〉	88	●	●	●	●	●		●	●				●							
クレメンタイン	89	●	●	●	●			●	●				●							
クローブ	184					●	●													
クロモジ	151		●	●								●		●		●			●	
コパイバ	198							●				●		●			●			
コリアンダー	113			●				●	●	●						●				
サ サイプレス	152											●			●					
サロ	153		●		●													●	●	
サンダルウッド	154		●	●													●			
シスタス〈ロックローズ、ラブダナム〉	199																			
シソ	114							●	●											
シダーウッド〈アトラスシダーウッド〉	155		●		●							●		●						
シダーウッド〈バージニアシダーウッド〉	156	●																		
シダーウッド〈ヒマラヤンシダーウッド〉	157											●		●		●	●			
シトロネラ	90											●		●		●				
シナモン	185							●	●											
シプリオール〈ナガルモタ〉	115							●	●											
ジャスミン〈スペインジャスミン〉	64	●	●	●	●					●										

247

副鼻腔炎、喉の炎症	抗感染、消毒	冷え	むくみ	しもやけ	静脈瘤	低血圧	皮膚炎（湿疹）	かゆみ	じんましん	吹き出物	ヘルペス	オイリースキン	ドライスキン	アンチエイジング	火傷	あざ、打ち身	傷	真菌感染症（水虫など）	発毛促進	ふけ	月経前症候群（PMS）	更年期	月経不順	膀胱炎	月経痛	疲労回復	デトックス	免疫強化	乗り物酔い
							●						●						●		●	●				●			
●		●	●								●		●															●	
●	●	●	●	●		●			●		●												●			●			
																										●			●
		●							●		●															●			
●					●																								
					●		●	●																					
●	●								●																●	●		●	
●	●				●																	●				●			
							●					●	●					●		●	●	●		●		●			
●	●																									●			
		●			●					●			●	●											●	●	●		
●																										●			
			●										●	●				●											
●	●		●		●					●				●					●						●				
●															●														
					●		●	●	●							●									●	●			
		●											●																
●	●		●		●				●											●						●			
●											●																		
																					●	●							
●	●						●			●							●						●			●			
								●	●				●																
												●	●																
●			●																							●			
●																										●			
			●																		●	●	●						
●	●						●							●												●			
●			●																							●			
●	●		●				●											●								●			
●																										●			
●	●													●			●										●	●	
			●										●		●		●			●								●	
		●		●			●	●													●					●			
							●		●							●	●												
									●	●		●						●		●									
																●			●										
			●																							●		●	
●	●		●	●											●											●		●	
●	●	●					●												●							●		●	
●	●																	●								●		●	
●	●	●	●														●				●	●	●			●			

150精油の索引&症状別セルフケアリスト

精油名	掲載ページ	落ち込み	不安感	不眠	ストレス	集中力を高める	口内炎	消化不良	食欲不振	鼓腸	過敏性腸症候〈IBS〉	筋肉痛	肩凝り	神経痛	腰痛	頭痛	関節痛	花粉症	咳	喘息
サ ジャスミン・サンバック（茉莉花）	65	●	●		●						●	●								
ジュニパー〈ユタジュニパー〉	158				●							●	●	●		●	●		●	
ジュニパー〈ワンシードジュニパー〉	159				●							●	●				●		●	
ジュニパーベリー	40	●			●	●			●			●	●							
ジョンキル（黄水仙）	66	●	●	●	●											●				
ジンジャー（しょうが）	186				●			●	●			●							●	
スティラックス	200							●											●	
スパイクナード	116		●		●							●	●			●				
スパイクラベンダー	67			●								●	●						●	
セイボリー	117				●			●		●									●	
セージ〈クラリセージ〉	118	●			●						●	●				●			●	
セージ〈スパニッシュセージ〉	119				●							●				●		●	●	
セージ〈ダルマチアンセージ〉	120							●								●				
セージ〈ホワイトセージ〉	121				●											●		●		
ゼラニウム	42	●																		
タ ターメリック（うこん）	187			●	●			●				●		●						
タイム（各種ケモタイプ）	44					●			●		●	●		●				●	●	
タジェット（メキシカン・マリーゴールド）	68		●													●			●	
タナセタム	69							●											●	
タンジェリン	91	●	●	●	●			●	●					●						
チャンパカ	70				●								●							
チュベローズ	71				●						●									
ティートゥリー	46						●													
ディル	122							●	●							●				
ナ ナーシサス（水仙）	72	●	●	●										●						
ナツメグ	188				●													●	●	
ニアウリ	160																			
ニゲラ（ブラックシード）	123				●			●	●	●		●								
ネロリ	73	●	●	●	●						●									
ハ バーチ（カバノキ）	161						●					●		●			●			
バイオレットリーフ（ニオイスミレ）	74			●												●				
バイテックス（チェストツリー）	124	●							●											
パイン〈スコッチパイン〉	162				●							●		●			●		●	●
パイン〈ブミリオパイン〉	163				●							●		●					●	
パイン〈ブラックパイン〉	164				●							●		●					●	
パイン〈ポンデローサパイン〉	165	●	●					●						●					●	
バジル〈スイートバジル〉	125	●			●	●		●								●				
バジル〈ホーリーバジル〉	126				●			●				●							●	
パセリシード	127							●		●										
パチューリ	128		●		●															
バニラ	189	●		●	●															●
バルサムペルー	201															●			●	
パルマローザ	75																			
バレリアン	129		●	●								●				●				
パロサント	166				●				●										●	
ヒソップ・デキュンベンス	130																		●	●
ヒノキ	167				●							●							●	
ヒバ（アスナロ）	168			●	●							●								
ピメント（オールスパイス）	190							●	●										●	
ピンクペッパー	191	●																	●	

副鼻腔炎、喉の炎症	抗感染、消毒	循環器ケア 冷え	むくみ	しもやけ	静脈瘤	低血圧	スキンケア・ヘアケア 皮膚炎（湿疹）	かゆみ	じんましん	吹き出物	ヘルペス	オイリースキン	ドライスキン	アンチエイジング	火傷	あざ、打ち身	傷	真菌感染症（水虫など）	発毛促進	ふけ	女性のケア 月経前症候群（PMS）	更年期	月経不順	膀胱炎	月経痛	その他 疲労回復	デトックス	免疫強化	乗り物酔い
●	●	●	●																							●		●	
●	●						●	●	●																	●		●	
●	●	●					●																			●			
●			●								●		●	●							●	●	●		●	●		●	
●							●				●														●	●		●	
●	●						●			●								●								●		●	
●	●	●																									●		
●					●		●						●	●												●		●	
●	●										●							●	●	●						●		●	
		●			●							●	●										●			●			
					●		●					●	●		●														
								●		●		●												●	●				
●	●											●	●													●		●	
							●			●	●				●													●	
															●														
			●		●									●							●				●		●		
●	●										●															●		●	
●	●						●	●		●																●		●	
●			●	●			●																			●			
							●				●		●	●			●									●			
		●	●																						●				
			●										●	●												●			
●	●				●								●				●									●			
●	●							●	●																	●			●
●	●										●														●			●	
●							●														●					●		●	
										●		●								●	●					●		●	
●	●	●	●				●			●																●			
●	●				●		●	●					●													●			
		●	●								●															●			
							●	●	●																●				
●	●				●		●	●			●														●				●
●	●						●			●															●			●	
●	●	●	●							●			●			●					●	●				●	●		
●	●													●												●			
			●				●																			●	●		
●	●	●	●	●	●																●	●	●			●		●	

250

150精油の索引＆症状別セルフケアリスト

精油名	掲載ページ	落ち込み	不安感	不眠	ストレス	集中力を高める	口内炎	消化不良	食欲不振	鼓腸	過敏性腸症候群（IBS）	筋肉痛	肩凝り	神経痛	腰痛	頭痛	関節痛	花粉症	咳	喘息
ハ ファー〈シルバーファー〉	169	●										●							●	●
ファー〈ダグラスファー〉	170			●	●							●							●	●
ファー〈バルサムファー〉	171				●							●							●	●
フェンネル（スイートフェンネル、茴香）	131				●			●	●										●	●
プチグレン	92	●	●	●				●	●										●	●
フラゴニア	172											●					●		●	●
ブラックスプルース	173			●	●							●			●				●	●
ブラックペッパー	192							●				●	●		●					
フランキンセンス	48	●	●									●					●		●	●
ベイローレル	174	●			●		●	●				●	●	●	●	●	●		●	
ベチバー	132		●	●																
ヘリクリサム（イモーテル）	76																			
ベルガモット	50	●		●			●	●	●							●				
ベンゾイン（安息香）	202																			
ホーウッド（芳樟）	175	●	●																●	●
ホーリーフ	176		●									●		●	●	●	●		●	●
ボグマートル	177							●		●		●							●	●
ホップ	133			●				●	●											
マ マージョラム〈スイートマージョラム〉	134							●												
マージョラム〈スパニッシュマージョラム〉	135																			
マートル〈ギンバイカ〉	178																		●	●
マスティック（レンティスク）	203																			
マヌカ〈ギョウリュウバイ〉	179			●												●			●	●
マンダリン	93	●	●	●				●	●											
ミカン（サツマ）	94	●						●	●											
ミモザ（カシー）	77	●																		
ミルラ（没薬）	204						●	●				●					●		●	●
ミント〈コーンミント〉	136	●					●	●	●			●	●	●	●	●			●	●
ミント〈スペアミント〉	137							●	●	●						●			●	
ミント〈ナナミント〉	138	●						●	●	●						●			●	
ミント〈ペパーミント〉	139				●	●		●	●							●			●	
メイチャン（エキゾチック・バーベイン）	95							●	●											
メリッサ	96			●							●									
モナルダ（タイマツバナ）	140				●			●				●				●			●	
ヤ ヤロー	78							●				●		●	●	●	●			
ユーカリプタス	52											●		●	●		●	●	●	●
ユズ	97	●			●			●				●			●				●	
ラ ライム	98	●			●														●	
ラバンジン	79																			
ラベンサラ	180			●																
ラベンダー（真正ラベンダー）	54			●	●						●									
リンデン（西洋ボダイジュ）	80			●																
レモン	56	●			●			●												
レモンバーベナ	99																			
レモングラス	100					●		●	●							●				
ローズ	81	●									●									
ローズマリー（各種ケモタイプ）	58	●				●						●	●			●				
ロータス	82	●	●	●																
ロベージ	141							●									●			
ワ ワームウッド（アルモワーズ）	142																		●	

用語索引

解毒 ---------------------------- 19
ケトン類 ---------- 21・67・69・76
ケモタイプ(CT) ----- 20・44・58・
114・178・180
健胃 ---------------------------- 19
抗アレルギー ------------------- 19
抗不安 -------------------------- 19
抗ウィルス ---------------------- 19
抗うつ -------------------------- 19
抗炎症 -------------------------- 19
抗カタル ------------------------ 19
光感作 -------------------------- 22
光感作促進 --------------------- 19
抗寄生虫 ------------------------ 19
抗菌 ---------------------------- 19
抗痙れん ------------------------ 19
抗催乳 -------------------------- 19
抗酸化 -------------------------- 19
抗真菌 -------------------------- 19
抗生物質様 --------------------- 19
抗ヒスタミン ------------------- 19
抗微生物 ------------------------ 19
香油 ------------------- 15・49・51
コスメ -------------------------- 30
コルテス ----------------------- 189
コロン -------------------------- 31
コンクレット ------------- 12・195
痕跡成分 ------------------------ 64
昆虫忌避 ------------------------ 19

さ

催乳 ---------------------------- 19
細胞成長促進 ------------------- 19
催眠 ---------------------------- 19
殺菌 ---------------------------- 19
殺真菌 -------------------------- 19
サテュロス --------------------- 117
サトルアロマテラピー ---- 11・106

オレオレジン -------------------- 12
オレイン酸 --------------------- 214

か

カール・フォン・リンネ --------- 42
香りに関する古い文献 ---------- 10
香りの強度 --------------------- 212
香りのバランス ---------------- 206
学名（ラテン名） --------------- 22
カテリーナ・デ・メディチ ------ 16
カフェイン --------------------- 16
カルペパー --------------- 131・134
カルボン ---------------------- 137
d-カルボン --------------------- 108
ガレノス -------------- 14・74・129
官能基 -------------------------- 20
γ-リノレン酸 ------------------ 214
希釈率の計算方法 -------------- 206
キニーネ ----------------------- 16
基本的なブレンド法 ----------- 210
基本の12オイル ----------------- 35
キャリアオイル ---------------- 214
キャリアオイルの保存 --------- 214
吸入 ---------------------------- 24
強肝 ---------------------------- 19
強心 ---------------------------- 19
強壮 ---------------------------- 19
去痰 ---------------------------- 19
偽和 ---------------------------- 11
駆風 ---------------------------- 19
クマリン類 ---------------------- 21
グラースの香水売り ------------ 16
グラウンディング ---------- 11・43
クリーム ------------------------ 30
グリーンノート ---------------- 210
クレモン・ロディエ神父 -------- 89
クレンジング効果 -------------- 11
化粧水 -------------------------- 30

あ

アーシー ---------------- 103・210
アズレン ------------- 38・69・78
圧搾法 -------------------------- 13
アニソール類 ------ 12・65・70・71
アーユルベーダ
---------------- 126・154・204
アルカロイド成分 -------------- 72
アルコール類 ------------------- 21
アルデヒド類 --------------- 21・96
α-リノレン酸 ---------------- 214
アロマテラピーの香り用語 ---- 210
アロマテラピーの頻出用語 ----- 11
アロマポット ------------------- 24
アロマライト ------------------- 24
アンバーグリス --------- 199・210
アンバースパイシーノート
---------------------- 63・210
アンフルラージュ法 ------------ 71
1,8シネオール ----------------- 182
イブン・スィーナ
-------------- 16・96・123・162
インヘイラー ---------------- 37・82
ウッディ系 --------------------- 60
ウッドノート ------- 149・198・210
エクストラクト -------- 13・110
エステル類 ------- 21・54・63・92
エストロゲン様作用
---------- 19・102・104・118・
120・131
エッセンシャルオイル -------- 12
エッセンス --------------------- 12
エネルギーレベル -------------- 11
エプソムソルト --------- 28・140
エフルラージュ ---------------- 27
エリクシール ------------------ 16
オイゲノール ----------------- 184
オシメン ---------------------- 196

252

バーナー ---- 24	精油の使い方 ---- 24	サリチル酸メチル ---- 145・161
ハーバル系 ---- 60	精油のノート ---- 207	酸化物類（オキシド類） ---- 21
ハーブチンキ剤 ---- 31	精油の保存法 ---- 23	シーバックソーン ---- 215
ハイドロレート ---- 12・142	精油の歴史 ---- 14	子宮強壮 ---- 19
パウダリー ---- 77・210	セスキテルペン	刺激 ---- 19
ハトシェプスト女王 ---- 204	---- 148・155・167・177・	湿布 ---- 29
パック ---- 31	184・198・204	シトラール ---- 95・100
パラケルスス ---- 16・96・188	専用の保存ケース ---- 23	シトラス系 ---- 60
バルサム調 ---- 162・164・210	相殺作用 ---- 20	シネオール ---- 121・176
バレリアノール ---- 144	相乗作用 ---- 20	シネフリン ---- 85
ハンガリーウォーター		ジャック・カルティエ ---- 171
---- 15・31・58	**た**	ジャン・バルネ博士
瘢痕形成 ---- 19	太陽神経叢 ---- 11・57	---- 17・52・54・108
ビジュアライゼーション ---- 166	タポートモン ---- 27	授乳中 ---- 22
皮膚刺激 ---- 19	超臨界流体抽出法 ---- 13	循環促進 ---- 19
ヒポクラテス ---- 14・66・72・107	チロシナーゼ ---- 187	ジョヴァンニ・マリア・ファリナ
ヒマカレン ---- 157	チンキ剤 ---- 31・196・202・203	---- 50
フェノール類 ---- 21	鎮痙 ---- 19	嗅覚のしくみ ---- 19
副腎皮質刺激 ---- 19	鎮静 ---- 19	蒸気吸入 ---- 25
部分浴 ---- 28	鎮痛 ---- 19	食欲調整 ---- 19
フリクション ---- 27	通経 ---- 19	神経強壮 ---- 19
プリーウラ 72・124・134・194	ツヨン ---- 20・142	シンナムアルデヒド ---- 185
古い蒸留機 ---- 12	ディオスコリデス	水蒸気蒸留法 ---- 12
ブレンドエンハンサー	---- 123・125・127・134	スクラレオール ---- 118
---- 84・87・88・89・92・209	ディフューザー ---- 25	頭脳明晰化 ---- 19
ブレンド指数 ---- 213	デビッド・ダグラス ---- 170	スパイス系 ---- 60
ブレンドとは ---- 206	テルペン類 ---- 21	スパイス調 ---- 210
フローラル系 ---- 60	トップ ---- 207	スフマトリーチェ式 ---- 13
フローラルブーケ ---- 73・210	トリートメント効果 ---- 206	スリミング ---- 11
フローラルムスク ---- 105・210		精油ガイドの見方 ---- 34
フロクマリン ---- 13・94	**な**	精油とは ---- 10
FCF精油 ---- 11・13	ニコラス・カルペパー ---- 99	精油の安全性 ---- 22
ベース ---- 207	ニコラス・モナルデス ---- 140	精油の主な作用 ---- 19
ヘスペリジン ---- 97	ニュアンス ---- 36・73・77・86	精油の主な成分と働き ---- 21
ペトリサージュ ---- 27	入浴 ---- 28	精油の殺菌作用 ---- 18
ペラトリーチェ式 ---- 13	粘液溶解 ---- 19	精油の作用 ---- 18
ヘロドトス ---- 185		精油の成分 ---- 20
変性疾患 ---- 115	**は**	精油の抽出法 ---- 12

症状索引

あ

- あざ、打ち身 ------- 76・246
- アルツハイマー ------- 72・133
- アンチエイジング ---- 37・49・246
- 痛み ------- 149・230・246
- 胃腸 ------- 228
- 消化不良・食欲不振 ------- 228
- うがい ------- 29・183
- オイリースキン ------- 240・246
- 落ち込み ------- 246
- お腹の張り・鼓腸 ------- 229

か

- カーペット ------- 245
- 顎関節症 ------- 86
- 角質ケア ------- 242
- 家事 ------- 244
- 風邪 ------- 29・45・53・107・132・226
- 肩凝り ------- 29・55・129・230・246
- 過敏性腸症候群 (IBS) ------- 246
- 花粉症 ------- 227・246
- かゆみ ------- 39・235・246
- 関節痛 ------- 246
- 傷 ------- 246
- 傷跡 ------- 158・241
- 緊張 ------- 237
- 筋肉痛 ------- 41・230・246
- けが ------- 158
- 月経前症候群 (PMS) ---- 43・246
- 月経痛 ------- 39・246
- 月経不順 ------- 124・246
- 抗感染、消毒 ------- 45・51・57・246
- 口腔衛生 ------- 29・183・190・203・232
- 高血圧 ------- 22

- リモネン ------- 94・97・108
- 留分 ------- 11
- リンパ刺激 ------- 19
- ルネ・ド・フローレンス ------- 16
- ルネ・モーリス・ガットフォセ ------- 16
- レジノイド ------- 12・195・199
- レジン系 ------- 60・195
- ローズオットー ------- 17・147・151
- ロバート・ティスランド ------- 17

ま

- マッサージ ------- 26
- マッサージの基本テクニック ------- 27
- マッサージの注意 ------- 27
- マッサージの方法 ------- 27
- マヌカハニー ------- 179
- ミドル ------- 207
- ミリスチシン ------- 188
- ムイエット (試香紙) ------- 208
- ムクワス ------- 131
- ムスク調 ------- 103・210
- 6つの香りの系統 ------- 60
- メチルカビコール ------- 125
- メディシナル ------- 11・40・46
- 免疫促進 ------- 19
- メントール ------- 136
- 目的別希釈率 ------- 212
- モチール ------- 20
- モノテルペン類 ------- 167
- モルヒネ ------- 16

や

- ヤードム ------- 150
- 百合油 ------- 150
- 溶剤抽出法 ------- 12
- ヨウシュヤマゴボウ ------- 124

ら

- ラムセス2世 ------- 192
- リナロール ------- 175・176
- リニメント剤 ------- 27・39
- リノール酸 ------- 214

ヘルペス	51・95・96
便秘	228
膀胱炎	246
ボディケア	30・31・242

ま

むくみ	41・57・238・246
虫刺され	90
虫よけ	53・168・244
免疫低下	45・246
メンタル	236・246

や

火傷	55・234・246
腰痛	230・246
抑うつ	51・236

わ

若返り	243

ダイエット	242
たるみ・くま	240
つわり	183
低血圧	22・246
デトックス	246
てんかん	22
床ずれ	47
ドライスキン	69・246

な

妊娠中	22
妊娠線の予防	238
ネイルケア	242
捻挫	231
喉の痛み	45・47・59・226
喉の殺菌	25・149
乗り物酔い	183・246

は

肌	234
発熱	226
発毛促進	246
歯磨き	232
冷え	41・57・238・246
皮膚炎（湿疹）	39・43・246
皮膚再生	55
日焼け	234
美容	240
疲労	28・41・57・59・173・236・246
不安・いらいら	37・51・236・246
吹き出もの	41・47・234・246
副鼻腔炎、喉の炎症	119・246
ふけ	43・160・246
不眠	39・49・236・246
ヘアケア	59・146・160・240・246

口臭	232
口内炎	47・57・232・246
更年期	239・246
呼吸器ケア	246
鼓腸	246
子どもの腹痛	229

さ

歯痛	233
室内の殺菌	53
歯肉炎	57・119
しもやけ	246
集中力を高める	246
循環器ケア	246
消化不良	246
消化器ケア	246
消臭	244
静脈瘤	152・194・246
食欲不振	246
女性のケア	238・246
しわ	30・240
真菌感染症（水虫ほか）	47・75・172・246
神経性胃炎	229
神経痛	246
じんましん	246
スキンケア	37・59・246
頭痛	231・246
ストレス	37・39・55・132・246
擦り傷、切り傷	78・234
生理痛	238
咳	49・53・59・226・246
喘息	246
洗濯	244
掃除	244

た

STAFF

ソーイング・イラストレーション ● さか井美ゆき
デザイン ● 釜内由起江、五十嵐奈央子(GRiD)
撮影 ● 下村しのぶ
スタイリング ● 石井佳苗
モデル ● 松尾友美
校正 ● 堀江圭子
構成・編集 ● 山本和歌子、新井喬博、鈴木八潮
　　　　　（エディトルーム・カノン）
企画・編集 ● 川上裕子(成美堂出版編集部)

参考文献
「Culpeper's Complete Herbal」Nicholas Culpeper 著
(W.Foulsham & Co / 1975/1653)
「Essential Oils Safety」Robert Tisserand, Rodney Young
著(Churchill Livingstone/2014)
「La Science des Huiles Essentielles Medicinales」Pierre
Franchomme 著(Guy Trédaniel éditeur/2015)
「Perfume and Flavor Materials of Natural Origin」
Steffen Arctander 著(Allured ublishing Corporation
/2000/1961)
「Poucher's Perfumes, Cosmetics and Soaps」William
Arthur Poucher 著(Chapman & Hall/1991/1923)
「The Healing Inteligence of Essential Oils」Kurt
Schnaubelt著(Healing Art Press/2011)
「アロマティック・アルケミー：エッセンシャルオイルのブレンド
教本」バーグ文子著(フレグランスジャーナル社/2013)
「アロマテラピー：芳香療法の理論と実際」ロバート・ティスラ
ンド著(フレグランスジャーナル社/1985)
「抗菌アロマテラピーへの招待」井上重治、安部茂著(フレグラ
ンスジャーナル社/2011)
「香料植物の図鑑」フレディ・ゴズラン著(原書房/2013)
「香料と調香の基礎知識」中島基貴著(産業図書/1995)
「植物=芳香療法」ジャン・バルネ著(フレグランスジャーナル
社/1988)
「ハーブ学名語源辞典」大槻真一郎、尾崎由紀子著(東京堂出
版/2009)
「ラベンダーとラバンジン」クリスティアヌ・ムニエ著(フレグラ
ンスジャーナル社/2005)
「国際保護連合(The ICUN)レッドリスト」(www.icunredlist.
org)

ロンドン・スクール・オブ・
アロマテラピー（LSA）
日本校校長

バーグ 文子

英国IFA認定プリンシパル・ティーチャー、英国IFA認定アロマテラピスト、英国ITEC認定講師、ジャパン・ハーブ・ソサエティー顧問、テンプル大学心理学研究科卒業。
1990年代にロンドンでアロマテラピストのトレーニングを受けてからアロマテラピストとして活動を続ける。1997年より英国IFA認定校ロンドン・スクール・オブ・アロマテラピー・ジャパン（LSA Japan）の校長を務める。2007年よりカート・シュナウベルト博士に師事し、より広い知識を深める。博士のセレクションをメインにした精油ブランド「L'Authentiel ロタンシエル」をプロデュース。フランス、ドイツ、マダガスカル、エジプト、インドネシア、コスタリカなど精油の産地をめぐるフィールドワークの旅を続ける。著書に「アロマティック・アルケミー」（フレグランスジャーナル社）、「ホットストーンマッサージ」（BAB JAPAN出版局）。訳書に「アドバンスト・アロマテラピー」（カート・シュナウベルト著）、「アロマテラピー占星術」（パトリシア・デーヴィス著）、「アロマデトックス」（ネリー・グロシャン著）など多数。
LSA　www.lsajapan.com
L'Authentiel ロタンシエル　lsajapan.shop-pro.jp

アロマテラピー精油事典

著　者　バーグ文子(あやこ)

発行者　深見公子

発行所　成美堂出版
　　　　〒162-8445　東京都新宿区新小川町1-7
　　　　電話(03)5206-8151　FAX(03)5206-8159

印　刷　共同印刷株式会社

©SEIBIDO SHUPPAN 2016　PRINTED IN JAPAN
ISBN978-4-415-32158-5
落丁・乱丁などの不良本はお取り替えします
定価はカバーに表示してあります

・本書および本書の付属物を無断で複写、複製(コピー)、引用することは著作権法上での例外を除き禁じられています。また代行業者等の第三者に依頼してスキャンやデジタル化することは、たとえ個人や家庭内の利用であっても一切認められておりません。